耳聋基因筛查与诊断临床解析

CLINICAL INTERPRETATION ON THE
GENETIC SCREENING AND
TESTING OF HEARING LOSS

主　编　戴　朴　袁永一
副主编　黄莎莎　高　雪　蒋　刘

校　对　傅　莹
绘　图　王伟倩

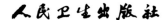
人民卫生出版社

图书在版编目（CIP）数据

耳聋基因筛查与诊断临床解析/戴朴,袁永一主编
. —北京:人民卫生出版社,2020
ISBN 978-7-117-29828-5

Ⅰ.①耳…　Ⅱ.①戴…②袁…　Ⅲ.①耳聋-基因诊
断　Ⅳ.①R764.43

中国版本图书馆 CIP 数据核字（2020）第 032539 号

人卫智网	www.ipmph.com	医学教育、学术、考试、健康，购书智慧智能综合服务平台
人卫官网	www.pmph.com	人卫官方资讯发布平台

耳聋基因筛查与诊断临床解析

主　　编：戴　朴　　袁永一
出版发行：人民卫生出版社（中继线 010-59780011）
地　　址：北京市朝阳区潘家园南里 19 号
邮　　编：100021
E - mail：pmph @ pmph. com
购书热线：010-59787592　　010-59787584　　010-65264830
印　　刷：北京盛通印刷股份有限公司
经　　销：新华书店
开　　本：710×1000　1/16　　印张：18
字　　数：314 千字
版　　次：2020 年 6 月第 1 版　2020 年 6 月第 1 版第 1 次印刷
标准书号：ISBN 978-7-117-29828-5
定　　价：139.00 元

打击盗版举报电话：010-59787491　E-mail：WQ @ pmph. com
质量问题联系电话：010-59787234　E-mail：zhiliang @ pmph. com

编者及其单位（按姓氏拼音排序）

毕青玲　中日友好医院

陈晓巍　北京协和医院

戴　朴　中国人民解放军总医院耳鼻咽喉头颈外科医学部

傅　莹　山东大学齐鲁医院（青岛院区）

高　搏　中国人民解放军总医院耳鼻咽喉头颈外科医学部

高　松　中国人民解放军总医院耳鼻咽喉头颈外科医学部

高　雪　中国人民解放军火箭军特色医学中心

高儒真　北京协和医院

韩明昱　中国人民解放军总医院耳鼻咽喉头颈外科医学部

黄爱萍　河北省儿童医院

黄邦清　中国人民解放军总医院海南医院

黄莎莎　中国人民解放军总医院耳鼻咽喉头颈外科医学部

蒋　刈　上海交通大学医学院附属第九人民医院

李北成　中国人民解放军总医院海南医院

李晓鸽　中国人民解放军总医院耳鼻咽喉头颈外科医学部

李晓红　中国人民解放军总医院耳鼻咽喉头颈外科医学部

潘昭宇　郑州大学第一附属医院耳鼻咽喉医院

邱士伟　中国人民解放军总医院耳鼻咽喉头颈外科医学部

苏　钰　中国人民解放军总医院海南医院

汤文学　郑州大学精准医学中心/郑州大学第二附属医院精准医学研究应用中心

王秋权　中国人民解放军总医院耳鼻咽喉头颈外科医学部

王国建　中国人民解放军总医院耳鼻咽喉头颈外科医学部

王伟倩　中国人民解放军火箭军特色医学中心

吴　婕　中国人民解放军总医院耳鼻咽喉头颈外科医学部

夏　鑫　北京协和医院

许红恩　郑州大学精准医学中心/郑州大学第二附属医院精准医学研究应用中心

许晖雁　中国人民解放军总医院耳鼻咽喉头颈外科医学部

袁永一　中国人民解放军总医院耳鼻咽喉头颈外科医学部

张德军　中国人民解放军总医院耳鼻咽喉头颈外科医学部

张红蕾　中国人民解放军空军特色医学中心

朱庆文　河北医科大学第二医院

朱玉华　中国人民解放军总医院耳鼻咽喉头颈外科医学部

主 编 简 介

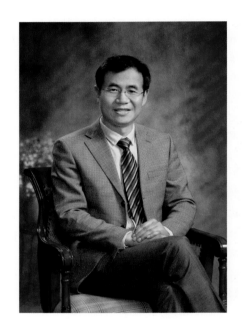

戴 朴

主任医师　教授　博士生及博士后导师

中国人民解放军总医院耳鼻咽喉头颈外科医学部学术委员会主任，国家耳鼻咽喉疾病临床医学研究中心副主任耳外科及遗传学领域知名专家,科技部国家重点研发计划首席科学家。建立了国内第一家聋病分子诊断中心,在国际上率先实现了遗传性听力损失的三级预防,其团队研究成果在听力损失预防和出生缺陷干预领域居于世界领先地位。领导课题组完成了全国聋病分子流行病学调查,阐明了我国听力损失人群的主要分子病因,开发并研制了一系列耳聋基因诊断相关技术和产品,推动了耳聋基因诊断芯片在全国的应用,实现了耳病从不可预防到可以预防的突破。

在人工耳蜗微创手术和显微立体手术方面造诣居国际先进水平。在国内首先提出保留残余听力的微创人工耳蜗植入概念,微创人工耳蜗植入手术数量和成功保留残余听力的例数位居全国前列。在侧颅底外科、耳科、头颈外科领域临床经验丰富。在耳外科立体形态学研究方面保持国际领先,研发了显微立体视频系统、裸眼 3D 教学系统,出版了国际上第一本耳科立体手术图谱——《耳显微外科立体手术图谱》。

主持"国家科技部重点研发专项"、"国家自然科学基金重点项目"、"国家自然基金重大科研仪器研制专项"等国家级重大专项课题十余项,引领我国新型无创产前筛查和诊断新技术、新方法的研发和攻关。主持的《重度感音神经性耳聋的致病机制和出身缺陷干预研究和应用》获得国家科技进步二等奖;和清华大学程京院士合作的《遗传性耳聋基因诊断芯片的研制和临床应用》获得国家技术发明二等奖,获得中国出生缺陷干预救助基金会科技成果一等奖、国家人口和计划生育委员会"十一五"优秀科技成果一等奖和北京市科学技术一等奖、北京市科学技术二等奖各一项。发表论文 150 篇,其中 SCI 收录 69 篇,最高影响因子 17.85,主编专著 5 部。

现任中国医疗保健国际交流促进会人工听觉分会主任委员、北京医学会医学遗传学分会候任主任委员、中华医学会医学遗传学分会常务委员、*Journal of Otology* 副主编和《中华耳科学杂志》执行主编。作为组委会主席和秘书长成功组织了第十届亚太人工耳蜗和相关科学大会(APSCI 2015),并担任大会理事。

入选"国家百千万人才工程"国家级人才,并被授予有突出贡献的中青年专家荣誉称号。获中国科学技术协会"求是"杰出青年奖、"白求恩式好医生"提名。获中国人民解放军原总后勤部"科技新星"和"科技银星"荣誉称号。被评为军队高层次人才工程拔尖人才。荣立二等功一次、三等功两次。

主 编 简 介

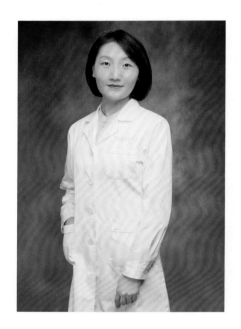

袁永一

副主任医师　副教授　硕士研究生导师

中国人民解放军总医院耳鼻咽喉头颈外科医学部　聋病分子诊断中心
主任

医学博士,美国 Emory 大学访问学者、博士后。获得中国医师协会耳鼻咽喉头颈外科分会首届"优秀青年医师奖"第三届中国出生缺陷干预救助基金会"青年学者奖""全军优秀博士学位论文"等荣誉,入选北京市科技新星计划,荣立个人三等功一次。临床特长:耳显微外科、耳聋基因诊断及遗传咨询。

长期从事耳聋发病机制、诊断、治疗及防控研究,作为主要完成人获得国家科技进步二等奖、北京市科学技术一等奖、国家人口与计划生育委员会"十一五"优秀科技成果一等奖、中国出生缺陷干预救助基金会科技成果一等奖、中华医学科技奖三等奖等。获国家发明专利 4 项。以第一作者、通讯作者发表文章 60 篇。与老师戴朴教授共同主编了国内第一部耳聋分子诊断专著——《耳聋基因诊断与遗传咨询》。主持国家重点研发计划、国家自然科学基金、北京市自然科学基金、北京市科技新星项目等课题 7 项。作为指导教师,培养研究生 7 名,其中 1 名获博士学位、6 名获硕士学位,1 名硕士论文被评为河北省"优秀硕士论文"。

现任国家卫生健康委员会全国出生缺陷防治人才培训项目专家、中国听力医学发展基金会耳聋基因诊断与防控专家委员会主任委员、中国优生科学协会听觉医学分会第一届常务委员、北京医学会医学遗传学分会委员、北京医学会耳鼻咽喉头颈外科分会青年委员会委员等。《中华耳科学杂志》编委、《中国听力语言康复科学杂志》编委、《中华耳鼻咽喉头颈外科杂志》及 12 种英文期刊的审稿人。

前　言

Preface

　　随着医学研究的不断深入，人们逐渐认识到人类所有疾病或健康状态都直接或间接与基因相关，几乎每种疾病皆有其相应的致病基因或易感基因存在。基因和基因组信息不再是新概念，而是精准医疗的基础。人类基因组计划的完成使我们能够将个体基因组信息应用到临床实践中，科学家们正以空前的广度和深度揭示着生命现象以及疾病的本质。

　　先天性听力损失是全球高发的出生缺陷，其中 60%～67% 由遗传因素导致。遗传性听力损失具有高度的异质性，其致病基因的发现自 20 世纪 90 年代初期以来一直是国际耳科学和遗传学研究的热点。根据 Hereditary Hearing Loss Homepage 网站统计，截至 2020 年 1 月，已确定的非综合征型耳聋基因 120 个。在高通量测序技术的支持下，不仅致聋新基因的发现速度大大加快，遗传性听力损失的诊断效率也有大幅提升。明确遗传致病因素为听力损失精准诊治干预提供了根基，助力医学工作者实现了听力损失从不可预防到可预防的突破。然而，非综合征型听力损失表型多样、致病基因种类繁多，大多数基因缺乏明确的表型对应性；综合征型听力损失超过 700 种，每种表型对应一到数个基因。这些因素，增加了耳聋基因诊断的复杂性，使临床工作面临更多挑战。

　　国家耳鼻咽喉疾病临床医学研究中心、解放军总医院耳鼻咽喉头颈外科医学部聋病分子诊断中心作为全国第一家耳聋专病分子诊断中心，成立 17 年来积累了超过 2 万例耳聋分子诊断经验。我们在日常医疗工作及学术交流中深深感受到我国耳聋遗传负荷之重、基因突变携带人群之多、听力损失高危群体之大及同道们对规范化开展耳聋遗传诊断及咨询工作的期望之迫切。这成为本书编写的动力。

　　在这本书中，我们将按照遗传性听力损失常见问题解析、临床案例分析、遗传资源数据库简介的顺序，将耳聋基因筛查与诊断的内容由浅入深地呈现出来，使读者能了解相关理论、检测流程、诊断思路及遗传咨询要点。部分案例的诊断过程曲折,回头看最初的思路可能并不一定是最佳的,但分析和改进的过程使我们对遗传性听力损失的认识更加深刻,诊断思路的不断优化也推动了基因诊断流程的日趋完善。我们希望通过本书为耳科医师、妇幼保健人员和从事耳聋基因诊断的专业人员及对耳聋基因诊断感兴趣的患者和高危人群提供参考借鉴。

本书是在我国耳聋基因筛查和诊断取得阶段性进展的基础之上,在前辈、同道的关怀与指导下,在与生物信息分析人员多年沟通与相互学习中,团队成员们整理临床诊断实例、总结经验与不足并无私分享而编写完成的。本书得到了国家科学技术著作出版基金(2019-H-014)、国家重点研发计划(2016YFC1000700、2016YFC1000704、2016YFC1000706)、国家重大科研仪器研制项目(61827805)、国家自然科学基金重点项目(81730029)、国家自然科学基金面上项目(81873704,81870731,81570929)、北京市自然科学基金重点项目(7191011)、海南省自然科学基金面上项目(817345)、中国人民解放军总医院杰青培育专项(2017-JQPY-001)的联合资助。在此,向所有编者及支持和关心耳聋防控的机构和相关人士表示衷心的感谢!

本书因由多位编者执笔,文笔风格不尽一致,加之遗传学领域的飞速进步和我们学识视角的局限,可能存在不足,为了进一步提高本书的质量,诚恳地希望各位读者提出宝贵意见,以供再版时勘正。

戴朴　袁永一

2020 年 2 月

耳聋基因筛查与诊断临床解析

Clinical Interpretation on the Genetic Screening and Testing of Hearing Loss

目　　录

Contents

第三章　遗传资源数据库
Hereditary Resource Databases

测试题
Self-Test

英汉缩略词对照表
Comparison of Abbreviations in English and Chinese

耳聋基因筛查与诊断临床解析

Clinical Interpretation on the Genetic Screening and Testing of Hearing Loss

第一章

遗传性听力损失常见问题解析

FAQ of Hereditary Hearing Loss

耳聋基因筛查与诊断临床解析

Clinical Interpretation on the Genetic Screening and Testing of Hearing Loss

第一节　相关基本概念

1. 什么是耳聋(听力损失)?

临床上将各种听力下降统称为听力损失。当听觉系统中传音、感音部分及听觉传导通路中的听神经和各级中枢发生病变,会引起听功能障碍,能产生不同程度的听力损失。程度较轻的听力损失也称重听,显著影响正常言语交流的听力损失称为耳聋。

2. 听力损失如何分类?

(1) 按病变性质可分为器质性听力损失和功能性听力损失两大类:功能性听力损失无明显器质性变化,又称精神性聋或癔症性聋;器质性听力损失按病变部位分为传导性听力损失、感音神经性听力损失和混合性听力损失。

(2) 按听力损失出现的时间,可分为先天性听力损失和后天性听力损失。

(3) 按听力损失出现时间与言语功能发育的先后关系,分为语前聋和语后聋。

(4) 按病因分类,包括遗传、炎症、外伤、环境、药物、肿瘤、全身系统性疾病等。

3. 听力损失程度分级?

临床上常以纯音测听所得言语频率听阈的平均值为标准。根据世界卫生组织(WHO,1997)推荐的听力损失分级标准,以纯音测听为基础,较好耳 0.5、1、2、4kHz 频率的平均听阈为依据:①轻度 26~40dB HL;②中度 41~60dB HL;③重度 61~80dB HL;④极重度≥81dB HL。

4. 什么是不对称性听力损失?

不对称性听力损失判断标准如下:比较 0.125~8kHz 范围内双耳听阈差值:①1 个频率听阈差值≥30dB;②或两个相邻频率听阈差值≥15dB;③或 3 个频率差值≥10dB,以上符合一项即可诊断为不对称性听力损失。

5. 听力损失的病因?

听力损失的病因包括遗传、炎症、外伤、环境、药物、肿瘤、全身系统性疾病等。先天性及儿童听力损失 60% 以上由遗传因素导致,另外 40% 由环境因素及不明原因导致。也有观点认为,另外 40% 与环境和遗传的相互作用有关。

6. 什么是药物性听力损失?

药物性听力损失是使用特定的药物后出现的听力下降,多见于氨基糖苷类抗生素,其他药物如奎宁、顺铂、水杨酸等都可导致听力下降。遗传性药物性听力损失多与线粒体基因突变有关,表现出个体敏感性,携带突变的个体用药后更容易发生听力损失。药物性听力损失一般为双侧,多由高频向中、低频发展,伴有耳鸣或平衡障碍。

7. 导致听力损失的药物有哪些?

(1) 抗生素类

1) 氨基糖苷类抗生素(aminoglycoside antibiotics,AmAn):人类对药物引起听力下降的研究始于 1945 年发现链霉素对耳的毒性。以链霉素、庆大霉素为代表的 AmAn 在抗感染(革兰阴性菌)、抗结核等方面为人类健康作出了巨大贡献。然而,该类药物的耳毒性使这类价廉、高效药物的临床应用受限。临床上常用的 AmAn 除链霉素和庆大霉素外,还有新霉素、卡那霉素、西索米星、奈替米星、阿米卡星、核糖霉素、小诺霉素、大观霉素、核糖霉素、妥布霉素、硫酸依替米星、硫酸异帕米星、巴龙霉素等。

四环素类抗生素:包括四环素、金霉素、土霉素及半合成四环素类多西环素、美他环素和米诺环素。与氨基糖苷类抗生素一样,四环素类药物也曾广泛应用于临床,由于常见病原菌对本类药物耐药性普遍升高及包括耳毒性在内的不良反应多见,目前本类药物临床应用已受到很大限制。如多西环素和米诺环素可导致耳鸣,米诺环素还具有前庭毒性。研究表明,四环素类药物产生耳毒性的剂量依赖性非常明显。

2) 大环内酯类抗生素:如琥乙红霉素,能产生剂量依赖性的、可逆的双侧听力损害,通常还伴有耳鸣。红霉素与氨基糖苷类抗生素诱发的听力损害不同的是前者导致的早期为低频率的听力损害,一般停药后 1~3 天可恢复,2 周后可完全消除,偶见有持久性损害的报道。大剂量静脉注射、肝肾功能不全、高龄等是增加红霉素诱发耳毒性的危险因素。动物实验表明,注射红霉素于中耳,可使耳蜗的听毛细胞损害。

3）糖肽类抗生素:如万古霉素、去甲万古霉素、替考拉宁等,具有一定肾、耳毒性,可产生剂量依赖性的耳鸣、不可逆的听力损害,耳鸣往往是听力损伤的先兆。近来有研究者认为,万古霉素的耳毒性与制剂中的杂质有关,动物实验中单独使用万古霉素未发现耳毒性。

4）氟喹诺酮类抗生素:氟喹诺酮类是近年来临床上广泛应用的人工合成抗菌药,该类药物中如环丙沙星、氧氟沙星、左氧氟沙星、培氟沙星、洛美沙星等,口服或静脉滴注给药均见有耳毒性的报道,耳毒性一般发生于连续给药的 2~7 天,以耳鸣为主,亦见有听力下降。停药后,症状多见缓解或消失。

5）β-内酰胺类抗生素:一般认为青霉素类、头孢菌素类等 β-内酰胺类抗生素无听力损伤,但也有资料表明此类抗生素应用于肾功能不良的患者也具有耳鸣或听力减退的不良反应,但通常停药后症状即可缓解。

6）其他耳毒性抗生素:多黏菌素 B、氯霉素、异烟肼、甲硝唑等在临床应用时都有产生耳毒性症状的报道。

（2）**水杨酸盐和非甾体类抗炎药物**:如阿司匹林、吲哚美辛,最常见的耳毒性表现是耳鸣,停药后可消失。该类药物诱发耳毒性的机制是多因素的,包括内耳及第Ⅷ脑神经的生化、电生理变化。降低耳蜗血流量,导致组织缺血,改变感觉细胞功能是主要因素。同时,抑制耳蜗内血管舒张、前列腺素的合成,提高环淋巴去甲肾上腺素、白三烯的水平,干扰膜离子运输、耳蜗内酶的功能（如胆碱酯酶）和磷酸盐的代谢,也对耳毒性的产生有一定作用。对于水杨酸盐和非甾体类抗炎药物诱发的耳毒性,不同的患者敏感性不同,大剂量、较高血清药物浓度是耳毒性形成的主要因素,高龄、血白蛋白减少或尿毒症患者具有较高的危险。

（3）**细胞毒性药物**:如顺铂、卡铂、长春新碱、氮芥、环磷酰胺、甲氨蝶呤、博来霉素等。本类药物中顺铂主要损伤耳蜗的外毛细胞,可产生较高发生率的不可逆的听力损失及短暂或持久的耳鸣,但顺铂诱发的前庭毒性较为少见。环磷酰胺可引起持久性听力损失,甲氨蝶呤、卡铂则具有耳蜗、前庭毒性,氮芥可引起耳蜗听觉感受器毛细胞的结构破坏。这些药物所致听力损失部分可恢复。细胞毒性药物耳中毒机制:①药物内耳蓄积及其直接作用;②抑制核酸代谢;③影响内耳代谢;④影响内耳淋巴液内环境;⑤血清电解质改变。

（4）**祥利尿剂**:如依他尼酸、呋塞米、布美他尼等。这类药所造成的听力损伤是双侧对称的,伴耳鸣,短期内停药耳毒性是可逆的,但在肾功能不全或与氨基糖苷类抗生素合用时则很容易产生耳毒性,造成永久性听力损失。这主要是因为氨基糖苷类抗生素与内耳毛细胞膜接触,增加了内耳毛细胞的通透性,而袢利尿剂以较高的浓度进入到细胞内,引起了毛细胞的损伤。

(5) **抗疟药**:如磷酸氯喹、奎宁、氯喹、羟氯喹、乙胺嘧啶等,其耳毒性以耳鸣和听力下降为主,毒性作用主要在螺旋神经节。短期停药常可恢复,若长期大剂量使用可造成不可逆的听力损失。

(6) **抗真菌药物**:如灰黄霉素,长期大剂量使用可导致耳鸣、听力下降,停药后症状多可消失,致聋机制尚不清楚。

(7) **重金属**:如铅、汞、砷、铊、镉等在用于治疗或误用、误接触时有耳鸣、听力下降发生,严重的可导致包括听力在内的其他神经系统的永久性损害。

(8) **局部麻醉剂**:有普鲁卡因、利多卡因、丁卡因、可卡因等。这类药物可直接经蜗窗膜透入内耳而产生毒性作用,其机制可能与其抑制 Na^+ 通道、递质释放过程以及膜表面电荷改变有关。

(9) **中成药**:用以治疗儿童发热、惊风效果良好的某些中成药,如牛黄清心丸、琥珀跑龙丸、七珍丹等,其中含有雄黄(砷剂),可以损害听力。

(10) **其他**:吸入性有害气体,如一氧化碳、硫化氢、苯胺(靛青)、氨基苯、硝基苯、三氯乙烷、四氯化碳、甲醇等,以及丙二醇、酒精、甲醇等药的溶剂在局部使用时,有造成耳鸣及听力损失的报道。部分抗肝素化制剂(保兰勃林)、铊化物制剂(沙利度胺)、一氧化氮制品等在应用中也有造成听力损伤的报道。

8. 什么是遗传性听力损失?

遗传性听力损失是由遗传物质改变(基因突变或染色体畸形)所引起的,其病征可以在子代中重现。遗传性听力损失造成听力损害病因是由来自亲代的致聋基因突变或患者新发的致聋基因突变导致耳部结构或功能异常。遗传性听力损失表型既包括外耳、中耳发育畸形所致的传导性听力损失,亦有因内耳发育或功能不全所致的感音神经性听力损失,还有混合性听力损失。其中,感音神经性听力损失最多见。据统计,在儿童感音神经性听力损失中,60%以上是由遗传因素引起的。

9. 哪种听力损失和遗传有关系?

无论是先天性听力损失还是后天性听力损失都可能与遗传相关。常染色体隐性遗传性听力损失常表现为先天性听力损失,常染色体显性遗传性听力损失及线粒体遗传相关药物性听力损失多表现为后天性听力损失。

10. 不对称性听力损失的主要病因？会遗传吗？

不对称性听力损失多由环境因素或不明原因导致。最常见的病因包括感染、炎症、畸形、外伤等，其中遗传因素引起不对称性听力损失相对少见。

11. 先天性听力损失都是遗传性听力损失吗？

不全是。先天性听力损失是指出生后即已存在的听力损失。先天性听力损失可分为遗传性和非遗传性。非遗传性先天性听力损失是患儿在胚胎发育期、围生期或分娩时受到母体的感染、中毒等因素影响，或在分娩期受到外伤而发生的听力损失。按照发病时间可分为两期：产前期和分娩期。

12. 后天性迟发性听力损失是遗传性听力损失吗？

后天性迟发性听力损失有两类原因：①环境因素，如环境噪声、药物（如氨基糖苷类抗生素）、感染（如流行性脑脊髓膜炎、流行性腮腺炎、麻疹）、外伤等；②遗传因素，大多数常染色体显性遗传表现为儿童期或青春期后出现的渐进性听力下降。

13. 药物性听力损失都是遗传的吗？

药物性听力损失并非都是遗传性听力损失。药物致聋的原因包括用药过量致聋和由于个体对药物敏感致聋。某些药物或化学物质超过一定的累积剂量时会引起内耳和/或听觉中枢中毒，属于用药过量致聋，这种情况不遗传。但也有一些个体对某些药物（如氨基糖苷类抗生素）敏感，即使在安全剂量使用范围内也会造成听觉损伤，这类个体多携带线粒体基因突变。这种情况遵循线粒体母系遗传特点，会由女性传递给后代。

14. 突发性听力损失是遗传性听力损失吗？

突发性听力损失多数不是遗传性听力损失。突发性听力损失是指在数分钟、数小时或 3 天以内突然发生的原因不明的感音神经性听力损失，至少在相邻的 2 个频率听力下降 20dB 以上；而遗传性听力损失分子病因明确，且病程较长，不属于突发性听力损失范畴。但个别遗传性听力损失会以突发性听力损失的形式发生。大前庭水管综合征属于由 *SLC26A4* 突变导致的遗传性听力损失。大前庭水管综合征患者，由于其前庭水管解剖结构异常，在感冒、头部外伤、周围环境压力急剧变化的情况下可能出现突发性听力下降，此时突发性听力下降只是大前庭水管综合征的一种临床表现。

15. 传导性听力损失与遗传有关吗?

在声音传导通路上的结构与功能障碍,会引起进入内耳的声能减弱,所造成的听力下降为传导性听力损失。传导性听力损失分为先天性和后天性。先天性传导性听力损失多由外耳、中耳先天性畸形造成。后天性传导性听力损失多由炎症、肿瘤、外伤、咽鼓管功能不良引起。多数传导性听力损失与遗传关系不密切。部分传导性听力损失与遗传相关,包括家族性耳硬化症、Van der Hoeve 综合征、鳃-耳-肾综合征、Treacher Collins 综合征等。

16. 老年性听力损失与遗传有关吗?

老年性听力损失又称年龄相关性听力损失,是伴随老化过程出现的听力损失,典型表现为高频首先受累,双侧对称性的听力下降,是一种主要累及内耳及中枢听觉通路以及皮层认知水平的退行性病变。病因包括:听觉器官的自然老化、遗传易感性、疾病、噪声、耳毒性药物、精神创伤等。近年来,遗传因素在老年性听力损失发病中所起的作用逐渐被关注。有报道称 40%~50% 的老年性听力损失与遗传和环境因素互相作用有关。

17. 什么是听神经病?

听神经病也被称为听神经病谱系障碍(auditory neuropathy spectrum disorder,ANSD),是一种以言语理解能力受损为主要表现的听功能障碍性疾病。临床主要表现为:①以言语辨别能力下降为主的听力损失;②听力损失可为轻度、中度到重度不等的感音神经性听力损失;③言语识别率差、与纯音听阈下降不成比例;④耳声发射多正常或轻度改变;⑤听性脑干反应严重异常;⑥镫骨肌反射消失或阈值升高;⑦影像系统排除听神经占位。病因可能是内毛细胞和听神经突触或听神经本身功能不良,影响了对快速变化的声音信号的处理能力,以致声音信号不能同步地从内耳传输到大脑。

18. 听神经病会遗传吗?

听神经病的病因复杂,大体上可分为环境因素和遗传因素。环境因素包括感染、毒性物质代谢性疾病(如新生儿高胆红素血症)、新生儿缺血缺氧性脑病。随着遗传学研究的深入,目前估计 40% 的听神经病发病有遗传因素参与,迄今为止至少 10 余种基因及基因座被证实与听神经病发病相关。

19. 什么是大前庭水管综合征?

有前庭水管扩大畸形且伴有感音神经性听力损失等症状,而不伴除 Mondini 畸形以外的其他内耳发育异常和其他器官系统的异常,称为大前庭水管综合征(large vestibular aqueduct syndrome, LVAS),其发病年龄可从出生后至青春期任何年龄段,但多数为出生后几年内发病,经常表现为波动性、进展性听力下降,可伴有发作性眩晕。本病是一种临床上最常见的先天性内耳畸形疾病,属于常染色体隐性遗传病,SLC26A4 基因是该病主要的致病基因。

20. 耳畸形会遗传吗?

耳畸形根据部位不同分为外耳畸形、中耳畸形、内耳畸形。造成耳畸形的因素包括遗传因素及非遗传因素(如母体妊娠期间病毒、细菌、螺旋体感染,或药物因素、理化因素等)。遗传因素引起的耳畸形可能遗传给后代,如 Treacher Collins 综合征。

21. 基因的概念是什么?

基因是具有遗传效应的 DNA 的片段。人类编码基因主要由外显子、内含子和侧翼序列组成。基因的结构包括编码区和非编码区,只有编码区具有编码蛋白质的功能。

22. 引起听力损失的基因有多少?

根据 Hereditary hearing loss 网站统计,截至 2020 年 1 月,已确定的非综合征型耳聋基因达 120 个。

23. 听力损失有哪些遗传方式?

听力损失的遗传方式包括:常染色体隐性(80%)、常染色体显性(15% ~ 20%)、性连锁(1%)、线粒体遗传(1%)。性连锁遗传包括 X 连锁隐性,X 连锁显性及 Y 连锁。

24. 常染色体显性遗传性听力损失的特点?

致病基因在常染色体上,基因性状是显性的,只要致病基因传给子代,子代就会出现听力损失,即个体只要携带一个显性致病基因突变就会发病。常染色体显性遗传性听力损失具有以下特点:①致病基因位于常染色体,因而致病基因的遗传与性别无关,男女患病概率相等;②家族中连续几代都能看到患者,疾病呈连续传递;③患者的双亲中通常有一个是患者,如果双亲都未患病,则可能是由新发突变所致;④患者的同胞和后代有 50% 的风险患病。

25. 常见的常染色体显性遗传性听力损失基因有哪些?

截至 2020 年 1 月,已经报道的常染色体显性遗传性听力损失基因为 48 个。分别为 CRYM、DIAPH1、KCNQ4、GJB3、IFNLR1、GJB2、GJB6、MYH14、CEACAM16、DFNA5/GSDME、WFS1、TECTA、COCH、EYA4、MYO7A、COL11A2、POU4F3、MYH9、ACTG1、MYO6、SIX1、SLC17A8、GRHL2、NLRP3、TMC1、P2RX2、CCDC50、MIRN96、TJP2、TNC、SMAC/DIABLO、TBC1D24、CD164、OSBPL2、HOMER2、MCM2、KITLG、DMXL2、PTPRQ、LMX1A、REST、COL11A1、SCD5、PLS1、TRRAP、PDE1C、MYO3A、MYO1A。

26. 常染色体隐性遗传的特点是什么?

致病基因在常染色体上,基因性状是隐性的,即只有纯合突变或者复合杂合突变时才显示病状。常染色体隐性遗传性具有以下特点:①致病基因位于常染色体,因而致病基因的遗传与性别无关,男女患病概率相等;②家族中通常看不到连续传递现象,往往是散发病例,但同胞中可有多人患病;③患者双亲一般不患病,但都是致病基因突变的携带者;④患者同胞中有 1/4 的风险患病,患者表型正常的同胞中有 2/3 的概率为突变携带者。

27. 常见的常染色体隐性遗传性听力损失基因有哪些?

最常见的常染色体隐性遗传性听力损失基因为 SLC26A4、GJB2。另外,TMC1、USH2A、CDH23、MYO15A 也是中国人群中比较常见的隐性遗传致聋基因。

28. 线粒体遗传的特点是什么?

线粒体是真核细胞的能量代谢中心,其内含有闭环双链 DNA 分子,被称为人类"第 25 号染色体",是细胞核以外含有遗传信息和表达系统的细胞器,其遗传特点表现为非孟德尔遗传方式,又称核外遗传。受精卵中的线粒体 DNA 几乎全部来自卵子,这种双亲信息的不等量表现决定了线粒体遗传病的遗传方式表现为母系遗传,即母亲将线粒体 DNA 传递给她的子女,但只有其女儿能将其线粒体 DNA 传递给下一代。

29. 导致听力损失的线粒体基因突变有哪些?

线粒体 DNA *12SrRNA* 基因的 m. 1555A>G 和 m. 1494 C>T 突变为中国人群体中常见的药物性听力损失致病突变,在大样本听力损失人群中检出率之和达 1.87%(m. 1555A>G,1.72%;m. 1494 C>T,0.15%),在正常听力新生儿中的携带率为 0.25%。

30. X 连锁遗传的特点是什么?

X 连锁遗传分为显性和隐性。

(1) X 连锁显性遗传病的特点:①无论男女,只要携带致病突变就会发病;②女性发病率是男性 2 倍,但一般男性患者病情较重;③患者的双亲中通常有一方患同样疾病;④男性患者与正常女性婚育,女儿均为患者,儿子均正常;⑤女性患者与正常男性婚育,母亲为杂合子时子女的患病风险各为同性别的 50%。其的遗传口诀是:"父患女必患,子患母必患"。

(2) X 连锁隐性遗传病的特点:①男性患者远多于女性;②男性患者与正常女性婚育,一般不会再生育患有此病的子女,但女儿都是致病突变的携带者;男性患者若与女性携带者婚育,子女各有半数可能发病;女性患者与正常男性婚育,儿子均为患者,女儿均为致病突变携带者;女性致病突变携带者与正常男性婚育,儿子将有半数受累,女儿不发病,但半数为致病突变携带者;③男性患者父母的表型若正常,则母亲必为隐性致病基因携带者;女性患者的父亲一定患病;④可隔代遗传。其遗传口诀是:"母患子必患,女患父必患"。

31. X 连锁遗传的耳聋基因有哪些?

截至 2020 年 1 月,定位的非综合征型 X 连锁耳聋基因共有 5 个,分别是:*POU3F4*、*COL4A6*、*PRPS1*、*SMPX* 和 *AIFM1*。其中 *PRPS1*、*POU3F4*、*AIFM1*、*COL4A6* 为 X 连锁隐性遗传,*SMPX* 为 X 连锁显性遗传。

32. Y 连锁遗传的特点是什么?

一种遗传病如果其致病基因位于 Y 染色体上,随 Y 染色体从父到子、子到孙传递,则这种遗传病称为 Y 连锁遗传病(Y-linked genetic disorders)。因为仅男性受累,又称为全男性遗传(holandric inheritance)。例如,与精子生成有关的基因位于 Y 染色体上,表现出全男性传递。Y 连锁遗传的系谱特点:①仅男性受累;②患病男性将致病基因传递给他的儿子,而他的女儿全部正常。

其遗传口诀是："父传子,子传孙,子子孙孙无穷尽"。

33. Y连锁遗传的耳聋基因有哪些?

Y连锁遗传性听力损失极少。截至目前,仅在一个中国耳聋大家系中发现其遗传模式为Y连锁遗传性听力损失,所有患者Y染色体上存在复杂的重排,包括复制了Y染色体上几个非连续的片段及插入1号染色体上大约160kb的DNA片段。

34. 什么是杂合突变?

杂合突变是指一对等位基因只有其中一条等位基因出现突变,另一条等位基因正常。

35. 什么情况下杂合突变可以引起听力损失?

最常见于常染色体显性遗传时,耳聋基因杂合突变即可以引起听力损失。

36. 什么是纯合突变?

纯合突变是指一对等位基因均为突变等位基因,且突变形式、位点相同。

37. 什么是复合杂合突变?

复合杂合突变是指一对等位基因均为突变等位基因但突变位点或形式不同。

38. 什么情况下纯合突变或复合杂合突变可以引起听力损失?

最常见于常染色体隐性遗传时,耳聋基因纯合突变或复合杂合突变可以引起听力损失。

39. 什么是线粒体均质突变?

线粒体均质突变是指一个组织或细胞中含有相同的突变线粒体基因组。

40. 什么是线粒体异质突变?

线粒体异质突变是指一个组织或细胞中既含有野生型的线粒体基因组,又含有突变型的线粒体基因组。

41. 线粒体DNA均质突变和异质突变都可以导致听力损失吗?

线粒体DNA均质突变(如 m.1555 A>G 和 m.1494C>T 均质突变)携带者在使

用氨基糖苷类抗生素后会发生听力损失。但对于异质突变携带者,通常这些突变达到一定比例时,使用氨基糖苷类抗生素后才会发生听力损失。

42. 什么是新生突变?

新生突变(de novo mutation)又名新发突变,是指未经父母遗传而只在后代个体中出现的基因突变。新生突变产生于配子形成或胚胎发育早期,通常会对表型产生更大的影响,导致复杂表型。

43. 基因变异和突变的区别是什么?

基因变异是指基因组 DNA 分子发生的可遗传的碱基变化,可引起或不引起编码氨基酸的改变,多数是不致病的,但包括致病的基因突变。基因突变是 DNA 分子发生的可遗传的碱基变化,突变会引起编码氨基酸的改变。

44. 什么是拷贝数变异?

拷贝数变异(copy number variation,CNV)是由基因组发生重排而导致的,一般指长度为 1kb 以上的基因组片段的拷贝数增加或者减少,主要表现为亚显微水平的缺失和重复。CNV 是基因组结构变异的重要组成部分。拷贝数变异影响基因功能的主要方式是通过基因序列丢失/增加或改变基因调节区域序列影响基因表达,导致基因功能异常,从而引起疾病的发生或者改变个体对疾病的易感性。

45. 什么是非综合征型听力损失?

非综合征型听力损失(nonsyndromic hearing loss,NSHL)是指听力下降是唯一症状的一类疾病。

46. 什么是综合征型听力损失?

综合征型听力损失(syndromic hearing loss,SHL)是指除了听力损失外,还常伴有其他器官异常的一类疾病,如眼、骨骼系统、心血管系统、神经系统、泌尿系统、皮肤、内分泌系统等。SHL 种类繁多且较复杂,已报道合并听力下降的综合征有数百种,大多数为罕见病。

47. 常见的综合征型听力损失有哪些?

常见的综合征型听力损失包括:Alport 综合征、Waardenburg 综合征、Van der

Hoeve 综合征、Usher 综合征、Pendred 综合征、DDOD 综合征、Treacher Collins 综合征、CHARGE 综合征、LEOPARD 综合征、Noonan 综合征等。

48. 遗传性听力损失高危家庭包括哪些?

隐性遗传耳聋基因突变携带者夫妇(夫妻双方在同一个隐性遗传基因上均携带致聋突变);携带线粒体药物性听力损失敏感突变的家庭。前者通过产前诊断或胚胎植入前遗传学诊断可以避免遗传性听力损失患儿出生。后者通过科学的用药指导可以避免听力损失的发生。

49. 一代、二代、三代测序优缺点是什么?

(1) 一代测序特点:测序读长一般在 200~600bp,最长可达 1 000bp,准确性高达 99.9%,但其成本高,通量低。

(2) 二代测序特点:第二代测序技术在大大降低了测序成本的同时,还大幅提高了测序速度,并且保持了高准确性。在序列读长方面,二代测序比一代测序要短很多,仅为 100~200bp。

(3) 三代测序特点:①读长长,平均读长 15Kb,最长可达 2Mb;②目前原始数据错误率在 12%~15% 之间,其错误类型属于随机错误,可通过增加测序深度进行校正,通过特殊建库方式产生的序列一致性准确度(consensus accuracies)在 99.8% 以上,甚至可达到 99.999%(QV50);③数据可实时读取;④可直接检测 DNA 和 RNA 的甲基化修饰;⑤通量高。

50. 什么是全外显子组测序?

全外显子组测序(whole exome sequencing,WES),即针对个体基因组全部外显子区域进行捕获和富集后的高通量测序,比疾病相关基因外显子区域捕获检测更为高效全面。

51. 什么是全基因组测序?

全基因组测序(whole genome sequencing,WGS),即针对个体全基因组区域进行捕获和富集后的高通量测序。测序区域包含基因组的几乎所有区域,涵盖所有基因的外显子和内含子以及基因间区域。

52. 什么是耳聋产前诊断?

耳聋产前诊断也叫耳聋基因产前诊断,即利用耳聋基因诊断技术,明确父母所携带的致聋基因突变以及后代患病风险,在胎儿出生之前,根据不同妊娠期实施相应胎儿组织取材,应用基因诊断技术,了解胎儿耳聋基因突变的情况,从而做出胎儿是否患遗传性听力损失的诊断。

53. 什么是胚胎植入前遗传学诊断?

胚胎植入前遗传学诊断是指在人工辅助生殖的过程中,对人工体外受精的卵裂球或囊胚进行活检和遗传学分析,选取遗传学正常的胚胎进行移植,从而获得健康的下一代的过程。

54. 听力损失三级预防包括哪些?

一级预防:药物性听力损失易感基因筛查、有听力损失的夫妇生育指导、青年听力损失者恋爱前指导、高危人群的胚胎植入前遗传学诊断。二级预防:孕早期普遍性筛查、耳聋家庭或耳聋高危家庭产前诊断。三级预防:新生儿听力基因联合筛查及早期诊断、助听器或人工耳蜗植入早期治疗康复。

(高雪　许晖雁　袁永一)

第二节　患者最常见提问及解答

55. 为什么先天性听力损失要做基因诊断？

据统计，遗传因素占先天性听力损失病因的 60% 以上。通过基因诊断，可以检测出耳聋相关基因在结构和表达上是否存在异常，从而在分子水平上对听力损失的病因做出判断，进而为患者的后续干预、治疗和预防提供重要的指引和参考。

56. 不对称性听力损失要做基因诊断吗？

不对称性听力损失的病因中遗传因素相对较少，但有一些不对称性听力损失与基因有关，如部分 Waardenburg 综合征、部分 Alport 综合征、部分Ⅱ型神经纤维瘤病。是否需做基因诊断需要医生在临床上结合患者的病史、体征、辅助检查做出判断。

57. 不对称性听力损失该怎么治疗？

不对称性听力损失的治疗目的是解决声音定位差以及噪声环境下对声音的辨识度问题，根据听力损失的严重程度及性质可以选择如下方法：

（1）气导的信号对传系统（contralateral routing of signal, CROS）助听器：参考定向麦克风戴在受损耳侧，声音经处理后传到对侧耳助听器上。CROS 系统价格较低廉，且是唯一的非手术治疗手段，因此临床上常作为单侧中度-极重度感音神经性听力损失、对侧耳听力正常或有轻微听力损失的患者的一种选择。

（2）骨锚式助听器（bone anchored hearing aids, BAHA）：是一种骨导植入式助听装置。包括钛合金植入体、外部桥接装置（桥基）和声音处理器三部分。需要手术将钛合金植入体植入颅骨；声音处理器通过外部桥接装置将声音振动传导到钛合金植入体，通过颅骨传入内耳，引起耳蜗内基底膜振动，基底膜上的毛细胞将声能转化为生物电能，传向高级中枢从而产生听觉。适应证包括传导性听力损失、混合性听力损失、单侧感音神经性听力损失，以及其他特殊情况导致的听力受损者,比如头部放疗后伴发慢性中耳炎或放射性骨坏死,并有听力下降者等。

(3) 骨桥(bone bridge,BB):是全植入式骨传导听力重建系统。由两个部分组成:植入体(骨导 FMT,floating mass transducer,漂浮质量传感器)和体外的听觉处理器。2011 年开始应用于临床。其与 BAHA 的区别在于植入体通过手术于皮下植入颅骨,其装置不穿透皮肤。工作原理:听觉处理器收集声音转换为电信号,植入体线圈通过与听觉处理器之间的电磁感应形式接收电信号。骨桥植入体根据信号产生振动,通过骨传导,传递至内耳。适用人群包括传导性或混合性听力损失及单侧重度感音神经性听力损失。

(4) 振动声桥(vibrantsoundbridge,VSB):是一种中耳植入装置。由两部分构成:体外部分称之为声音处理器;体内部分称之为振动人工听小骨,包括内部线圈、导线和飘浮质量传感器。其工作原理为:植入体接收到信号后会驱动其末端的漂浮质量传感器,漂浮质量传感器产生振动并带动听骨链的振动或直接将该能量通过蜗窗或前庭窗传到内耳,使之产生听觉。与常规的助听器相比,4kHz 以上的范围,FMT 的频率响度可以传递比常规助听器最大输出更高的放大,明显提高患者的聆听质量。振动声桥植入适应证:最初是为中重度感音神经性听力损失的患者所设计,但是目前已扩展到治疗传导性和混合性听力损失。

(5) 振动成形术(vibroplasty):使用振动声桥进行听力重建的技术。它包括砧骨振动成形术、镫骨振动成形术(正向 & 反向)、蜗窗/前庭窗振动成形术、PORP 或 TORP 振动成形术以及第三窗振动成形术。适应证包括传导性听力损失、先天性中耳畸形等情况。

(6) 人工耳蜗(cochlear implant,CI):人工耳蜗是一种能够直接刺激听觉神经的电子装置。它包括一个类似于耳背式助听器的外部装置和需手术植入皮下及内耳的内部装置。外部麦克风收集到的声音信号经过编码后传送至植入物后转化为电脉冲,通过电极线传送到耳蜗,刺激耳蜗听神经,重建听觉。人工耳蜗植入适合重度及以上程度的感音神经性听力损失,但考虑到人工耳蜗的价格较为高昂、配戴人工耳蜗情况下如果做磁共振检查需要提前手术取出人工耳蜗等不便,对于另一耳完全正常的不对称性听力损失患者行人工耳蜗植入需慎重。

58. 基因检测只要给患者检测就可以吗?

不是。除了对耳聋的先证者进行检测外,通常建议对其核心家系成员同时进行检测,最常见的情况是儿童先证者与其父亲母亲,或成人先证者与其配偶及子女同时进行检测。通过对一个家系成员的耳聋基因结果进行比对,有助于了解致聋突变的遗传模式和发生机制,有利于确定诊断,并最大限度地减少出错的概率,从而避免误诊。另一方面,因听力正常人群中有一定比例的耳聋基因突变携带者,婚前或孕前进行常见耳聋基因筛查对于避免携带同一隐性遗传基因上的致聋突变的夫妇生育耳聋下一代十分必要。再次,早期检出母系遗传线粒体致聋突变携带者后,可以通过科学用药指导避免该个体及其母系亲属发生耳聋,因此耳聋基因筛查适合于听力正常人群及新生儿。耳聋基因诊断适合耳聋患者及耳聋高危个体。

59. 耳聋基因诊断的检测周期?

根据检验项目的不同其检测周期也有所不同。对于4个基因9个位点的常见耳聋基因筛查,5~7个工作日出结果。常见耳聋基因(*GJB2*、*SLC26A4*和线粒体*12SrRNA*)一代测序约10个工作日。而对于全部已知耳聋基因或与耳聋相关的未知基因检测需要进行二代测序(已知耳聋基因Panel、全外显子组或全基因组测序),约1~2个月出结果。

60. 什么时间进行基因诊断最好?

原则上耳聋基因诊断遵循"越早越好"的原则,在发现听力损失后尽早进行,一方面明确分子病因,另一方面基因诊断结果对治疗干预方案的选择可能有积极的指导意义。

61. 做耳聋基因诊断抽血需要空腹吗?

不需要空腹。

62. 基因诊断前为什么要先进行听力和颞骨CT、颅脑MRI、超声等检查?

听力检查可判断听力损失的性质和程度,结合颞骨CT、颅脑MRI可判断外、中、内耳发育情况及是否合并中枢神经系统疾病。综合征型听力损失患者除了听力损害外还伴有其他器官系统的异常,表型复杂多样,超声检查可明确患者是否合并心脏病、肾脏问题、甲状腺问题等,眼部相关检查能够明确视力、视野情况、眼底及视网膜有无病变等。结合其他系统相关检查,可全面评估患者的临床表型。

耳聋的基因诊断需要首先对患者及其家系成员进行家系谱分析及临床表型

分析,再根据临床表型有针对性地选择相应的基因诊断项目。临床表型的收集可以辅助提高基因诊断的效率(例如颞骨 CT 显示前庭水管扩大,可重点进行 SLC26A4 基因检测和分析)。基因型的检测结果出来后也可与表型进行相互验证。此外,对于家系样本,表型的确定还会极大地影响连锁分析的效力。

63. 我的哥哥生了个耳聋的孩子(哥哥及其妻子听力均正常),我的孩子有耳聋风险吗?

可能有。若哥哥及他的爱人听力均正常,却生了耳聋的孩子,哥哥可能为某一耳聋基因致病突变的携带者,此时家族内其他家族成员携带该基因突变的概率较大。家族成员需要进行该基因的检测,若备孕的夫妻双方携带同一致聋基因上的突变(相同或不同位点突变),则孩子有一定比例的耳聋风险(一般为 25%)。

64. 夫妻双方听力是正常的,但其中一方兄弟姐妹患耳聋,想生育正常听力后代,家里哪些人需要做检测?

一种检测方案是:家族中的耳聋先证者及其父母应先行耳聋基因诊断,明确致聋突变后,先证者的兄弟姐妹进一步进行相关耳聋基因检测以确定突变携带状况。如果该家庭听力正常的兄弟姐妹被确认携带突变,其配偶也需要进行相关基因检测。另一种检测方案:如果耳聋先证者因故无法参加检测,听力正常的夫妻可同时进行较为全面的耳聋基因检测,以确认是否携带同一耳聋基因上的致病突变。

65. 夫妻双方听力是正常的,但其中一方的父亲或母亲或父母双亲患耳聋,想生育正常听力后代,家里哪些人需要做检测?

耳聋父母应先行耳聋基因诊断,明确致聋突变后,其子女进行相关耳聋基因检测以确定突变携带状况。如果听力正常的子女被确认携带突变,其配偶也需要进行相关基因检测。如果耳聋父母因故无法参加检测,听力正常的夫妻可同时进行较为全面的耳聋基因检测,以确认是否携带同一耳聋基因上的致病突变。

66. 我的听力是十几岁开始下降的,之前听力是好的,会是遗传性听力损失吗?

有遗传性听力损失的可能性。有部分遗传性听力损失可表现为出生时听力正常,但是听力出现迟发下降。如显性遗传性听力损失多为进展性语后聋;线粒体相关耳聋可在接触耳毒性药物后出现听力下降;大前庭水管综合征患者也可在头部外伤、感冒后出现听力的波动性下降;部分综合征型听力损失,如 Alport 综合征可表现为后天迟发性进展性听力损害。因此迟发的听力下降也有可能是遗传性听力损失,需要进行相关基因诊断。

67. 我和爱人都是聋哑人,我们有可能生听力正常的宝宝吗?

有可能。如果两人都是隐性遗传基因致聋,但分别由不同基因上的突变导致,则可理解为夫妻双方基因型不冲突,这种情况下这对夫妻理论上可以生育听力健康的下一代。但是,如果两人耳聋都是由相同隐性耳聋基因上的突变导致,则可理解为夫妻双方基因型冲突,100%会生育耳聋下一代,这种情况在聋哑夫妇中占 22%左右,需要重视。如果两人有一方是显性遗传基因致聋,生育耳聋下一代的风险在 50%以上。如果两人耳聋病因不明,且双方均无耳聋家族史,生育耳聋孩子的风险无法预判。

68. 夫妻一方听力完全正常,另一方先天耳聋已经做人工耳蜗手术或配戴助听器,目前能正常交流,备孕需要做耳聋基因检测吗?

需要。已做人工耳蜗植入手术或配戴助听器的一方需要做耳聋基因诊断,如能确诊遗传因素致聋,且明确是隐性致聋基因突变,需要对其配偶进行相关基因测序,看配偶在这个基因上是否携带致聋突变。万一配偶携带突变,说明该对夫妻有生育耳聋后代的风险,他们可以选择胚胎植入前遗传学诊断或产前诊断以帮助生育听力健康的下一代。如果耳聋患者一方是显性遗传基因致聋,生育耳聋下一代的风险 50%,也可以进行生育前的耳聋预防。

69. 线粒体突变与药物性听力损失相关,携带线粒体突变就不能打防疫针,对吗?

不对。某些线粒体突变,如 m.1555A>G、m.1494C>T 突变致聋与氨基糖苷类药物有关。因疫苗里有极少量氨基糖苷类抗生素,所以一些防疫部门不敢给上述线粒体突变携带者打防疫针。权衡利弊,我们推荐按时接种疫苗。这是因为疫苗中的氨基糖苷类抗生素只有正常剂量的约百万分之一,这种痕量氨基糖苷类抗生素尚不足以引起药物性听力损失;而若因不接种疫苗而发生相关传染性疾病,危害比耳聋更为严重。迄今为止,解放军总医院聋病分子诊断中心随访的携带上述线粒体突变的个体,在接种疫苗后尚未见发生耳聋的个例。

70. 我父母亲年龄大了,听力都不好,我的听力也会随着年龄下降吗?

不一定,但还是存在听力下降的可能性。老年性听力损失是由遗传背景和环境因素共同作用而引起的。遗传因素为内因,环境因素为外因,内外因相互作用。若能减少相关诱发因素的影响,则可以有效延缓听力损失发生的时间和严重程度。建议保持健康的生活习惯,尽可能避免耳毒性药物及噪声环境,积极治疗可以导致耳聋的其他疾病,定期复查听力。

(袁永一 李晓鸽)

第三节　孕前和孕期耳聋基因筛查问题解答

71. 孕前为什么要查耳聋基因?

孕前检测耳聋基因可以明确孕妇及其配偶的突变携带状态,如果一对夫妻都被明确携带同一隐性遗传致聋基因上的突变,他们的孩子会有 25% 的风险发生遗传性听力损失。针对这种风险,孕前能够通过胚胎植入前遗传学诊断规避,即在胚胎形成前进行预防。如果夫妻双方中一方携带显性遗传致聋基因的突变(这类突变多导致迟发型听力损失),则需要检查听力,并且每年定期复查。这种情况下,有 50% 可能性会遗传给下一代。可以根据该基因突变导致耳聋的特点决定是否进行耳聋胚胎植入前遗传学诊断,因为从伦理学角度,较轻微的耳聋表型不建议。

72. 哪些人需要孕前查耳聋基因?

研究表明,听力正常人群耳聋基因突变携带的比例超过 10%,因此理论上,所有人孕前都可以进行耳聋基因突变筛查。有耳聋家族史的个体或生育过耳聋孩子的夫妇属于强烈建议进行耳聋基因检测的人群。

73. 家庭内没有耳聋患者,怀孕前需要做耳聋基因检测吗?

需要。如上所述,听力正常人群耳聋基因突变携带的比例超过 10%,孕前检测能够明确夫妻双方是否同时携带某一隐性遗传致聋基因上的突变,进而可选择通过胚胎植入前遗传学诊断或产前诊断预防耳聋出生缺陷,提高出生人口素质,减低家庭和社会负担。

74. 孕前耳聋基因检查阳性说明什么?

首先不要焦虑,孕前耳聋基因检查阳性说明这对夫妻双方或其中一方是某一耳聋基因突变携带者,通过阳性发现进一步排查,必要时结合产前诊断方法能够避免耳聋出生缺陷或耳聋发生。

75. 夫妇受孕前检出耳聋基因突变携带,后面该怎么做可以预防后代耳聋?

如果女方检出携带线粒体基因 m. 1555A>G 或 m. 1494C>T 突变,该突变会由母亲传递给其生育的每一个孩子,对于这类突变携带者,尽早给予其科学用药指导能够避免耳聋发生,不需要做胚胎植入前遗传学诊断。如果男方携带线粒体基因 m. 1555A>G 或 m. 1494C>T 突变,该突变不会传递给下一代。携带该突变的个体及其母系成员(包括其母亲和其兄弟姐妹及其姐妹生育的孩子;其姨母、舅舅及其姨母生育的孩子等)均应避免应用氨基糖苷类药物以预防耳聋发生。

如果夫妇一方携带的是某一隐性遗传致聋基因突变,则需要其配偶尽早进行该基因全序列测序,如果配偶不携带致聋突变,则这对夫妻生育耳聋孩子的风险等同于正常人群,但孩子有50%可能是耳聋基因突变携带者。万一配偶携带相同基因上的致聋突变,则这对夫妻有25%生育耳聋孩子的风险,可以进行胚胎植入前遗传学诊断避免。

如果夫妇一方携带显性遗传致聋突变(这类突变多导致迟发型听力损失),则突变携带者需要检查听力,并每年定期复查。这种情况下,有50%可能性会遗传给下一代,可以根据该基因突变导致耳聋的特点决定是否进行耳聋胚胎植入前遗传学诊断。

76. 孕期为什么要查耳聋基因?

孕期检测耳聋基因可以明确孕妇及其配偶的突变携带状态,如果一对夫妻都携带某一隐性遗传致聋基因的突变,他们的孩子会有25%的风险发生耳聋。针对这种风险,孕早期及中期能够通过产前诊断明确胎儿基因型,进而采取措施避免耳聋出生缺陷。

77. 孕妇抽外周血查耳聋基因,查的是胎儿的基因吗?

不是,是检测孕妇是否携带常见耳聋基因突变。

78. 孕期什么时候查耳聋基因合适?

原则上越早越好,以能够早期判断胎儿有无遗传性听力损失风险,以便在发现胎儿患遗传性听力损失的情况下有充裕的时间进行干预。

79. 孕前、孕妇耳聋基因筛查的项目有哪些?

目前国内普筛应用较多的耳聋筛查芯片,包括 4 个基因 9 个突变位点或 15 个突变位点的芯片及 18 个基因 100 个突变位点的芯片。有耳聋家族史或已生育过耳聋孩子的孕妇,可以根据家族中耳聋患者基因诊断的结果进行有针对性的检测。

80. 听力正常孕妇基因筛查结果阳性说明什么?

说明孕妇是某一耳聋基因突变携带者。如果其携带线粒体突变,为预防耳聋发生,其日后需要避免接触氨基糖苷类药物。如果孕妇携带隐性遗传耳聋基因突变,孩子是否有耳聋风险还取决于其丈夫的基因型与其基因型是否冲突。

81. 听力正常孕妇基因筛查结果阳性下一步该怎么办?

如果孕妇携带线粒体基因 m. 1555A>G 或 m. 1494C>T 突变,配偶不需进行耳聋基因检测,因为线粒体突变会由母亲传递给其生育的每一个孩子,对于这些突变携带者尽早给予科学用药指导能够避免耳聋发生,因此也不需要做产前诊断。该孕妇及其母系成员(包括其母亲和其兄弟姐妹及其姐妹生育的孩子;其姨母、舅舅及其姨母生育的孩子等)均应避免应用氨基糖苷类药物。

孕妇携带隐性遗传致聋基因突变或显性遗传致聋突变的后续处理参见本书第 75 问。已怀孕的情况下,一旦夫妻双方明确为生育耳聋患儿的高危个体,可以通过产前诊断预防耳聋出生缺陷。

82. 孕妇携带的耳聋基因突变一定会传递给胎儿吗?

不一定,孕妇携带的线粒体突变传递给下一代的概率是 100%,而显性遗传及隐性遗传基因突变传递给下一代的比例是 50%。

83. 听力正常孕妇基因筛查结果阳性时,胎儿会发生听力损失吗?

不一定。还取决于孕妇丈夫的基因型。如果两者均携带某一隐性致聋基因上的突变,这两个突变都传递到胎儿的概率是 25%,这种情况下胎儿会发生听力损失。如果孕妇丈夫未携带致聋突变或携带另一基因上的致聋突变,理论上胎儿不会发生遗传性听力损失,但有可能是致聋基因突变携带者。

84. 孕妇基因筛查结果阳性时,她的配偶一定要进行耳聋基因检测吗?

取决于孕妇携带哪类基因的突变。如果是线粒体突变,配偶不是必须进行基因检测。如果是常染色体隐性遗传相关基因上的突变,配偶则必须进行该基因全序列测序,判断是否存在致病突变,如是则需进一步行胎儿产前诊断。

85. 孕妇和其配偶行耳聋基因检测确定为同一基因的突变携带者,如何预防生育耳聋后代?

孕妇和爱人如果都是听力正常个体、基因检测携带同一隐性遗传致聋基因上的突变的情况下,胎儿如果获得分别来自父母的两个突变将会患遗传性听力损失,这种风险是 25%。这种情况下,根据孕周大小可以分别选择绒毛膜穿刺、羊膜腔穿刺或经皮脐血管穿刺,取上述穿刺物中的胎儿细胞,提取 DNA 并对相关基因进行测序,判断胎儿是否携带致聋突变、携带几个突变,并将遗传风险向孕妇及其配偶讲解。如果胎儿被确定携带分别来自父母的两个致病突变,孕妇夫妻自行决定是否继续妊娠。

86. 听力正常孕妇基因筛查结果阴性就一定不会生育耳聋孩子吗?

孕期筛查主要针对常见耳聋基因突变展开,不能覆盖所有耳聋基因突变,所以耳聋基因筛查结果阴性的孕妇生育遗传性听力损失孩子的风险很低。但这类筛查无法排除孕期其他因素导致的胎儿听力损失,比如病毒感染、胎儿听觉器官发育异常或其他不可预知的环境因素导致的听力损失,也不能排除罕见或未知的耳聋基因突变致聋的情况。

87. 孕妇耳聋基因检测对胎儿有无影响?

目前孕妇耳聋基因检测通过抽取孕妇血液标本并从中提取 DNA 来进行,对胎儿无任何影响。

（袁永一　邱士伟）

第四节　新生儿耳聋基因筛查问题解答

88. 新生儿做了听力筛查还需要做耳聋基因筛查吗?

强烈建议新生儿在进行听力筛查的同时进行耳聋基因筛查。原因在于:虽然新生儿听力筛查能够早期发现大部分耳聋新生儿,但是仍有部分迟发性听力损失及药物性听力损失的敏感者能够通过出生后听力筛查,而可能在随后几年出现双耳明显听力下降或因误用敏感药物而导致耳聋,从而错过早期发现、早期干预及获得良好言语功能的最佳时机。在已完成的北京市 130 万新生儿听力及基因联合筛查的结果中,有 25% 先天性遗传性听力损失患儿通过了新生儿耳聋基因筛查,但是在随访过程中我们发现这类孩子发生了听力下降。

89. 接受耳聋基因筛查后,就不必做听力筛查了吗?

不管做不做耳聋基因筛查,听力筛查都必须进行。耳聋基因筛查和听力筛查是互补的关系,两者可以共同发挥作用,早期发现耳聋或有潜在耳聋风险的孩子。在进行耳聋基因筛查结果相关的遗传咨询时,一定要参考听力筛查结果才能给孩子父母比较准确的解释。引入耳聋基因筛查后,发现耳聋高危群体比例由原来仅进行听力筛查时的 1% 提高至近 6% 。

90. 新生儿基因筛查需要什么时候采集什么标本进行分析? 有可能对孩子造成伤害吗?

通常在新生儿出生后 3 天内,由接生机构医护或保健人员采集孩子的足跟血3~5 滴,晾晒成干血片后集中送检。由于筛查标本仅需几滴足跟血,故该检测可与其他遗传代谢病筛查的采血同时进行。对被检测的新生儿而言,就像被蚊子叮咬了一下,损伤微乎其微。

91. 新生儿耳聋基因筛查用的什么方法? 包括什么内容?

全国各地采用的耳聋基因筛查技术平台不尽相同,包括了基因芯片法、飞行质谱分析、酶切法等。最常见的方法是采用基因芯片法进行检测。目前通过国家食品药品监督管理总局(China Food and Drug Administration,CFDA)批准的遗传性听力损失基因芯片法检测试剂盒能够检测 4 个常见耳聋基因(*GJB2*、*SLC26A4*、*GJB3* 和线粒体 DNA)的 15 个突变位点,并在不断升级换代,未来将覆盖更多的基因和位点。

92. 新生儿耳聋基因筛查需要付费吗？如何申请检测？

自 2012 年,北京市已率先全面开展了新生儿听力和耳聋基因联合筛查,已纳入新生儿免费筛查项目中,检测费用全部由政府承担。由接生的医疗保健机构在孩子出生后开具基因筛查申请单,在其家长同意自愿参加并签署知情同意书后即可采血检测。目前北京市 99% 以上新生儿接受了筛查。其他省市地区新生儿耳聋基因筛查是否收费及其费用标准,视当地是否开展政府主导的新生儿基因筛查而定,一般政府项目提供的是免费筛查,若自费筛查花费一般为数百元到一千元不等。提醒家长注意,在孩子出生后的任何时候,都可以申请为孩子进行耳聋基因筛查。

93. 一般多长时间能够得到筛查结果？如何获得基因筛查报告？如何得到针对结果的详细解释说明？

在北京地区,如果筛查过程顺利,在采集新生儿足跟血后 3 个月左右,新生儿家长会收到耳聋基因筛查结果查询通知。家长收到通知后可登陆北京市卫生健康委员会官方网站,在便民服务栏目中,通过输入筛查编号和母亲姓名进行筛查结果查询。如果检测发现您的孩子可能携带耳聋基因突变或还有其他问题,将会有短信或电话通知,提醒您打印报告并携带听力筛查报告,及时到指定遗传咨询或诊断机构就诊,进行详细的遗传咨询。所以,参与筛查的爸爸妈妈一定注意保持预留联络方式的畅通,定期登陆网站关注孩子的筛查结果。此外,虽然所有孩子的筛查结果都会存档可查,一些检测机构还会发放基因检测结果信息卡,便于家长理解并科学应用检测信息,指导未来的医疗活动和婚育,但还是建议家长们为孩子保留这份宝贵的检查结果。需要提醒的是:对于耳聋基因筛查未通过者,家长务必按照《北京市新生儿耳聋基因筛查报告单》中的建议提示信息预约耳聋基因遗传咨询服务。在其他省市地区,所需筛查时间及获得报告和进行遗传咨询的方式请咨询当地保健机构。

94. 新生儿耳聋基因筛查结果的准确性如何？

通常用于新生儿基因筛查的试剂盒均已获得国家药监局批号，其准确性与金标准-Sanger 测序法一致。但任何检测技术均具有局限性，所以如果基因筛查结果异常，基因筛查机构通常会用其他检测方法验证结果的准确性，而后续在遗传咨询时，接诊医生也会根据具体情况进行复测或进行耳聋基因诊断；如果基因筛查没有问题，筛查机构也会定期对所有检测样本进行抽样复核，以保证结果的准确性。提醒新生儿父母注意，人体的基因信息终生不会改变，孩子的基因检测结果对父母的再次生育及孩子一生的医疗和婚育指导均有参考价值。

95. 听力筛查通过，基因筛查显示 *GJB2* 基因杂合突变，如何解释？

基因均为成对存在，互称等位基因。*GJB2* 和 *SLC26A4* 是最常见的耳聋相关基因，其致聋的模式均为常染色体隐性遗传。以 *GJB2* 为例，只有其两条等位基因均携带有致病突变（纯合或复合杂合突变）时个体才表现出耳聋，仅携带一条等位基因突变，即单杂合突变时不会导致耳聋，*SLC26A4* 也是如此。

如果孩子听力筛查通过，但基因筛查提示携带 *GJB2* 基因杂合突变，这一结果提示孩子可能只是 *GJB2* 突变携带者（即只有一条等位基因有突变）。但此筛查结果并不能完全排除孩子还携带筛查未覆盖的其他 *GJB2* 基因突变的可能性。大样本研究表明，部分携带 *GJB2* 双等位基因突变的孩子会通过新生儿听力筛查，但后期会发生迟发性听力损失。为排除这一可能，建议父母带孩子到医院进行遗传咨询，并进一步行耳聋基因诊断，同时，建议孩子在半岁前应进行一次诊断性听力检查，3 岁前应至少每年进行一次听力筛查，发现听力下降应进行诊断性听力检查，及时干预。此外，孩子及其直系亲属有生育耳聋后代风险，在其婚育前应进行遗传咨询；平时应注意避免各种听力损伤因素，如噪声、药物、外伤、上呼吸道感染等。听力急剧下降时给予及时治疗。

96. 听力筛查通过，基因筛查显示 *SLC26A4* 基因杂合突变如何解释？下一步该怎么办？

SLC26A4 基因突变会导致临床常见的遗传性听力损失——大前庭水管综合征，表现为双侧进行性感音神经性听力损失伴双侧前庭水管扩大的内耳畸形，其遗传模式为常染色体隐性，即两条等位基因均有突变时才会发病。

如孩子听力筛查通过，但基因筛查显示 *SLC26A4* 基因杂合突变，提示孩子可能只是 *SLC26A4* 基因突变携带者（即只有一条等位基因有突变）。但此筛查结果并不能完全排除孩子还携带有筛查未覆盖的其他 *SLC26A4* 基因突变的可能性。这是因为研究表明部分携带 *SLC26A4* 双等位基因突变的孩子会通过新生儿听力筛查,但后期会发生迟发性听力损失。为排除这一可能,建议父母带孩子到医院进行遗传咨询,并进一步行影像学检查及耳聋基因诊断(建议半岁以后行颞骨 CT 检查,以减少射线辐射对孩子的影响),同时建议孩子在半岁前进行一次诊断性听力检查,3 岁前应至少每年进行一次听力筛查,发现听力下降应进行诊断性听力检查,及时干预。此外,孩子及其直系亲属有生育耳聋后代的风险,在其婚育前应进行遗传咨询;平时孩子应注意避免各种听力损伤因素,如噪声、药物、头部外伤、上呼吸道感染等。听力急剧下降时给予及时治疗。

97. 听力筛查通过,基因筛查显示线粒体基因突变阳性如何解释?

这一结果提示孩子携带对药物敏感的线粒体基因突变。如果孩子因病使用了氨基糖苷类抗生素,将会导致严重的耳聋。因此孩子及母系家族成员原则上应禁用氨基糖苷类抗生素。如因特殊原因需要使用以上药物者,请在医师指导下用药,并对其听力进行密切监测。孩子及其母亲及母系家族成员将得到用药指导卡片,要在应用抗生素前向医生出示,以避免误用药物发生药物性听力损失。

98. 听力筛查通过,基因筛查显示 *GJB2* 基因杂合突变和线粒体基因 m.1555A>G 均质性突变,这种情况如何解释?

首先,此结果提示孩子是药物性听力损失敏感个体,孩子本人及其母系家族成员应终生避免使用氨基糖苷类抗生素,否则可发生药物性听力损失。
关于 *GJB2* 基因杂合突变的解释、孩子听力随访及直系亲属的耳聋遗传咨询建议详见第 95 问。

99. 听力筛查通过,基因筛查显示 *SLC26A4* 基因杂合突变和线粒体 m.1555A>G 均质性突变,这种情况如何解释?

首先,此结果提示孩子是药物性听力损失敏感个体,孩子本人及其母系家族成员终生应该禁用氨基糖苷类抗生素,否则可发生药物性听力损失。
其次,如孩子听力筛查通过,但基因筛查显示 *SLC26A4* 基因杂合突变,提示孩子可能只是 *SLC26A4* 基因突变携带者(即只有一条等位基因有突变)。但此筛查结果并不能完全排除孩子还携带有筛查未覆盖的其他 *SLC26A4* 基因突变的可能性。研究表明,部分携带 *SLC26A4* 双等位基因突变的孩子会通过新生儿听力筛查,但后期会发生迟发性听力损失。关于孩子听力随访及直系亲属的耳聋遗传咨询建议详见第 96 问。

100. 听力筛查通过,基因筛查 *GJB2* 基因或 *SLC26A4* 基因纯合或复合杂合突变如何解释?下一步该怎么办?

如果经测序验证,孩子确实携带 *GJB2* 或 *SLC26A4* 基因的纯合或复合杂合突变,则可以确定为遗传性听力损失。通常这类孩子在出生时听力较差,无法通过听力筛查,但大样本显示,确有部分(约 25%)这样的孩子在出生时能够通过听力筛查,但在随后几年出现程度不一的耳聋,即迟发性听力损失。建议应在 42 天完成听力复筛,3 个月完成诊断性听力学检查,6 岁前应至少每年进行一次听力随诊,发现听力下降应及时进行诊断性听力检查及干预。听力下降较明显的孩子要及时配戴助听器或行人工耳蜗植入手术,以免影响言语功能的发育。

101. 听力筛查未通过,基因筛查显示 *GJB2* 基因杂合突变和 *SLC26A4* 基因杂合突变,这种情况算确诊吗?

仍不能明确诊断。这是因为 *GJB2* 和 *SLC26A4* 相关耳聋的遗传模式均为常染色体隐性遗传,只有纯合突变或复合杂合突变才能确定是耳聋的分子病因。如果听力筛查未通过,需要进一步行听力学诊断、评估,行影像学等检查、基因诊断及遗传咨询,以明确诊断并尽早干预。

102. 听力筛查未通过、基因筛查通过的孩子就不会是遗传性听力损失吗?

对于听力筛查未通过、基因筛查通过的孩子,仍不能完全排除遗传性听力损失的可能性。这是因为仅筛查了常见耳聋基因突变位点,不能排除孩子携带筛查未覆盖的耳聋基因突变位点的可能。此时需要进一步行听力学诊断、评估,并排除中耳炎等因素致聋可能,行影像学等检查、基因诊断及遗传咨询,以明确诊断并尽早干预。

103. 听力筛查通过,基因筛查显示 *GJB3* 基因杂合或纯合突变如何解释?

首先回顾人类对 *GJB3* 基因的发现和认识过程。

(1) *GJB3* 基因突变纳入耳聋基因筛查的原因:*GJB3* 基因位于染色体 1q33-35,编码缝隙连接蛋白 Connexin31,对维持内耳毛细胞钾离子稳态起重要作用。我国学者夏家辉在 1998 年成功克隆了该基因,同时报道了两个引起显性遗传高频听力损失的 *GJB3* 突变——c.547G>A、c.538C>T,提出了 *GJB3* 基因突变与听力损失有关的观点,患者表现为 40 岁左右出现的以高频听力受损为主的、渐进性感音神经性听力损失。美国迈阿密大学与中国人民解放军总医院聋病分子诊断中心的合作研究报道,*GJB3* 基因 c.497A>G 和 c.580G>A 突变可能为导致常染色体隐性非综合征型听力损失的致病性突变,与 *GJB2* 突变一起出现以"双基因模式"致聋。综合上述研究,考虑 *GJB3* 基因突变可能与常染色显性、隐性非综合征型听力损失都有关。因此,*GJB3* 基因突变被纳入了耳聋基因筛查。

(2) *GJB3* 基因突变与听力损失的关联受到质疑:对 2 396 例新生儿进行听力筛查及常见耳聋基因检测,发现 5 例携带 *GJB3* c.538C>T 杂合突变的新生儿通过了听力筛查,1 例携带 c.538C>T 杂合突变的新生儿未通过听力筛查。对 430 例无听力损失家族史且听力正常的孕妇进行听力和常见耳聋基因检测,发现 1 例听力正常孕妇携带 *GJB3* c.538C>T 杂合突变。解放军总医院第一医学中心对 2013 年 4 月至 2014 年 3 月间在北京出生的 180 469 例新生儿进行听力与基因联合筛查及听力随访,发现 570 例新生儿携带 *GJB3* 基因突变,在听力筛查及后续随访中发现这些携带者听力均正常。随后对 433 例散发听力损失患者和 616 例听力正常的对照进行已知耳聋基因二代测序研究,发现听力损失患者群体和听力正常对照群体中 *GJB3* c.538C>T 的携带率无统计学差异,进一步根据 ACMG/AMP 变异分类指南将该变异划分为良性变异(benign,BS1+BS4)。美国 Richard Smith 教授团队对 *GJB3* 基因的已报道变异进行重新评估后,对 *GJB3* 基因与听力损失的关系提出了质疑。有学者提出,或许是尚未发现的基因或环境因素联合 *GJB3* c.538C>T 纯合或杂合突变导致这部分患者听力下降,而 *GJB3* 基因突变并非致聋的"元凶"。

因此,如果通过了新生儿听力初筛,即使携带 *GJB3* 基因杂合或纯合突变,暂无需进一步检查和特殊处理,建议每半年或一年进行听力测试,关注听力变化,根据具体情况给予相应处理。

104. 听力筛查未通过,基因筛查显示 *GJB3* 基因杂合/纯合突变,孩子耳聋和此突变有关系吗?

新生儿基因筛查发现的 *GJB3* 基因杂合/纯合突变个体,如果没有通过初次听力筛查,需要 42 天后进行复筛,仍未通过者则需要进一步进行诊断性听力检查,确诊听力损失者需行耳聋基因诊断,排除其他基因突变致聋。

对于 *GJB3* 基因突变携带者,尚无在使用小剂量氨基糖甙类药物后出现听力下降的报道。此外,尚未发现 *GJB3* 基因突变携带者预防接种疫苗后出现听力下降,故建议这部分人群按时进行预防接种。

105. 听力和基因筛查都没通过,下一步该怎么办?

如果出生后 42 天仍没有通过听力筛查,建议父母尽早带孩子到推荐的儿童听力诊断中心就诊,进行病史分析、全身评估、诊断性听力检查及必要的影像学检查,以明确听力损失的程度和部位。同时,到耳聋基因诊断机构进行遗传咨询和基因诊断,以排除或明确遗传性听力损失的可能。听力损失较重的孩子要尽早进行听力康复,以避免言语发育障碍的发生。

106. 孩子听力正常,查出是基因突变携带者,有什么意义?

如果孩子携带有线粒体基因 m.1555A>G 或 m.1494C>T 突变,一般情况下出生时听力会正常,但在其成长过程中要严格避免应用氨基糖苷类抗生素(如庆大霉素、链霉素、丁胺卡那霉素等),否则会出现严重的药物性听力损失。

如果携带有 *GJB2* 或 *SLC26A4* 基因的单杂合突变,则提示孩子有一定的耳聋风险,孩子长大以后婚育,如果其配偶也携带相同基因杂合突变,则他们生育耳聋后代的概率高达 25%。携带突变孩子的父母,孩子未来的配偶一定要进行基因检测,以降低未来的生育风险。即使其配偶不巧也是该基因突变的携带者或患者,也可以通过产前诊断技术,帮助其生育健康听力的后代。

107. 新生儿听力筛查通过,基因筛查也通过,孩子未来听力一定正常吗?

新生儿听力筛查通过说明孩子出生时听力正常;基因筛查通过说明孩子未携带筛查所覆盖的常见耳聋基因突变。但由于某些少见遗传性听力损失可表现为后天迟发性听力损失而其致病突变并未包含在基因筛查范围内。此外,在孩子成长过程中可能因为外伤、噪声污染、细菌或病毒感染、高热、内耳血供障碍、内分泌疾病等因素造成迟发性听力下降甚至突发性听力损失。基于上述两点,即便孩子通过了听力和基因联合筛查,父母也要注意密切观察孩子的听力情况,避免接触致聋危险因素,有异常情况要及时就医诊治。

108. 如何在生活中发现孩子听力下降?

如果存在以下几点,父母就要警惕孩子是否已存在听力下降:

(1)孩子对以往能够有反应的声音或话语(如电话铃、雷声、父母的呼唤等)没有反应或反应迟钝。

(2)孩子习惯性将头偏向一侧来倾听他人说话。

(3)孩子经常搔抓耳朵,或耳朵有脓性分泌物流出。

（4）孩子说话晚于正常，发音不清楚，或者学会的语言又不能说了。

109. 新生儿听力筛查未通过，基因筛查提示线粒体基因突变阳性，孩子耳聋和线粒体基因突变有关系吗？

如筛查结果显示线粒体基因突变阳性，提示孩子携带有对药物异常敏感的线粒体基因突变。这类携带者的特点是出生时通常听力是正常的，但如果因病应用了氨基糖苷类抗生素（如庆大霉素、链霉素、丁胺卡那霉素等），就会发生严重的听力下降，甚至一针致聋！因此，如果新生儿的听力筛查未通过，且之前未使用过氨基糖苷类抗生素，基本排除了耳聋与线粒体基因突变的关系，要及时就医排除其他可能致聋的遗传或环境因素。此外，需要提醒父母注意的是，孩子及其母系家族成员一生尽量不应用此类药物。线粒体基因突变会通过女性向后代传递（即母系遗传），男性能够携带突变，但不会传递下去。

110. 第一胎听力正常，母亲曾行耳聋基因筛查均未见异常（野生型），现在计划生育二胎，是否还需要行耳聋基因检查？

如果母亲耳聋基因筛查为野生型且第一胎孩子听力正常，提示母亲未携带最常见的耳聋基因突变，生育遗传性听力损失孩子的风险已降至较低水平，一般不建议再次行相同内容的耳聋基因筛查。若家长还希望进行详细的耳聋基因检查，可进行全部已知耳聋基因的二代测序。尽管如此，第二胎孩子仍需要在出生后48小时接受新生儿听力筛查，这是因为仍有出现罕见遗传性听力损失基因突变、新生突变致聋或环境因素（病毒感染、药物、高热等）致聋的可能性。

111. 如果新生儿耳聋基因筛查结果显示携带药物性听力损失敏感突变，能常规接种疫苗吗？

正如之前介绍的，携带线粒体基因突变的孩子，对氨基糖苷类抗生素异常敏感（如庆大霉素、链霉素、丁胺卡那霉素等），甚至一针致聋。而目前强制接种的部分疫苗，在制作过程中有很微量的庆大霉素等氨基糖苷类抗生素残留，因此孩子父母及疫苗接种机构担心疫苗中的这类药物诱发耳聋而不敢为孩子接种。基于18万新生儿听力与基因联合筛查与疫苗接种之间关系的观察，我们发现按期接种疫苗的孩子及其母亲（也是携带线粒体突变的携带者）经随诊未见听力下降，这一结果提示疫苗中的痕量药物不会诱发耳聋。相反，因筛查阳性而拒绝注射疫苗会导致严重传染病感染的风险明显升高。综上，我们建议为孩子按期接种疫苗。

（王国建　许晖雁）

第五节 耳聋基因诊断及常见问题解答

112. 耳聋基因筛查和耳聋基因诊断有什么不同？

耳聋基因筛查是指利用耳聋基因芯片对常见的、在人群中发病率较高的耳聋基因热点突变进行筛查，以发现致病突变。其优点是操作简单、结果易判读、耗时短、价廉，适合于大规模人群的耳聋基因筛查工作，如新生儿和孕妇的耳聋基因筛查。但芯片包含的检测位点相对较少，耳聋基因筛查为阴性的耳聋患者，不能除外其耳聋与遗传无关。简言之，耳聋基因筛查面向的是大规模人群，初步判断其是否携带致聋基因突变、有无遗传性耳聋风险，以便早期诊治干预。对于筛查为阳性的人群还需要进行一代测序验证来明确诊断。

而耳聋基因诊断是运用一代测序或二代甚至三代测序技术对耳聋患者进行基因检测，目的是为其提供明确的分子病因诊断。

113. 耳聋基因诊断的意义？

引起耳聋的因素很多，主要包括遗传因素和环境因素，而环境因素无法通过现有的临床检查进行证实。研究显示遗传性听力损失在听力出生缺陷中所占比可达 60%，超过 50% 的先天性听力损失患者可以通过常见基因的分子诊断明确病因。基因诊断的主要临床意义包括：①明确病因，确定是否为遗传性听力损失；②以基因诊断为依据为遗传性听力损失的患者及家庭进行遗传咨询，评估后代耳聋风险，对高危家庭进行生育指导和出生缺陷预防；③指导携带耳聋基因突变的药物敏感个体的用药；④对部分耳聋患者进行日常生活指导，减缓耳聋的发生和发展；⑤指导耳聋患者的婚配，避免下一代再出现耳聋。

114. 耳聋基因诊断能检测多少基因？

目前明确的非综合征型耳聋基因 120 个，耳聋相关基因超过 400 个。根据各个检测中心所采用的耳聋基因诊断技术的不同，每个检测中心所检测的基因范围也是不同的：①耳聋基因芯片大部分主要是检测常见耳聋基因的热点突变；②一代测序（Sanger 测序）目前主要用于目标耳聋基因测序，其与芯片不同的是不局限于热点突变的检测,可以针对每个基因进行全序列检测,更为全面;③已知耳聋基因的二代测序技术,可以对上百个已知耳聋基因进行检测,目前此检测方案主要是由专门的医学遗传中心或第三方检测机构开展,如华大基因公司包括 127 个耳聋基因、迈基诺基因公司包括 168 个耳聋基因、明码生物包括 137 个耳聋基因;④二代测序技术支持下的全外显子组和全基因组检测。

115. 通过目前检测手段遗传性听力损失能明确分子病因的比例有多大?

根据现有的文献显示,儿童耳聋的分子病因诊断比例在 50% 左右。根据中国人民解放军总医院第一医学中心聋病分子诊断中心的诊断数据显示,常见三个耳聋基因(*GJB2*、*SLC26A4*、线粒体基因)的分子病因确诊率 41.96%,二代测序技术下已知基因序列变异检测可以将分子病因确诊率提高至 52% 以上。关于结构变异致聋的比例还有待大样本患者群体的分子流行病学研究。

116. 耳聋基因诊断查的基因越多越好吗?

相对来讲,检测的基因越多越可能确定或者排除耳聋是否是由遗传因素导致。但耳聋基因方案的选择,也是需要根据具体情况(包括受检者本人的听力水平、影像学和全面体格检查结果)选择适合受检者本人的检查项目。比如:①耳聋患者经颞骨 CT 检查明确诊断为大前庭水管综合征,就可以重点检测 *SLC26A4* 基因;②明确诊断为综合征型听力损失者,可以主要针对其责任基因进行检测;③没有特殊表型的耳聋患者,进行已知基因二代测序 Panel 的检测,也基本可以满足诊断的需求;④而个别特殊的耳聋患者,如有前期检测提示与已知耳聋基因无明显关系的,则可能需要更全面的检测,比如全外显子组或全基因组检测。

117. 听力损失者经基因检测发现携带 *GJB2* 基因纯合或复合杂合突变,说明什么?

GJB2 基因是中国人群中第一大致聋基因,检测技术和基因变异的致病性也很明确,如果耳聋患者被发现携带此基因的纯合或复合杂合突变,提示:①受检者为 *GJB2* 基因突变引起的遗传性听力损失可能性较大,受检者的突变分别来自父亲和母亲,两者对耳聋的贡献相同;②受检者父母再生育听力损失儿童的概率为 25%,母亲再生育时可以行产前诊断或胚胎植入前遗传学诊断预防耳聋后代出生;③建议患者配偶进行相应基因检测,从而预防其生育耳聋

后代;④受检者第一级直系亲属及其他有血缘关系的亲属是耳聋突变基因携带者的可能性较正常人群大,故建议家族内其他成员生育前进行 *GJB2* 基因检测,以尽早发现危险因素并采取预防及干预措施。

118. 听力损失者经基因检测发现携带 *GJB2* 基因杂合突变,说明什么?

耳聋患者发现携带 *GJB2* 杂合突变,提示:①该患者仅为 *GJB2* 基因突变的携带者,患者耳聋可能由环境因素或其他基因的异常导致,是否存在遗传因素,需要进行其他基因的进一步检测;②该患者可能在 *GJB2* 基因上存在罕见突变,目前检测技术无法检测到;③该患者父母再生育耳聋后代的风险无法确定,也不能根据此结果进行产前诊断或胚胎植入前遗传学诊断;④建议患者配偶进行相应基因检测,从而预防其生育耳聋后代;⑤受检者第一级直系亲属及其他有血缘关系的亲属成为耳聋基因突变携带者的可能性较正常人群大,故建议家族内其他成员生育前进行 *GJB2* 基因检测,以早发现危险因素并采取预防及干预措施。

119. 听力损失者经基因检测发现携带 *SLC26A4* 基因纯合或复合杂合突变,说明什么?

SLC26A4 基因与大前庭水管综合征有非常密切的关系,通过基因检测分析发现受检者存在 *SLC26A4* 基因纯合或复合杂合突变,提示:①受检者为 *SLC26A4* 基因突变导致的遗传性听力损失可能性较大,同时此受检者应该为大前庭水管综合征患者;②受检者父母再生育听力损失儿童的概率为 25%,父母再生育时可行产前诊断或胚胎植入前遗传学诊断;③建议患者本人配偶进行相应基因检测,从而预防其生育耳聋后代;④受检者第一级直系亲属及其他有血缘关系的亲属成为 *SLC26A4* 基因突变携带者的可能性较正常人群大,故建议家族内其他成员生育前进行 *SLC26A4* 基因检测,以及早发现危险因素并采取预防及干预措施。

120. 听力损失者经基因检测发现携带 *SLC26A4* 基因杂合突变,说明什么?

SLC26A4 基因突变与大前庭水管综合征有非常密切的关系,如果受检者通过基因检测存在此基因杂合突变,要结合受检者颞骨 CT 进行分析。如果颞骨 CT 确诊为大前庭水管综合征,提示:①受检者明确的突变来自父亲或母亲,受检者应该还存在该基因上罕见或未知突变,父母对受检者耳聋的贡献相同;

②受检者父母再生育耳聋后代的概率仍为 25%,但无法进行产前诊断,可以行胚胎植入前遗传学诊断;③建议患者配偶进行相应基因检测,从而预防其生育耳聋后代;④受检者第一级直系亲属及其他有血缘关系的亲属成为耳聋突变基因携带者的可能性较正常人群大,故建议家族内其他成员生育前进行 *SLC26A4* 基因检测,以及早发现危险因素并采取预防及干预措施。

如果颞骨 CT 不支持大前庭水管综合征的诊断,提示:①受检者仅为 *SLC26A4* 基因突变的携带者,患者耳聋可能为环境因素或其他基因异常导致,是否存在遗传因素,需要进行其他基因的进一步检测;②该患者父母再生育耳聋后代的风险无法确定,也不能根据此结果进行产前诊断或胚胎植入前遗传学诊断;③建议患者配偶进行相应基因检测,预防其生育 *SLC26A4* 基因突变导致的耳聋后代;④受检者第一级直系亲属及其他有血缘关系的亲属成为耳聋突变基因携带者的可能性较正常人群大,故建议家族内其他成员生育前进行 *SLC26A4* 基因检测,以早发现危险因素并采取预防及干预措施。

121. 大前庭水管综合征患者经基因检测发现携带 *SLC26A4* 基因杂合突变,能算基因诊断确诊吗?

研究显示,*SLC26A4* 基因是目前能够明确的与大前庭水管综合征有关的责任基因。如果患者颞骨 CT 确诊为大前庭水管综合征,而基因诊断仅发现 *SLC26A4* 基因的杂合突变,那么此患者只是明确了临床诊断,而未明确分子病因,原则上受检者应该还存在其他罕见或未知突变,只是目前的检测技术无法检测到。据目前数据显示,大前庭水管综合征患者中,90%的患者可以明确分子病因(即检测到 *SLC26A4* 基因纯合或复合杂合突变),5%的患者仅能检测到一个突变,另外 5%的患者可能一个突变都无法检测到。

122. 听力损失者经基因检测发现为线粒体基因均质突变,说明什么?

线粒体基因均质突变说明患者携带对耳毒性药物敏感的线粒体基因突变(m. 1555A>G 和 m. 1494C>T)。该突变遵循母系遗传模式,即通过家庭中的女性成员向下传递。因此患者本人及母系家族成员要避免使用氨基糖苷类抗生素,包括链霉素(Streptomycin)、新霉素(Neomycin)、卡那霉素(Kanamycin)、庆大霉素(Gentamycin)、西索米星(Sisomicin)、奈替米星(Netilmicin)、阿米卡星(Amikacin)、核糖霉素(Ribostamycin)、小诺霉素(Micronomicin)等。如果出现耳鸣、耳聋症状,可以服用周围神经营养药物及改善微循环药物,或可部分缓解症状。同时避免接触噪声及引起中耳及内耳感染的因素。

123. 听力损失者经基因检测发现携带线粒体基因异质突变,对氨基糖苷类药物敏感吗? 会发生"一针致聋"的情况吗?

线粒体疾病的遗传具有"阈值效应",即疾病的发生取决于受累组织所需的最低能量和线粒体的异质性,当突变负荷超过一定阈值时,器官或者组织就会发生功能障碍。异质性不仅能导致线粒体疾病的发生,而且异质性水平与疾病的表型也存在一定的相关性。因此,耳聋患者经基因检测发现携带线粒体基因异质突变,说明:①患者携带对耳毒性药物敏感的线粒体基因突变,该突变遵循母系遗传模式,突变达到一定比例时,使用氨基糖苷类抗生素会发生耳聋,也有"一针致聋"的风险;②家族中其他携带有该突变的患者其耳聋的程度可能有所不同,甚至有听力正常者,但要尽量避免使用氨基糖苷类抗生素。

124. 已有一个耳聋的孩子,并且确诊为 *GJB2/SLC26A4* 基因导致的遗传性听力损失,如何预防再生育耳聋后代?

这需要从以下两方面进行分析:

(1) 如果父母双方均为耳聋患者,并且经诊断均为 *GJB2* 或 *SLC26A4* 基因突变导致的遗传性听力损失患者,那么此对父母再生育耳聋后代的概率为100%,这种情况如果想要生育正常听力后代需要采用他人捐献的精子或卵子进行体外受精、胚胎植入。

(2) 如果父母双方为 *GJB2* 或 *SLC26A4* 基因突变携带者,或者一方为同一基因突变的患者,另一方为该基因的突变携带者,那么再生育耳聋后代的概率分别为 25% 和 50%,这种情况可以通过两种方案指导生育听力正常的后代:①母亲自然怀孕后进行羊绒毛膜或羊水穿刺,对胎儿进行基因检测,通过基因结果预测胎儿听力情况;②孕前进行胚胎植入前遗传学诊断(三代试管婴儿),即取父母的精子和卵子体外受精后进行胚胎培养,通过胚胎检测,选择基因型正常的胚胎进行植入。

125. 经过耳聋基因诊断,听力损失者未发现明确致病基因突变,听力损失一定和遗传没有关系吗?

这种情况仍不能完全排除遗传性听力损失的可能性。现有的耳聋检测方法一般都是对已知耳聋基因进行检测,如未发现明确致病基因和突变,只能排除已知基因突变的致聋可能。而对于那些罕见的或未知的基因缺陷致聋还无法排除。

126. 已有一个耳聋的孩子,经过耳聋基因诊断,孩子未发现明确致病基因突变,再生育孩子还有听力损失的风险吗? 如何预防?

根据现有的耳聋基因检测,已经排除了已知耳聋基因突变引起的耳聋,但也不能除外先证者为罕见的或未知的基因突变引起的遗传性听力损失,因此该对夫妇再生育孩子还会有耳聋的风险,但这种风险相对较低。对于该病的预防,建议母亲在孕期要注意预防各种病毒和细菌感染、避免应用耳毒性药物、避免放射线及噪声污染等环境致聋因素,定期产检,预防围产期胎儿宫内窘迫及新生儿黄疸等情况的发生。

127. 家族中有确诊遗传因素导致听力损失者,该家族中听力正常的人也会携带基因突变吗? 正常人如何预防生育耳聋后代?

家族中有确诊遗传因素导致耳聋的患者,家族中听力正常的人也有一定概率携带此基因突变,但携带的概率根据基因的遗传方式和与耳聋患者血缘关系的远近而不同。与耳聋有关的基因绝大部分为常染色体隐性遗传,以 GJB2 基因为例进行分析:患者为 GJB2 基因突变导致的耳聋,那么患者的父母 100%为基因突变的携带者,患者的后代 100%为基因突变携带者,患者的兄弟姐妹 50%为基因突变携带者。线粒体基因遵循母系遗传,携带线粒体基因突变个体的母系成员 100%也为此突变的携带者。而对于某些常染色体显性遗传或 X 连锁遗传的耳聋患者,由于耳聋的外显率和表现度的差异,一些听力正常人也同样可能携带有致病基因突变。

128. 已有一个耳聋的孩子,检测到 GJB2/SLC26A4 基因复合杂合突变。现母亲再次妊娠,产前诊断提示胎儿也携带同样的复合杂合突变。孩子出生一定会耳聋吗? 有没有听力正常的可能性?

产前诊断结果显示复合杂合突变,说明胎儿同时获得了父母亲所携带的耳聋基因突变,与第一个孩子的基因型相同,理论上会复制第一个孩子的听力结构,原则上同样会是耳聋患者。但听力下降程度可能会有不同。尤其是 SLC26A4 基因突变导致的大前庭水管综合征的孩子,存在出生时听力正常的可能性。且受其前庭水管扩大畸形的影响,此类孩子的听力总体呈现为波动性、进行性下降趋势,最终发展成极重度听力损失。

129. 已有一个耳聋孩子,检测到 *GJB2/SLC26A4* 基因复合杂合突变。现母亲再次妊娠,产前诊断提示胎儿携带其中一个杂合突变。这个孩子听力一定是正常的吗?

产前诊断提示胎儿携带 *GJB2* 或 *SLC26A4* 基因的单杂合突变,根据遗传规律,胎儿出生后原则上不会因为这个单杂合突变而发生耳聋。但不能完全排除环境因素、因技术条件所限不能检测到的耳聋基因突变造成耳聋的可能性,也不能完全除外因产前诊断检测误差造成耳聋患儿出生的可能性。

130. 已有一个耳聋的孩子,检测到 *GJB2/SLC26A4* 基因复合杂合突变。现母亲再次妊娠,产前诊断提示胎儿未携带这两个突变。这个孩子听力一定是正常的吗?

根据产前诊断结果,该胎儿未携带有上述基因复合杂合突变,那么可以排除该基因突变导致耳聋的风险,但不能排除如环境因素(宫内缺氧、难产、新生儿黄疸、缺氧缺血性脑病等)、因技术条件所限不能检测到的耳聋基因及目前未知的耳聋基因突变造成耳聋的可能性。此外同其他任何检测一样,耳聋基因检测在极个别情况下会出现结果的不准确,例如取材物被母血污染、受检胎儿发生新生突变等,故不能排除存在较小比例误差的可能性。可以理解为,该胎儿患耳聋的风险等同于正常人群。建议母亲认真做好妊娠期保健,避免接触其他致聋因素。

131. *GJB2* 基因 c. 109 G>A 突变是否致病?

目前多数研究认为 *GJB2* 基因 c. 109G>A 是致聋突变,只是其导致听力下降的程度差异比较大。在普通人群中,*GJB2* 基因 c. 109G>A 突变具有较高的检出率,且在正常群体中亦报道过该位点的纯合突变或复合杂合突变。现有证据表明,*GJB2* 基因 c. 109G>A 突变可能与迟发性听力损失有关,该位点纯合突变或复合杂合突变可导致轻度、中度甚至是重度-极重度听力损失。

132. 夫妻双方一方为 *GJB2* 基因 c. 109 G>A 突变携带者,另一方为 *GJB2* 基因其他致病突变携带者,如何预防后代耳聋?

GJB2 基因 c. 109 G>A 突变引起的听力损失程度差异较大,携带包括该突变的 *GJB2* 基因复合杂合突变或纯合突变的个体可以表现为听力完全正常,也可以发生轻度、中度甚至重度听力损失。夫妻双方中一方携带 *GJB2* 基因

c.109 G>A 突变,另一方携带 *GJB2* 基因的其他致病突变,他们的后代有 25%
的概率会同时携带这两个突变,听力可表现为正常,亦可表现为轻度、中度或
重度听力损失。因通过胎儿的基因检测无法准确预测其出生后的听力情况,
所以这样的家庭不建议通过产前诊断的方法来指导生育,而比较适合采取胚
胎植入前遗传学诊断的方法指导生育,即通过筛选胚胎的基因型,选择单杂
合或基因型正常的胚胎植入。

133. 已有一个耳聋的孩子,想再生育一个听力正常孩子,是否母亲怀孕后直接检测胎儿就可以了?

不可以。不是所有家庭都适合产前诊断。耳聋可以由环境和遗传因素导致,
如果第一个孩子耳聋是由环境因素导致,这样的家庭再次生育是不需要对胎
儿进行耳聋产前诊断的。

产前诊断的前提条件是明确第一个孩子和其父母的基因型,确定第一胎是遗
传性听力损失才能在再生育时进行产前诊断。即使高度怀疑第一个孩子耳
聋由遗传因素导致,也不能直接对胎儿进行检测。究其原因一方面与遗传性
听力损失的高度遗传异质性有关,即耳聋相关基因数量众多、遗传方式多样,
而产前诊断时取的胎儿组织量是很有限的,不能进行大范围的基因检测。因
此,只有明确了第一胎的致聋基因和突变位点,才能对胎儿进行针对相关基
因突变位点的产前诊断;另一方面,产前诊断本身也是有风险的。

(黄莎莎　张德军　袁永一)

第六节　耳聋治疗相关问题解答

134. 基因检测对治疗的意义?

对于药物性听力损失家庭耳聋基因检测结果可以指导患者及其亲属用药和生活注意事项,避免迟发性听力损失的发生。对于部分人工耳蜗植入患者,通过基因检测明确耳聋病因后可以预测人工耳蜗植入后效果,例如 *GJB2* 基因突变导致的耳聋,人工耳蜗植入后效果好。对已生育听力损失儿童的家庭,明确致聋原因可进行再次生育指导,借助产前诊断或胚胎植入前遗传学诊断,预防遗传性听力损失出生缺陷。

135. 遗传性听力损失能根治吗?

尽管通过助听器验配、人工耳蜗植入、振动声桥植入、听觉脑干植入等听力补偿手段可以改善听力损失儿童的听力,但其效果不能完全令人满意,助听设备并不能作为根治性手段。生物治疗是未来很有希望根治耳聋的治疗方法。耳聋的生物治疗包括干细胞治疗和基因治疗。干细胞治疗主要通过诱导内耳毛细胞和/或支持细胞、螺旋神经节细胞的再生,恢复内耳的声-电转换功能,提高患者的听力。基因治疗主要是通过基因编辑矫正基因缺陷达到功能修复,但目前还没有能够在临床应用的耳聋生物治疗方法。

136. 遗传性听力损失的治疗方法有哪些?

听力损失出生缺陷是影响我国出生人口素质的重要疾病之一。调查显示,约60%先天性听力损失的发病与遗传因素有关。目前,绝大多数遗传性听力损失患者可根据听力损失的程度选择通过助听器、人工耳蜗植入、听觉脑干植入等手段改善听力。

助听器是一种利用电频振动放大原理扩大声音响度以补偿听力的电声转换设备。根据听力损失的程度,轻度到重度听力损失儿童及中度到重度听力损失成人可选择助听器作为听力补偿的设备。重度-极重度听力损失患者使用助听器的效果往往较差,可考虑人工耳蜗植入;若暂不具备手术条件,仍应选配大功率助听器。

人工耳蜗植入（cochlear implant，CI）作为当前双侧重度-极重度感音神经性听力损失患者重建听力的主流手段，在临床实践中收效显著。人工耳蜗是基于感音神经性听力损失患者耳蜗螺旋神经纤维与神经节细胞大部分仍存活的事实，将连接到体外的声电换能器上的微电极经蜗窗或蜗窗前下开窗插入耳蜗鼓阶内，直接刺激耳蜗内的螺旋神经节细胞，将模拟的听觉信息传入中枢，从而使全聋患者感知声音。遗传性听力损失患者通过人工耳蜗进行听觉和言语康复，绝大多数取得较好疗效，但仍有一部分效果差甚至无效的，如蜗后病变致聋患者人工耳蜗植入效果欠佳。

听觉脑干植入（auditory brainstem implantation，ABI）是将声音信号转化为电刺激作用于脑干起始部位蜗核复合体的电子植入装置，1979 年由 House 耳科研究所设计并应用于临床。除了 ABI 的电极放在蜗核而不是耳蜗内以外，ABI 的工作原理与人工耳蜗基本相似。ABI 将电极越过耳蜗和听神经直接刺激蜗核，因而适用于听神经病变、畸形、缺失或严重损伤等导致的极重度感音神经性听力损失患者。但由于其疗效不稳定，临床应用并不如人工耳蜗广泛。

然而，无论是助听器、人工耳蜗植入乃至听觉脑干植入技术，都仅仅是一种替代治疗，感音神经性听力损失在目前仍然是不可治愈的。基于此，生物治疗应运而生。近年来，遗传性听力损失的基因治疗研究取得了重大突破，越来越多的学者试图通过基因治疗来治疗感音神经性听力损失，但耳聋的干细胞治疗、基因治疗和分子治疗在人类患者的临床应用时代何时来临还很难预测。

137. 哪些遗传性听力损失患者可以配戴助听器？

遗传性听力损失是否选择配戴助听器，主要根据听力损失程度进行评估。助听器在言语频率平均听阈位于 25~80dB 的患者中均可使用，其中尤其是听阈小于 80dB、双侧耳聋患者，最好在诊断为永久性听力损失的 1 个月内配戴，双侧听力下降应双侧配戴助听器，轻中度听力损失患儿宜在出生 3~6 个月后配戴。例如：一部分中重度感音神经性听力损失的大前庭水管综合征患者，如果注意保护，维持听力在中重度损失程度，配戴助听器效果尚可。一部分显性遗传听力损失（例如 *MYH14* 基因突变），表现为语后中重度耳聋，配戴助听器能获得较好的助听效果。

遗传性听力损失患者中听力学主客观检查均未引出反应者，其实部分也还有残余听力，其中部分患者配戴助听器可以取得一定的康复效果，因此不应完全放弃验配助听器。而配戴助听器后的言语分辨率差是行人工耳蜗植入术的重要适应证,但是对于耳蜗骨化患者,应严格把握手术时机,争取在耳蜗严重骨化前植入电极,此类患者术前可不必试戴助听器。

对于确诊的极重度感音神经性听力损失患儿,在行人工耳蜗之前配戴助听器被认为对听觉通路和听皮层发育可以起到积极作用,也能更好地评估患儿的听力损失情况。但也有学者认为对于确诊的极重度感音神经性听力损失患儿,助听器效果多不理想,为了避免错过言语发育的最佳时间(1~2岁),可不必配戴助听器,直接行人工耳蜗植入术。

138. 哪些遗传性听力损失患者要进行人工耳蜗植入?

遗传性听力损失是否选人工耳蜗植入,主要根据耳蜗发育程度、听力损失程度进行评估。其中言语频率平均听阈大于 80dB 的患者,助听器不能辅助听觉,常规选择人工耳蜗植入。

依据既往文献报道的基因突变与人工耳蜗植入效果的研究可以看到:①*GJB2* 相关性听力损失患者、*SLC26A4* 基因突变致大前庭水管综合征听力损失患者的神经纤维正常,有足够的神经节细胞,听觉中枢和其他神经中枢正常,非常适合行人工耳蜗植入手术,并且预后效果满意;②线粒体基因 m.1555A>G 突变致重度/极重度听力损失患者,因耳毒性药物主要损伤耳蜗毛细胞,而对耳蜗神经及其后通路影响不大,故人工耳蜗植入术后效果较好;③*OTOF* 基因突变虽然导致听神经病,但是其病变主要累及突触前及突触,耳蜗神经未受累,所以人工耳蜗植入效果好。

139. 哪些遗传性听力损失患者需要做中耳手术?

遗传性听力损失临床表现为外中耳畸形、听力表现为传导性听力损失的患者,可以考虑中耳手术。例如:鳃-耳-肾综合征(branchio-oto-renal syndrome, BOR)合并听骨链关节错位,多表现为传导性听力损失。Van der Hoeve 综合征又称脆骨-蓝巩膜-耳聋综合征,属于成骨不全综合征,临床主要表现为反复发作的骨折、双侧进行性传导性或混合性听力损失、蓝色巩膜,颞骨 CT 示有骨迷路脱钙的现象,中耳手术探查可发现镫骨固定,通过镫骨底板开窗或者切除、Piston 植入可实现听力重建。

遗传性听力损失患者拟行人工耳蜗植入但合并中耳乳突急、慢性炎症者,在炎症得到控制后,可选择一期或分期手术。一期手术是指根治中耳乳突病灶、鼓膜修补或乳突腔颞肌填塞、封闭外耳道的同时行人工耳蜗植入术。分期手术指先行病灶清除,修复鼓膜穿孔或封闭外耳道,3~6 个月后行人工耳蜗植入术。

140. 遗传性听力损失患者进行人工耳蜗植入效果好吗?

人工耳蜗植入已成为重度或极重度感音性听力损失的有效治疗和康复方法,越来越多的患者接受了人工耳蜗植入。

(1) *GJB2* 基因突变:在中国,对携带 *GJB2* 基因突变及未携带 *GJB2* 基因突变的患者进行人工耳蜗治疗效果评估的研究表明,携带 *GJB2* 基因突变的治疗效果优于未携带突变者,该研究基于有意义听觉整合量表(MAIS)、听觉行为等级(CAP)、语言清晰度和标准化语言学习期评估等结果。国外的多项研究也认为 *GJB2* 相关性听力损失者的螺旋神经节细胞的数量正常,而非 *GJB2* 相关性听力损失者的螺旋神经节细胞数量却可能减少,因此人工耳蜗植入后,*GJB2* 相关性听力损失患儿的言语理解能力强于非 *GJB2* 相关性听力损失儿童。

(2) *SLC26A4* 基因突变:对于 *SLC26A4* 突变导致的严重听力损失患者,人工耳蜗植入是一种改善听力的有效治疗方法。由于前庭水管扩大的儿童的听力是逐渐丧失的,因此与先天性严重听力受损的患者相比,大前庭水管综合征患者的首次植入年龄范围更大。研究表明,这些儿童的术后听力阈值与内耳结构正常的患者的没有明显差异。国内有较多大前庭水管综合征患者行人工耳蜗植入的报道,结果表明此类患者行人工耳蜗植入手术效果满意。

(3) 线粒体基因突变:线粒体性听力损失可以是综合征型或非综合征型的。非综合征型线粒体听力损失比综合征型更常见,常与氨基糖苷类药物诱发有关。在非综合征型线粒体听力损失患者中,人工耳蜗植入效果通常很好。国外多篇报道表明了 m. 1555A>G 突变携带者在使用氨基糖苷类药物后患感音神经性听力损失,在人工耳蜗植入后平均开放式纽约城市大学测试词表评分提高。综合征型听力损失患者植入人工耳蜗的疗效也不错。多篇报道显示 m. 3243A>G 导致的 MIDD 综合征(线粒体糖尿病伴听力损失)患者在人工耳蜗植入后纽约城市大学测试词表评分提高。

(4) Usher 综合征:对于 Usher 综合征患者来说,年龄可能是人工耳蜗植入手术最重要的预后指标。Usher 综合征可引起听觉和视觉器官的功能障碍。在视力丧失前的早期干预对于听力和语言能力的有效发展至关重要。在帮助患者获得听力和语言沟通功能的方式中,人工耳蜗尤其重要。有学者对一组患有 Usher 综合征、年龄范围在 2 至 15 岁的患者进行研究,观察他们人工耳蜗植入后的言语康复结果。开放式和闭合式单词测试分数显示：与 6 岁以后再接受耳蜗植入的患者相比，3 岁前接受人工耳蜗植入的儿童听力有更大改善。

（5）Waardenburg 综合征（WS）：人工耳蜗已被用作对具有严重感音神经性听力损失的 WS 患者的干预。有报告指出，WS 患者的耳蜗植入效果甚至优于内耳畸形患者或耳蜗结构正常的非综合征型听力损失患者。但也有学者报道，在 1985—2001 年间植入的 20 例 WS 病例中，有 20% 的病例 ABR 结果异常。他们的结论是，语言识别结果显著恶化与听神经病变共存有关，这种神经病变可能会对人工耳蜗植入疗效产生不利影响。

（6）听神经谱系障碍：对于听神经谱系障碍人工耳蜗植入效果一直存在争议。已经观察到其中 OTOF 基因突变患者，无一例外地从人工耳蜗植入中获益。而根据 Shearer 等人的研究结果，听神经病谱系障碍相关基因中 OPA1、DIAPH3、AIFM1、DFNB59 等四个基因突变会直接对螺旋神经节细胞造成损害，接受人工耳蜗植入后患者言语感知能力明显比其他患者要差。但也有研究发现，携带有 OPA1 基因突变的患者术后言语识别和 ABR 均有恢复，推测 OPA1 基因突变致听力损失的机制是听神经末梢脱髓鞘损伤，人工耳蜗的电刺激可激活听神经近端有髓鞘的神经纤维而使言语识别率有所提高。关于 OPA1 基因突变所致听神经谱系障碍的人工耳蜗植入疗效还有待大样本、多中心的研究数据进一步证实。

141. 哪些听力损失患者不适合做人工耳蜗植入手术？

绝对禁忌证：①内耳严重畸形，例如 Michel 畸形；②耳蜗未发育；③听神经缺如或中断；④中耳乳突急性化脓性炎症；⑤内耳道严重狭窄。一般认为内耳道直径小于 2mm 提示听神经发育不良。目前这些特殊内耳畸形导致的听力损失是否与遗传有关、其具体致病原因都还不明确。确诊为遗传性听力损失而成为人工耳蜗植入手术绝对禁忌的案例非常少。

相对禁忌证：①癫痫频繁发作不能控制；②严重精神、智力、行为及心理障碍无法配合听觉言语训练。

142. POU3F4 基因突变导致的重度听力损失伴内耳畸形用哪种型号的人工耳蜗较好？

POU3F4 基因突变导致耳蜗分隔不全 Ⅲ 型畸形，是 X 染色体连锁的非综合征型听力损失。影像上表现为耳蜗底转膨大与内耳道相通，耳蜗外形大致正常,蜗轴发育缺如,蜗管内间隔不明显,可合并有前庭水管起始部扩大及面神经管、前庭上神经管扩大。因耳蜗内蜗轴缺如,不建议使用弯电极,一般使用直电极人工耳蜗,使电极位于接近耳蜗外侧壁的位置。

143. 大前庭水管综合征患者,低频听力比较好,高频听力差,适合接受人工耳蜗植入吗?植入后能否保留低频听力?

大前庭水管综合征患者是人工耳蜗植入的适应证,其预后理想,对于低频听力较好的患者,残余听力保留下的声-电联合刺激能有效提高听力损失者在声音定位、音调感知、噪声环境下的言语识别以及日常交流能力,对于患者术后言语康复十分重要。耳蜗手术前、术中及术后激素的应用、"柔"手术植入电极是人工耳蜗植入保留残余听力的重要步骤,但需注意,并非所有患者都可以保留残余听力,患者术后听力自发下降以及感冒和磕碰等仍可导致术后残余听力下降。

144. 听神经谱系障碍患者植入人工耳蜗效果好吗?

在考虑对听神经谱系障碍患者行人工耳蜗植入时应该采取谨慎的态度。由于有其他影响因素存在,此类患者的术后疗效可能有较大差异。以往研究建议参考以下几个方面预测植入后的效果:①术前 MRI 发现内耳道异常,预示可能术后效果差,尤其是有蜗神经缺失时;②基因突变类型可作为参考,通常认为 OTOF 基因突变引起突触前及突触病变导致的听神经谱系障碍术后效果较好,推测是人工耳蜗提供的直接电刺激绕过了病变部位,而轴突损伤导致突触后病变和涉及听神经全程的病变(如遗传性共济失调和耳聋-肌张力不全-视神经元病)引起的听神经谱系障碍效果较差;③正常的 EABR、稳定的 ECAP 通常预示术后效果较好。

145. 听神经没有发育者植入人工耳蜗有效吗?

人工耳蜗的基本原理是通过刺激耳蜗的螺旋神经节来替代失去传导声音功能的毛细胞和部分螺旋神经节细胞,通过蜗神经逐层传递至大脑中枢神经元。听神经未发育的患者由于失去了听神经的传导,即使植入耳蜗也无法完成声音的神经传导,所以听神经未发育是人工耳蜗的禁忌证。但是在临床上,由影像学诊断提示的听神经缺如并不意味着听神经完全不存在,此时听神经有可能以和常规不同的位置和形状存在,因此这种情况需要到有经验的耳蜗植入中心进一步评估和确诊。

146. 内耳道狭窄者植入人工耳蜗有效吗？

内耳道狭窄的患者需要评估蜗神经的发育情况，MRI 如果提示蜗神经发育不良或未发育，则人工耳蜗植入预后可能不佳。同时，OAE 和 ABR 的评估也十分重要，如果 OAE 引出，ABR 未引出，需仔细评估是否为听神经谱系障碍。临床上内耳道狭窄的患者行人工耳蜗植入多数能够获得助听增益，但总体要比内耳结构正常患者群体的效果差。所以，内耳道狭窄的患者是否行耳蜗植入需要详尽的评估和咨询，家长选择耳蜗植入前也要充分了解风险。

147. 不对称性听力损失需要治疗吗？

为保证生活质量，建议治疗。不对称性听力损失患者主要表现为声音定位困难和背景噪声中言语清晰度下降，对于不对称性听力损失患者，其治疗目的主要是为了解决声音定位差及噪声环境下言语清晰度下降造成的交谈困难。对不对称性听力损失的治疗，国际趋势也是越来越积极。

148. 耳聋治疗费用如何？

以自费患者在解放军总医院第一医学中心门诊就诊及住院为例。

（1）听力学及影像学检查费用：约 2 000 元。

（2）助听器费用：每只 3 000~30 000 元不等，各品牌低中高档各不相同。

（3）人工耳蜗：国产耳蜗每只约 7.8 万~13 万元，进口耳蜗每只约 10 万~28 万元。

（4）住院手术费用：1.2 万~1.5 万元左右。

（5）术后 2 年语言训练费用：3 万~10 万元不等，各地各单位各培训中心不同。

中央、各地政府、残联、慈善组织经常会有相关项目用于资助听力损失人群的人工耳蜗植入，建议到各地残联或者医院了解相关信息。

149. 配戴助听器/植入人工耳蜗者听到的效果跟真实的声音相差多少？影响学外语吗？

助听器是将声音放大传导至内耳，而人工耳蜗是直接将声信号转化为电信号刺激螺旋神经节。配戴助听器者听到的声音相较于植入人工耳蜗者更接近真实的声音，但是在重度-极重度感音神经性听力损失患者中助听器放大的声音无法被损伤的内耳感受，故配戴助听器后听力补偿效果差。人工耳蜗可以在重度-极重度感音神经性听力损失患者中建立起一个新的听觉通路,能够解决听不到听不清的问题。虽然人工耳蜗在音调、音色上与自然声音存在一定的区别,且无法覆盖所有频率的声音,但是经过适应和听觉言语康复后,大多数人工耳蜗植入者能够很好地聆听和交流,可以满足日常生活工作的语言交流需求。因此,无论助听器还是人工耳蜗,经过适应训练后一般不影响学外语。

150. 不想让别人知道自己戴了人工耳蜗,有没有不带外部装置的人工耳蜗?

目前临床上没有不带体外机的人工耳蜗。人工耳蜗体外机需要日常维护和更换电池,全植入式人工耳蜗麦克风采集信号的效果会受到放置位置和皮瓣厚度等因素的影响,目前尚未在临床应用。

151. 单侧人工耳蜗植入和双侧人工耳蜗植入的效果差别大吗?

双侧人工耳蜗植入与单侧植入相比较,患者听到的声音响度会提升,声源定位效果更好,在噪声环境下言语识别能力更强。同时,双侧同时植入可以使听觉中枢更好地对双侧声信号协同处理。简言之,双侧人工耳蜗植入的患者可以听得更清晰、更轻松。

152. 什么情况下可以应用单侧人工耳蜗植入+对侧配戴助听器的双模式助听干预?

听力损失者一侧植入人工耳蜗,另一侧配戴助听器,这种双侧同时配戴不同听力辅助设备的方式被称为双模式助听干预。这种模式是特别针对单侧人工耳蜗术后用户而言的,在现在双侧人工耳蜗尚未大规模普及的情况下,双模式几乎是最好的选择。

助听器与人工耳蜗是两种机制完全不同的人工助听装置。有研究发现,助听器与人工耳蜗联合使用时,中枢在处理电信号过程中并不拮抗,而且能得到更好的助听效果。客观电生理检查显示双模式听觉相关电位反映了对声刺激的注意、认知、识别、判断、记忆等认知过程中大脑的内因性电位,提示双模式明显提高了大脑对声音的处理能力。Dooley 在 1993 年首先报道了电与声联合刺激双模式在双侧重度听力损失患者中的应用。Qian 等对 6 例 7~18 岁语前聋患者进行了人工耳蜗+助听器联合使用与单独使用人工耳蜗的效果比较。结果显示双模式在啭音测试各频率听阈低,词汇识别好,感觉舒适,方向性立体感强,交流更佳。

对于重度和极重度听力损失患儿来说,人工耳蜗植入术后,越早进行助听器与人工耳蜗双模式干预,这个孩子的大脑皮层发育会越好、整合两侧听觉信号的能力越强。与之相反,如果时间间隔很长,比如,人工耳蜗植入10年后再去配助听器,孩子会抗拒,此时的受益度就可能比较低。因此,我国最新的儿童听力干预指南中明确指出,人工耳蜗选择听力较差耳植入,听力较好耳尽早、持续进行助听干预。

患儿使用双模式时,助听器和人工耳蜗的相关参数要匹配,频率要匹配,响度要匹配,甚至包括时域上也要进行匹配。因为人工耳蜗是电刺激,助听器是声刺激,一边是电刺激的动态范围,一边是声刺激的动态范围,两侧动态范围会不一样。两种助听方式不匹配的情况下,出现两边听到的声音不一样,这个时候就会出现复听现象(双耳听到未整合的两个声音,反而导致言语识别能力下降)或者双耳响度不均衡,反而会导致言语识别率降低。如果想要把这些优势发挥出来,一定要找有能力进行人工耳蜗和助听器联调、联合评估的单位,使用 EABR、真耳分析、行为测听、CAEP 以及听觉功能评估的方式来确保双模式干预的优质效果,带来高效康复。

153. 骨桥、BAHA、振动声桥分别适用于什么情况?

骨桥(bone bridge,BB)构造及工作原理见本书第57问。适用于各种原因所致的:①传导性听力损失;②混合性听力损失,且语频段骨导阈值在45dB以内的患者,因声音传导无需通过外耳道,同样适用于先天性中外耳畸形患者,尤其是在单纯手术效果不理想者;③单侧重度感音神经性听力损失不具备人工耳蜗植入条件而对侧听力正常者,可克服头影效应、改善声源定位能力。

骨锚式助听器(bone anchored hearing aid,BAHA)构造及工作原理见本书第57问。其适用范围主要包括:①传导性/混合性听力损失:慢性化脓性中耳炎术后听力改善效果不佳者、严重外中耳畸形或不愿接受外中耳重建术患者、耳硬化症患者,以及其他可以造成传导性/混合性听力损失的疾病,如听骨链中断/固定、手术造成的外耳道闭锁者,及不宜配戴气导或传统骨导助听器者;②单侧重度感音神经性听力损失患者。

振动声桥(vibrant sound bridge,VSB)构造及工作原理见本书第57问。振动声桥的适应证主要包括:①诊断为中度到重度感音神经性听力损失的患者,对传统助听器效果不满意或不愿配戴助听器;②传导性听力损失:中耳炎、胆脂瘤术后,小耳畸形、外耳道闭锁患者,鼓室硬化多次听力重建手术失败的患者或耳硬化症患者,包括人工镫骨植入效果不佳、唯一听力耳的耳硬化症;③混合性听力损失:听力学检查在 0.5、1、2 及 4kHz 平均听阈<80dB HL,气骨导差≤10dB 者,部分学者认为气骨导差可达≤15dB,言语识别率>50%以上的患者可考虑振动声桥植入。

154. 成年人、老年人做人工耳蜗手术的效果如何?

成年人或老年人行人工耳蜗植入的效果需要分情况讨论。

对于语前聋,人工耳蜗工作指南中建议 6 岁以上的儿童或青少年做人工耳蜗植入手术需要有一定的听力言语基础,或者自幼有助听器配戴史和听觉言语康复训练史。对于语后聋,年龄并不是成人人工耳蜗植入手术的禁忌证,高龄同样可以获得良好效果。年龄大于 70 岁的人工耳蜗植入患者术后 2 年的单音节和句子(安静、噪声环境)的识别能力,与植入年龄为 18~69 岁患者的听觉言语能力改善相似。由于大脑功能的减退,部分老年患者人工耳蜗植入术后在短期内不能很好地适应人工耳蜗,短期获益比年轻患者慢,但这种差异通常在 2 年内消失。双耳重度听力损失发病时间及发生先后顺序、手术耳耳聋时长、术前听力状况带来的听觉剥夺效应对术后康复效果没有明显影响。研究表明,人工耳蜗植入后康复时间是影响康复进展的主要因素,使用时间较长者效果较好。术前长期使用唇读对话交流方式,术后结合语音可以改善言语识别率,特别是在噪声环境下。因而唇读交流被认为对康复效果具有促进作用。

155. 耳聋孩子颅脑 MRI 检查发现脑白质问题,能做人工耳蜗植入吗?

脑白质病变又称脑白质营养不良,是一组主要累及中枢神经系统白质的病变,其特点为中枢白质的髓鞘发育异常或弥漫性损害。

研究表明,脑白质影像学异常并不代表耳蜗植入效果不好,大部分患者康复效果良好,重要的是鉴别真正的脑白质病和局限的脑白质影像学异常。术前的头颅 MRI 检查可显示白质病变的大小、范围、形态和部位等。对于颅脑 MRI 发现有脑白质病变的病例,需进行智力、神经系统体征评估并复查 MRI。如果智力、运动发育无倒退,除听力、言语外其他系统功能基本正常,神经系统检查无阳性锥体束征或者体征无变化,MRI 脑白质病变区无高信号(DWI 像),超过 6 个月以上的动态观察病变无扩大,可考虑人工耳蜗植入,但需与患儿家属沟通病情,使其建立合理的期望值。

156. 什么样的耳蜗畸形不能做人工耳蜗植入手术？

严重的内耳畸形，如迷路缺如（Michel 畸形）、初期听泡、耳蜗未发育及蜗神经未发育或中断，为人工耳蜗植入的禁忌证。而其他耳蜗畸形可实施人工耳蜗植入，但术前须经经验丰富的听觉植入中心的全面评估后才能进行。

157. 耳蜗畸形做人工耳蜗效果怎样呢？

耳蜗畸形分多种类型，需要区别对待。其中大前庭水管患者人工耳蜗植入效果好，共同腔、耳蜗发育不良和不完全分隔畸形患者绝大部分植入效果良好。文献报道，不完全分隔Ⅰ型（IP-Ⅰ）人工耳蜗植入效果与正常结构耳蜗相似，不完全分隔Ⅲ型（IP-Ⅲ）植入效果一般较好。而共同腔畸形患者效果相对正常耳蜗患者较差，但多数患者人工耳蜗植入能获得益处，部分患者甚至效果理想。

158. 药物治疗遗传性听力损失有效吗？

近年来，随着人们对听力损失致病分子机制的深入研究，有关遗传性听力损失的药物治疗成为听觉科学研究的热点。但目前还未找到有效药物。

159. 确诊为 SLC26A4 复合杂合突变引起的遗传性听力损失，如何保护听力，避免其继续下降？

避免头部外伤。不宜参加竞技性体育运动，或用力吹奏乐器、举重、潜水、用力擤鼻涕等，并应防止情绪的过分激动。远离噪声，预防感冒，禁用耳毒性药物。一旦发现听力下降尽快就医及时治疗。

（蒋刘　高搏　高松）

第七节　耳聋预防干预相关问题解答

160. 产前诊断与胚胎植入前遗传学诊断的区别?

产前诊断(prenatal diagnosis)是指在出生前对胚胎或胎儿的发育状态、是否患有疾病等方面进行检测诊断,从而掌握先机,对可治性疾病,选择适当时机进行宫内治疗;对于不可治疗性疾病,能够做到自愿知情选择。胚胎植入前遗传学诊断(preimplantation genetic diagnosis,PGD)是指在人工辅助生殖的过程中,对人工体外受精第 3 日的卵裂球取 1~2 个细胞或第 5、第 6 日的囊胚取3~10 个外滋养层细胞,进行活检和遗传学分析,从而获得健康的下一代的过程。产前诊断与胚胎植入前遗传学诊断的区别主要是诊断时期的不同,"产前"是指胎儿出生之前,而"植入前"是指受精卵分裂的卵裂球和囊胚种植入子宫内膜之前,后者是更早期、更前瞻性的优生优育诊断。

161. 什么情况下才能做耳聋产前诊断?

耳聋产前诊断是利用耳聋基因诊断技术,明确父母所携带的致聋基因以及后代患病风险,在胎儿出生之前,根据不同妊娠期实施相应胎儿组织取材,了解胎儿耳聋基因的情况,从而做出是否为遗传性听力损失的诊断。耳聋产前诊断只能在遗传学病因明确的耳聋家庭中实施,即实施前必须要明确父母的基因型及后代患病风险,有先证者的家庭,要明确先证者与父母基因型以及三者基因型间的对应关系,排除非亲生关系的情况下才可实施。

162. 什么情况下可以做胚胎植入前遗传学诊断?

遗传性听力损失绝大多数属于遗传异质性很强的单基因疾病,符合胚胎植入前遗传学诊断的临床应用指征。胚胎植入前遗传学诊断适用于:①夫妻双方在相同基因均为致病突变携带者;②夫妻一方是某一耳聋基因突变携带者,另一方为该基因突变致聋的患者;③夫妻一方携带显性遗传基因致病突变的家庭。上述夫妻双方身体健康,无不能生育的全身系统性疾病,无不适合进行辅助生殖治疗的生殖系统疾病且对人工辅助生殖过程有合理的预期,可进入 PGD 流程。

目前,对于明确诊断的 *GJB2* 或 *SLC26A4* 基因突变携带家庭可以直接进入 PGD 流程。夫妇双方一方为携带者,另一方为患者的也可进入 PGD 流程。夫妇双方为相同隐性遗传基因致聋的不能进行 PGD。对于经由二代测序发现的罕见耳聋基因突变携带者,需由遗传学专家进行系统严格的突变致病性评估,方可进行 PGD。

163. 产前诊断取胎儿遗传物质检测的时机?

根据解放军总医院第一医学中心临床实际开展情况,常规耳聋产前诊断主要采取微创性方法,即超声引导下羊绒毛取样(约妊娠 12~13 周);超声引导下羊膜腔穿刺羊水取样(约妊娠 18~24 周);超声引导下行脐带穿刺脐带血取样(约妊娠 24~26 周)。

164. 不同年龄段的孕妇产前诊断取材的最佳时机?

对于耳聋产前诊断而言,小于 35 岁且没有其他可疑染色体疾病遗传可能的孕妇尽可能在孕早期进行(绒毛活检)。原因在于早期得到诊断结果,早期进行生育选择,避免痛苦较大的中后期引产。大于 35 岁的孕妇或有其他可疑染色体疾病遗传可能的孕妇,产前诊断除了耳聋基因检测外,还包括染色体核型分析,因此产前诊断所需取材量较多,为降低取材的风险,孕妇通常被建议在相对最安全的孕中期实施产前诊断取材(羊水穿刺)。由于胎儿脐静脉穿刺相比绒毛活检及羊水穿刺相关并发症和流产率均高,仅适用于作为产前诊断的补救措施或某些特殊疾病的诊断手段。为避免因妊娠晚期(妊娠 7 个月以后)引产出活体婴儿,出现法律和伦理方面的问题,结合产前诊断出结果的周期,在解放军总医院第一医学中心聋病分子诊断中心,一般孕周 25 周以后的孕妇将不被接受进行产前诊断。因此,已有耳聋先证者的家庭,母亲最好在耳聋遗传风险以及致聋基因型确定之后再怀孕,以免错过最佳产前检查时机。

165. 产前诊断前孕妇要做哪些准备?

首先,孕妇要做好充分的心理准备,精神要放松,避免过于紧张。其次,在做这项检查之前,需要提前一周到医院行血液检查,包括:血常规、血型、凝血功能、血生化和血清学四项、心电图和超声检查。最后,检查前 1 周内不能有感冒、发热、皮肤感染等异常。检查前 3 天禁止同房,检查前 1 天沐浴,检查前

10 分钟要排尽小便。

166. 产前诊断的流程?

耳聋产前诊断的程序主要包括:门诊就医,抽取患者外周血提取 DNA,进行耳聋基因检测。当耳聋基因诊断明确患者是遗传性听力损失后,进一步确定其父母的基因型,并进行相应的耳聋遗传咨询。当夫妻决定接受产前诊断时,签署知情同意书。在妻子怀孕后,根据妊娠期的不同阶段,采取相应的胎儿组织,进行 DNA 提取,对胎儿进行耳聋相关基因的检测与诊断,将诊断结果和遗传信息详细告知孕妇及其配偶,遗传咨询后由夫妻自己做出相应的选择与决定。

167. 产前诊断的风险?

产前诊断风险主要指取材的风险,绒毛、羊水和脐血三种取材均有流产、感染、阴道出血、羊水溢出或子宫持续性收缩等风险,风险在 0.1%～3% 之间。此外,绒毛取材损伤胎儿肢体的风险较其他取材方式要高,并可能会带来不确定的发育不良。三种取材方式中,羊水相对风险最低,也是临床上采用最多的取材方式。

168. 产前诊断的内容和范围?

耳聋产前诊断的对象包括所有分子病因明确的遗传性听力损失家庭与遗传风险明确的耳聋高危家庭。目前,临床上主要针对:①听力损失儿童被确诊为 GJB2 或 SLC26A4 耳聋(即找到双等位基因致聋突变),且其父母的基因型经测序验证与听力损失儿童相符者;②夫妇两人为同一隐性遗传基因的致病突变的携带者。

169. 耳聋能做无创产前诊断吗?

目前临床开展的无创产前检测技术主要针对 21、18、13 三对染色体的非整倍体,即数目异常进行检测,对耳聋这种单基因疾病的无创产前检测和诊断还未开展,但是单基因病的无创产前诊断是近几年的研究热点,值得期待。

170. 无创产前诊断应该在什么时间做最好? 需要孕妇做什么准备?

目前,无创产前检测的适宜检测孕周是 12～24 周,因为在孕周低于 12 周时进行检测,会因外周血中胎儿 DNA 浓度过低而达不到检测要求。考虑到伦理问题,一般不接受孕周大于 24 周的孕妇,孕周超过 24 周的孕妇可以咨询产前诊断专家,由专家针对孕妇具体情况分析后再决定是否需要进行该项目检测。检测前,孕妇不需要空腹与特殊作息,饮食、感冒、日常用药等情况均不会影响检测结果。

171. 无创产前诊断准确吗?

目前临床开展的针对 21、18、13 三对染色体的无创产前检测,准确率是 99%以上。

172. 做了无创产前诊断是否还需要抽羊水或者脐带血再次检测?

目前临床开展的针对 21、18、13 三对染色体的无创产前检测,如果结果显示低风险,则不需要产前诊断,如果希望了解其他染色体情况或若后续孕期检查遇到其他问题,请遵循医生建议,有可能需要产前诊断;如果结果显示高风险,由于该结果还不能作为临床终止妊娠依据,因此需要行产前诊断进行确诊。

173. 胚胎植入前遗传学诊断前夫妻双方要做哪些准备?

在胚胎植入前遗传学诊断实施前,夫妻双方需进行明确的基因诊断,并且进行遗传咨询。女方在进入流程之前需进行妇科内分泌检查、子宫及附件 B超、心电图、尿常规、血常规、血型、肝肾功能、感染四项(乙肝、丙肝、梅毒、HIV筛查)、凝血功能、外周血染色体核型、常规妇科检查、阴道分泌物检查(支原体、衣原体、淋球菌)、宫颈刮片细胞学检查。男方需查感染四项、血型、精液常规及精子形态学检查、精液支原体、衣原体、淋球菌检查。另外由于胚胎植入前遗传学诊断流程时间较长,需经过促排、取卵、植入等药物和手术干预,需参与家庭在时间和心理上有充分的准备。

174. 胚胎植入前遗传学诊断的流程是什么?

进入胚胎植入前遗传学诊断流程的家庭首先应到耳聋基因诊断中心进行基因诊断和遗传咨询,明确导致耳聋的基因突变位点,并进行家系验证。此步骤需抽取父母双方及先证者的外周血。如果需诊断的基因为除 *GJB2* 和 *SLC26A4* 外的其他基因,需同时取口腔黏膜细胞进行单细胞验证。待家系验证结果回报后转至生殖中心进行建档。生殖中心核查夫妻双方常规检查结果建档并签署知情同意书之后,根据女方年龄、卵巢功能等状况选择合适的超促排卵方案。待卵泡成熟后进行取卵、取精。经体外受精后在胚胎体外培养的第5~6天取胚胎活检,送至聋病分子诊断中心进行基因诊断。约需1个月收到基因诊断结果,确定可植入胚胎。待女方有1~2次正常月经后,于月经第二天至生殖中心进行评估,取合适的胚胎进行植入。植入后2周左右抽血查血HCG,8周进行B超检查,18~20周抽羊水进行产前诊断复核。新生儿出生当天取脐带血进行基因复核,出生48小时进行新生儿听力筛查。具体流程如图所示。

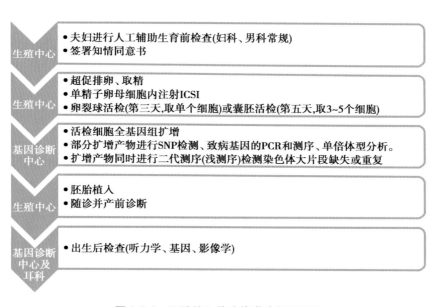

图 1-7-1　胚胎植入前遗传学诊断流程图

175. 胚胎植入前遗传学诊断中胚胎检测的内容和范围?

目前的PGD技术在进行耳聋基因诊断的同时可以利用全基因组二代测序的方法进行染色体非整倍体和拷贝数变异(copy number variations,CNVs)的检测,能够识别染色体微小片段异常。不但能够检出和避免唐氏综合征等常见染色体异常导致的出生缺陷,还可筛选出复杂染色体片段缺失、重复的胚胎,对避免因染色体异常导致的植入后流产和胎停育有重要意义,能提高植入成活率。

176. 胚胎植入前遗传学诊断的风险？

胚胎植入前遗传学诊断同其他辅助生殖技术一样,涉及由超促排卵引起的风险,包括卵巢过度刺激和卵巢反应不良。卵巢过度刺激严重者可有恶心、腹痛、腹腔积液、胸腔积液、血液浓缩、少尿等状况发生,个别极严重者可有血栓形成、肝肾功能损害,甚至危及生命。一旦发生,需要住院对症治疗甚至取消胚胎移植。妊娠合并重度卵巢过度刺激,如保守治疗无效,必要时需要终止妊娠。卵巢反应不良可导致不能成功获得卵子,以致不得不终止胚胎植入前遗传学诊断流程。另外,由于取卵和移植手术为有创操作,可能有麻醉相关风险,邻近脏器(包括肠道、膀胱)损伤或血管损伤,继发盆腔感染、子宫损伤等风险。

在基因检测过程中,由于胚胎活检来源细胞数量极少(1~3 个),DNA 含量极低,在检测过程中可能导致由于等位基因脱扣引起的误诊。在我国人群中,有 40% 的听力损失由环境、病毒感染、药物等因素引起,本检测仅能检测胎儿耳聋基因型的状态,不能排除因环境、病毒感染、药物等因素引起的听力损失及其他出生缺陷(例如先天性心脏病、肢体发育异常、小耳畸形等)。同时,受患者夫妻年龄、卵巢功能、精子质量等因素影响,胚胎质量差异巨大,可能出现植入失败需多次进行超促排卵及胚胎培育,相应费用会增加。接受 PGD 的女性在孕中期必须进行产前诊断,产前诊断为有创伤检查,可能导致流产、宫内感染、胎死宫内等严重并发症。

177. 病因明确的遗传性听力损失家庭什么情况下不再做产前诊断？

明确为与氨基糖苷类药物使用密切相关的线粒体突变听力损失家庭,由于遵循母系遗传方式,其后代基因型可以确定,不需产前诊断。此外,针对一些导致耳聋表型较轻微的突变也不建议产前诊断。

178. 产前诊断费用如何？

耳聋产前诊断费用包括:产前诊断取材相关的血液检查、心电图和超声检查,约 2 000 元;胎儿组织的 DNA 提取及检测,1 500 元。如果还同时行染色体核型分析,共计约 6 000 元。

179. 胚胎植入前遗传学诊断费用如何？

胚胎植入前遗传学诊断受患者年龄、卵巢功能、待检胚胎数量等因素影响,费用差异很大。目前一个周期的费用在 4 万到 8 万之间。如果一个周期不能获得成功妊娠,需要进行第二个周期,费用会相应增加。

180. 胚胎植入前遗传学诊断能选择胎儿性别吗?

根据国家法律规定,胚胎植入前遗传学诊断不可以进行胎儿性别选择。

181. 胚胎植入前遗传学诊断可以同时植入两个胚胎吗?

与常规的试管婴儿不同,经过胚胎植入前遗传学诊断的胚胎在植入后受孕率能够达 50% 左右,多个胚胎植入后多胎妊娠的可能性非常大。多胎妊娠存在很大的风险,可能使流产、早产、胎盘早剥、产后出血等并发症的发生率显著提高,并且妊娠期糖尿病、先兆子痫等患病风险也大大提高。因此,我们推荐单胚胎植入。

182. 胚胎植入前遗传学诊断从开始准备到怀孕要多久?

目前从生殖中心建档开始,最快需要 3 个月完成整个流程。如果出现超促排卵失败、无成活胚胎或者经基因诊断后无可植入胚胎等情况,则需要更长时间。

183. 做了胚胎植入前遗传学诊断,一定可以生听力正常的孩子吗?

不能 100% 保证生育听力完全正常的孩子。这是因为,耳聋胚胎植入前遗传学诊断仅能检测胚胎的耳聋基因型,无法预测因环境、病毒感染、药物等因素引起的耳聋及其他出生缺陷。胚胎在植入后的发育过程中受遗传以外的其他因素影响也有可能发生耳聋,因此 PGD 实施前要向夫妻双方讲明这一小概率事件发生的可能性。

184. 做了胚胎植入前遗传学诊断,孕中期还需要做产前诊断吗?

需要。目前产前诊断是判断胎儿基因型的金标准。因此,会对进行 PGD 的孕妇在孕中期进行产前诊断,复核胎儿基因型,确保生出正常听力新生儿。但随着 PGD 技术的发展和临床实施病例的积累,其准确性得到更广泛的临床验证,将来有可能取消产前诊断验证环节,或者由无创产前诊断代替。

185. 第一胎确诊为遗传性听力损失,二胎产前诊断前或胚胎植入前遗传学诊断前为什么父母还需要行基因诊断?

二胎产前诊断前,父母需要进行基因诊断。因为必须要明确先证者与父母基因型以及三者基因型间的对应关系,排除非亲生关系或新生突变的情况下,才可实施。这一过程也可能会发现微小概率的一胎耳聋基因诊断错误。胚胎植入前遗传学诊断实施前,也需对受试家系成员抽取外周血或取口腔脱落上皮细胞进行家系验证,其目的不仅仅在于验证遗传诊断,同时要进行家系的连锁分析,这是 PGD 检测流程中不可缺少的一步。

186. 女方携带线粒体耳聋突变,怀孕后是否要进行产前诊断或胚胎植入前遗传学诊断?

线粒体聋遵循母系遗传模式。母亲携带线粒体耳聋敏感突变,其后代可确定同为线粒体耳聋敏感突变携带者,后代出生后做好用药指导即可,不需进行产前诊断及胚胎植入前遗传学诊断。

187. 男方携带线粒体耳聋突变,妻子怀孕后是否要进行产前诊断?

由于线粒体耳聋遵循母系遗传模式,男方携带线粒体耳聋敏感突变,其后代没有遗传父亲突变的风险,因此不需进行产前诊断。

188. 基因检测报告提示某突变致病性不明确,这种情况能做产前诊断吗?

不能。产前诊断必须是在变异致病性明确的基础上实施,对于新生突变或罕见突变,要在临床证据充分、数据库及文献信息支持的情况下,在与患者家庭充分知情同意的基础上,才考虑实施产前诊断。

189. 夫妻双方是 GJB2/SLC26A4 基因携带者,现在女方怀孕 6 周,能不能通过孕妇外周血测胎儿耳聋基因?

暂时不能,因为耳聋无创产前诊断技术仍处于研究阶段。夫妻双方是 GJB2 或 SLC26A4 基因突变携带者,仍是要进行常规的产前诊断。

190. 第一胎新生突变致聋,第二胎还要产前诊断吗?

所发现的新生突变能够明确解释听力异常的表型,即基因型表型具有明确关联的情况下要做产前诊断。考虑到生殖细胞嵌合存在的可能性,该家庭再发风险有一定的随机性。

191. 第一个孩子耳聋,没有查过耳聋基因,现在怀孕,能否产前诊断查出胎儿是否耳聋?

不能,如前所述,耳聋产前诊断前必须要明确先证者的分子病因、其父母的基因型以及三者基因型间的对应关系,排除非亲生关系或新生突变的情况下才可实施。

192. 什么样的大前庭水管综合征患者不能进行产前诊断或胚胎植入前遗传学诊断预防下一代发生耳聋?

通过耳聋基因检测,只找到一个致病突变或一个致病突变都没有找到的大前庭水管综合征家庭,不能进行产前诊断。

193. 以外院或第三方检测机构报告为依据进行耳聋产前诊断或胚胎植入前遗传学诊断是否合适?

考虑到存在检测误差的可能,不建议以外院或第三方检测机构报告为直接依据。在进行产前诊断或胚胎植入前遗传学诊断之前,建议在产前诊断中心或生殖中心验证结果的准确性。

（韩明昱　毕青玲　李北成）

第八节　耳聋遗传咨询相关问题解答

194. 听力正常的父母为什么会生耳聋孩子？

耳聋病因复杂多样,据估计,40%由环境因素引起,60%由遗传因素导致。

（1）环境因素

1）妊娠期间父母一方若患有性病,如淋病、梅毒等,可诱发孩子先天性听力损失。

2）母亲在妊娠 3 个月内患有风疹、弓形虫感染等,病毒可经胎盘而对胎儿构成威胁,引起内耳发育畸形,导致耳聋。

3）孕期母亲使用了如庆大霉素、奎宁等耳毒性药物,药物可通过胎盘进入胎儿的体内,导致胎儿第Ⅷ脑神经中毒而造成听力损失。

4）母亲在孕期接受过深度麻醉的,也会造成胎儿听力损害。

5）分娩过程使用产钳等造成的颅脑损伤、难产导致的严重窒息、新生儿核黄疸、母婴血型 Rh 因子不合或 ABO 溶血、早产低体重儿、胎儿期病毒或其他非细菌感染,都可引起听力损害。

（2）遗传性听力损失根据遗传方式及耳聋表型不同,又可分为综合征型听力损失及非综合征型听力损失两大类,在非综合征型听力损失中又可分为常染色体显性遗传性听力损失、常染色体隐性遗传性听力损失、线粒体突变相关听力损失（常见为药物性听力损失）、X 连锁遗传性听力损失和 Y 连锁遗传性听力损失。如果为常染色体基因突变导致的耳聋,根据孟德尔遗传定律,父母双方的一半遗传物质传递给子女,当父母双方均为同一常染色体隐性遗传性听力损失致病基因突变的携带者时（如 *SLC26A4* 基因）,即便父母的听力正常,其儿女耳聋患病风险为 25%。

195. 为什么有些耳聋孩子经基因检测后发现他/她携带的突变并非来源于父亲或母亲？

对携带耳聋基因突变的耳聋个体而言,基因突变大部分由其父母遗传而来,即遗传性突变（hereditary mutation）,也有小部分是自发突变,被称为新生突变

（de novo mutation）。新生突变可以发生在人一生中的任何时间点（从受精卵开始）和体细胞或生殖细胞周期的任何时期，来源于 DNA 复制时自发碱基错配，也可能来源于诱变剂的作用。根据发生的时间点不同，其子代携带的方式不同。一种情况是，如果新生突变发生在生殖细胞（精子或卵细胞）中，其后代可能为遗传性突变携带者，而父母体细胞中完全不存在此突变。如果生殖细胞突变发生在配子发生的早期阶段，通过减数分裂，多数精子或卵细胞都有携带这个突变基因（突变型），而不携带这个突变基因的配子（野生型）数目相比就占少数，这种情况下，突变基因遗传给后代的可能性就会大大增加；而如果生殖细胞突变发生在配子发生的较晚阶段，携带突变基因的配子数目相比就只占少数，甚至可能只影响单个配子细胞，突变基因遗传给后代的可能性就会降低，其结局就与突变发生在早期截然不同。这种仅部分生殖细胞携带突变基因，从而影响子代基因型和临床表型的情况，被形象地称为"生殖细胞嵌合"。

另一种情况中，父母体细胞和生殖细胞均正常，卵子和精子细胞结合形成受精卵后，受精卵发生了基因突变，当受精卵开始分裂时，生长发育中的胚胎每一个细胞都会携带此突变，从而影响子代基因型和临床表型。

因此，新生突变的发生可以解释为何某些基因突变在子女体细胞中检测到且致病，但其生物学父母亲并不携带，也没有家族病史。

196. 孩子出生时听力正常，就不会有遗传性听力损失吗？

遗传性听力损失临床表型具有明显的异质性，根据听力下降的时间不同，可以分为出生时即发生的先天性听力损失和出生后波动性下降或持续性听力下降的迟发性听力损失两种。例如，*SLC26A4* 基因突变导致的前庭水管扩大综合征，为非综合征型常染色体隐性遗传性听力损失，出生时听力可能正常或只有轻度听力下降，但生长过程中受到外界刺激（如头部碰撞、感冒等）可发生突然听力下降；同时，携带有线粒体基因 m. 1555A>G 或 m. 1494C>T 突变个体，出生时可表现为听力正常，一旦注射氨基糖苷类药物（如链霉素、庆大霉素）会导致耳聋的发生；还有一些迟发性耳聋的家系，患者听力下降发生在人生的不同时间段。因此，孩子出生时听力正常，并不能完全排除遗传性听力损失的患病可能。

197. 基因检测阴性就不是遗传性听力损失，对吗？

遗传性听力损失具有明确的遗传异质性。据估计，可导致耳聋的致病基因超过 400 种,目前已经明确的非综合征型耳聋致病基因也达 120 种,还有很多耳聋致病基因尚未被发现。目前,临床上进行的耳聋基因检测包括全基因组检测、全外显子组检测、已知耳聋基因二代测序、常见耳聋基因一代测序、耳聋基因芯片检测等。经过全面的耳聋基因检测,结果阴性的患者,可能原因有以下两种:①患者不是遗传性听力损失,其耳聋由环境或未知因素导致;②患者是遗传性听力损失,但是由目前未知的耳聋基因突变导致耳聋,以后随着科学的发展和耳聋致病新基因的进一步发现,有望明确其致病基因及发病机制。

198. 聋哑夫妻想生听力正常的孩子,需要如何做?

我国听力损失者群体巨大,同证婚配即"聋-聋"婚配在这一特殊群体中普遍存在。虽然听力损失者倾向与同为耳聋者婚配,但是大多数有听力损失的夫妇希望能生育听力正常的孩子,因此后代的听力状况往往是最受关注的问题之一。

在临床工作中,想生听力正常孩子的聋哑夫妇主要分为以下三种类型:①首次生育前咨询后代遗传风险;②已生育耳聋后代,咨询耳聋病因以及再生育风险;③已生育正常听力后代,咨询后代生育听力损失儿童的风险。无论哪种类型的聋哑夫妇,在本次生育备孕前,夫妻双方需要进行准确的耳聋基因检测及耳聋遗传咨询,明确夫妻双方的耳聋基因型,评估生育听力损失儿童的风险,根据风险的比例情况,给予正确婚育指导,从而避免耳聋的发生。

199. 两名听力损失者结婚能生育听力正常的下一代吗?

据统计,我国患有听力损失的夫妇生育耳聋后代的总体概率为 10%,比整体人群听力损失儿童出生率(1~3/1 000)高近百倍,是需要重点预防及干预的耳聋遗传高风险人群。在此类人群中,通过基因检测如果可以明确耳聋夫妇发生听力损失的分子病因,结合专业的遗传咨询,可以明确后代发生耳聋的风险,通过产前诊断或胚胎植入前遗传学诊断,耳聋夫妇可以生育听力正常子女,以避免后代耳聋发生,有效提高我国人口素质。

200. 什么情况下听力损失者婚配生育的孩子还是听力损失者?

在听力损失者同证婚配中,听力损失者夫妇需要进行耳聋基因检测,根据有听力损失的夫妇双方的致聋基因及遗传方式不同,后代发生耳聋的概率也不同。当有听力损失的夫妇双方均由常染色体隐性遗传致聋基因突变致聋,同时两者的致病基因相同时,生育听力损失儿童的风险为100%。这种情况下,听力损失者婚配生育的孩子将还是听力损失者。

201. 什么情况下听力损失者婚配能生育听力正常的孩子?

当有听力损失的夫妇双方为常染色体隐性遗传性听力损失,但致病基因不同,其子女的与正常听力夫妇生育的后代的耳聋发生概率一致,但均为耳聋突变基因携带者;当有听力损失的夫妇一方确诊为隐性遗传性听力损失,另一方除外遗传因素致聋,但恰好在与其配偶相同的耳聋基因上携带致病突变,则有50%可能性生育听力正常的孩子;当有听力损失的夫妇一方确诊为显性遗传性听力损失,另一方除外遗传因素致聋,则有50%可能性生育听力正常的孩子;当有听力损失的夫妇一方为常染色体隐性遗传性听力损失,另一方为常染色体显性遗传性听力损失,致病基因不同(此处需要注意,少数基因同时导致显性遗传性听力损失和隐性遗传性听力损失,比如 *GJB2* 基因)时,其子女听力正常的概率与正常听力夫妇生育后代的耳聋发生概率一致,一般为50%。

202. 相同基因的突变携带者结婚生育听力损失孩子的风险有多大?

耳聋基因携带者是指听力正常、携带一个或多个耳聋致病基因突变的个体,通常用以描述常染色体隐性遗传性听力损失。当夫妻双方均为耳聋基因突变携带者,且携带同一基因上的突变时,其生育的后代发生听力损失的概率为25%。

203. 不同基因的突变携带者结婚生育听力损失孩子的风险有多大?

如上所述,当夫妻双方均为耳聋基因突变携带者,且携带的突变基因不相同时,其生育后代发生听力损失的概率与正常人群发生听力损失的概率一致。

204. 女性遗传性药物性听力损失患者的后代携带致聋突变的概率有多大?

遗传性药物性听力损失绝大部分是由线粒体基因 m.1555A>G 或 m.1494C>T 突变导致,线粒体突变具有母系遗传的特点,即母亲的线粒体遗传物质传递给所有子代,子代中女性成员再向其后代传递,因此,女性遗传性药物性听力损失患者若携带的是 m.1555A>G 或 m.1494C>T 均质突变,其后代携带致聋突变的概率为 100%。

205. 男性遗传性药物性听力损失患者的后代携带致聋突变的概率有多大？

线粒体遗传特点决定男性遗传性药物性听力损失患者的后代携带致聋突变的概率理论上为 0。

206. 携带线粒体药物性听力损失突变就会发生耳聋吗？

耳聋由遗传因素（60%）或者环境因素（40%）致病，在遗传致聋因素中，线粒体 DNA 突变与药物性听力损失及非综合征型听力损失的发病密切相关。自 1993 年起，国内外多项研究表明：线粒体基因 m.1555A>G 或 m.1494C>T 突变为母系遗传药物性听力损失发生的分子基础，氨基糖苷类抗生素是其致聋的主要诱因。同时，线粒体基因突变引起的听力损失表型受到多种因素影响，其中包括：种族背景、环境因素、氨基糖苷类抗生素用药史、线粒体突变异质性、核基因调控、线粒体单倍体型等。实际上，携带线粒体药物性听力损失突变的个体大多数不发生听力损失，而氨基糖苷类抗生素是强烈的听力损失诱发因素，避免使用氨基糖苷类抗生素可以有效地在线粒体突变携带者群体中避免药物性听力损失的发生。

207. 孕妇检出是 GJB2 或者 SLC26A4 基因的杂合突变携带者，其配偶检测是同一个基因的不同位点的杂合突变，该如何指导接下来的检测？如果是孕前指导又该如何选择检测？

此种情况下，夫妻双方为同一个基因不同位点的杂合突变携带者，其后代 25% 概率携带同一基因的复合杂合突变，一般会发生耳聋，50% 概率为此基因不同突变的携带者，25% 概率为野生型。此种情况可根据孕周不同采用不同胎儿组织进行产前诊断，从而明确胎儿基因型、预测胎儿听力表型。如果是孕前指导，为了防止孕妇反复流产带来的身心伤害，可以进行胚胎植入前遗传学诊断（PGD），避免听力损失出生缺陷的发生。同时，夫妻双方的有血缘关系的亲属为耳聋突变基因携带者的可能性较正常人群大，故建议家族内其他成员生育前进行耳聋基因检测，以便及早发现危险因素并采取预防干预措施。

208. 聋哑夫妇被确诊为相同隐性遗传基因的突变导致的耳聋,如何进行生育指导?

此种情况下,此类聋哑夫妇生育耳聋后代的概率为 100%。针对此种基因检测结果,应对夫妻双方进行详细的耳聋基因诊断后遗传咨询工作,内容包括此家庭中遗传性听力损失的原因、遗传模式、后代中耳聋患病风险,并客观提出生育方式指导(是否自然生育或者供精、供卵生育),供患者或其亲属做决策时参考,最后是否生育和如何生育将由夫妻双方及其亲属决定。

209. 第一胎有听力损失,父母不再计划生育二胎,是否就没有必要行耳聋基因诊断?

耳聋基因诊断是明确耳聋病因的重要方法,耳聋基因诊断除了可以指导遗传性听力损失的患者及家庭遗传咨询、评价再次生育子女发生听力损失的概率外,还有以下作用和意义:

(1)指导部分听力损失患者延缓听力损失的发展。例如大前庭水管综合征属于常染色体隐性遗传性听力损失,由 SLC26A4 基因突变导致,经过耳聋基因诊断为大前庭水管综合征的患者,通过详细的遗传咨询,患者及家属可以了解到应该尽量避免头部外伤等原因导致的现有听力的突然下降,以及听力突然下降后如何处理等,从而减缓听力损失的发展。

(2)指导和预测人工耳蜗植入的疗效。例如,如果耳聋基因诊断结果提示先天性听力损失是由于 GJB2 基因或 SLC26A4 基因突变导致的,那么该患儿的听神经、听觉传导通路以及听觉语言中枢应该是正常的,进行人工耳蜗植入可以获得良好的效果。听神经病患者中 OTOF 基因突变导致的个体因 OTOF 基因表达部位在突触前及突触,人工耳蜗植入效果良好。这些信息对于了解人工耳蜗植入术后言语康复效果非常必要。

(3)指导氨基糖苷类抗生素的应用。氨基糖苷类抗生素如庆大霉素、链霉素、丁胺卡拉霉素等,因其价格便宜,疗效好,在临床被广泛应用。通过耳聋基因诊断明确第一胎发生耳聋是因其为药物敏感个体、且接触氨基糖苷类药物后致聋,可避免携带线粒体基因 m.1555A>G 或 m.1494C>T 突变但未发病的母系成员应用氨基糖苷类抗生素后导致听力损失。

(4)明确耳聋患者或者携带者的基因型,为本家系成员提供遗传性听力损失风险评估,阻断耳聋基因突变在家族中的传递,避免其下一代再出现遗传性听力损失。

（5）某些综合征型听力损失不同器官出现症状的时间不尽相同，比如 Pen-dred 综合征型听力损失可为先天性或语后聋，但甲状腺肿多发生在青春期，Usher 综合征部分患者视力减退发生在 10 岁以后，这些患者的基因检测对其他器官病变有预警作用。

（朱玉华　李晓红　袁永一）

第二章

临床案例分析
Interpretation of Clinical Cases

耳聋基因筛查与诊断临床解析

Clinical Interpretation on the Genetic Screening and Testing of Hearing Loss

第一节　常染色体显性遗传非综合征型
听力损失案例分析

遗传特征　①致病基因位于常染色体,因而致病基因的遗传与性别无关,即男、女性患病机会均等;②系谱中连续几代都能看到患者,疾病呈连续传递;③患者的双亲中通常有一个是患者,致病基因由患病的亲代遗传下来;如果双亲都未患病,则可能是由新发突变所致,多见于突变率较高的遗传病;④双亲均无病时,子女一般不会患病,除非发生新的基因突变;⑤患者的同胞和后代有 1/2 的风险患病。

婚配类型及子代发病风险的预测　假如用 A 代表决定某种显性疾病的等位基因,用 a 代表其相应正常的隐性等位基因。则在完全显性的情况下,患者的基因型为 AA 或 Aa,正常个体的基因型为 aa。临床上最常见的是杂合子患者(Aa)与正常个体(aa)之间的婚配,其子女大约有一半是患者,这对夫妇再生育子女的发病风险为 1/2。如果夫妇双方都是杂合子患者(Aa),则子女的发病风险为 3/4。

1. 听力损失新基因 *IFNLR1* 的鉴定

临床病例摘要

先证者,男,24 岁,因"听力进行性下降 4 年"于 2013 年来解放军总医院耳鼻咽喉头颈外科就诊。初步病史采集如下:患者出生时听力正常,语言发育正常,20 岁无明显诱因开始出现双耳听力进行性下降,就诊时佩戴助听器。查体:耳部查体未见明显异常。测听显示双耳中、高频听力下降,以高频听力下降为主。

患者无耳毒性药物用药史,有听力损失家族史,患者母亲兄弟姐妹 6 人,其中 5 人为听力损失患者,包括患者母亲,患者外祖父听力损失,所有患者听力损失发生时间为 13~30 岁之间,主要表现为高频感音神经性听力损失,随着年龄的增大,听力进行性下降,最终发展为全频重度感音神经性听力损失。图示患者家系图(图 2-1-1)及听力图(图 2-1-2)。

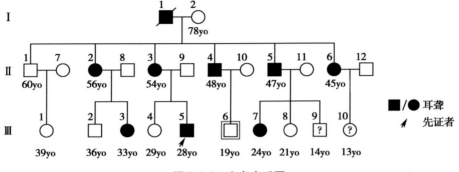

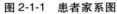

图 2-1-1 患者家系图

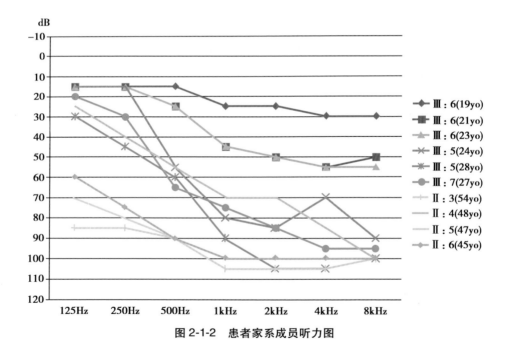

图 2-1-2 患者家系成员听力图

【问题 1】 病例特点及遗传方式

先证者来自一个听力损失大家系,连续遗传,符合常染色体显性遗传模式。

【问题 2】 如何明确分子诊断

思路 1:对于该家系的先证者首先进行已知耳聋基因检测(二代测序),结果为阴性,提示可能存在尚未鉴定的致聋新基因。

思路 2:对该家系的 5 例样本(Ⅱ:1,Ⅱ:4,Ⅲ:4,Ⅲ:5,Ⅲ:7)进行全外显子组测序(3 例患者+2 例正常听力个体),按照常染色体显性遗传模式进行生物信息学分析,筛选到 33 个候选基因。其中无义突变 1 个,为 EML2 基因 c.975C>A(p.Tyr325*)。EML2 基因在动物试验中被证实是听力损失相关基因,尚未在听力损失患者中发现该基因突变,该突变在家系内共分离。小鼠内耳免疫荧光染色显示:Eml2 蛋白位于小鼠内耳毛细胞、螺旋神经节细胞。拟锁定 EML2 基因进行进一步的功能研究。

思路 3:2015 年 3 月,该家系的Ⅲ:6 个体(图 2-1-1,黑色方框)出现听力损失表型,双耳高频听力下降,与其他听力损失患者听力表型一致,但并不携带 EML2 基因 c.975C>A(p.Tyr325*)突变。该个体在 2013 年 4 月采集时听力正常。

【问题 3】 如何解释Ⅲ:6 患者的听力损失

思路 1:有三种可能:①该患者的听力损失由其他基因突变引起,与该家庭其他患者由不同基因致聋;②该患者的听力损失由 EML2 基因其他突变引起;③EML2 基因突变并非该家庭真正的致聋原因。

思路 2:对患者Ⅲ:6 的 DNA 样本进行了全外显子组测序,未携带已知致聋突变,亦未携带 EML2 基因其他突变。得出结论:EML2 基因突变并非该家庭真正的致聋原因。

【问题 4】 选择何种方法进行致聋基因的重新筛选

思路 1:采用全基因组连锁分析、单倍体型分析的方法确定连锁区域,LOD 值大于 3.0 的区段为 1 号染色体 41.83~67.81cM,物理位置为 22.67~44.5M。最大 LOD 值为 3.31,共包含 289 个基因。图示单倍体型分析(图 2-1-3)。

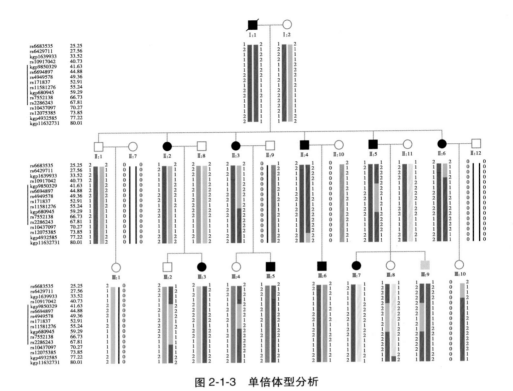

图 2-1-3 单倍体型分析

思路 2：与全外显子组测序筛选的 33 个耳聋基因进行交集，确定致病基因及突变：*IFNLR1* 基因 c.296G>A（p.Arg99His）为可疑致病突变。该突变在家系内共分离。*IFNLR1* 基因尚未见致聋报道。

【问题 5】如何进一步确定 *IFNLR1* 为致聋新基因

思路 1：采用生物信息学分析方法对 *IFNLR1* 基因 c.296G>A（p.Arg99His）突变进行保守性分析，比对公共数据库，确定该突变在正常人群携带率，确定为罕见变异。

思路 2：小鼠内耳免疫组化分析，确定该基因编码蛋白的表达位置，发现 Ifnlr1 蛋白特异性表达在小鼠内耳毛细胞、支持细胞、螺旋神经节细胞及蜗神经。

思路 3：构建模式动物，将 *IFNLR1* 基因敲低、敲除或致病突变敲入，进行深入的致聋机制研究。

（高　雪）

2. *EYA4* 基因突变致聋

临床病例摘要

先证者,男,22岁,因"双耳渐进性听力下降1年"来耳鼻咽喉头颈外科就诊。初步病史采集如下:

患者近1年来出现双耳听力下降,伴耳鸣,无眩晕等不适,无耳流脓、流水等症状。生长和智力发育均正常,语言发育正常。查体:皮肤、毛发、眼睛色泽正常,双侧鼓膜完整、标志清楚。纯音测听显示双侧轻-中度感音神经性听力损失。颞骨CT未见明显异常。无耳毒性药物应用史,有听力损失家族史。图示患者家系图(图2-1-4)。

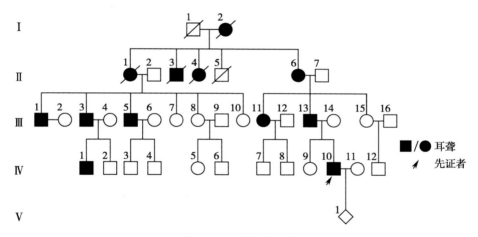

图2-1-4　患者家系图

【问题1】病例特点及遗传方式

思路1:患者主要症状为双侧轻-中度感音神经性听力损失,为平坦型下降,伴耳鸣,无其他不适症状,排除中耳炎、外伤及综合征型听力损失。

思路2:详细询问家族史,现存家庭成员15人,其中8人被明确诊断为感音神经性听力损失。听力损失患者发病年龄跨度较大,最大年龄为40岁,最小为20岁。男女均可发病,家系患者症状以听力下降为主,呈进行性加重,多数患者伴有耳鸣,无前庭功能障碍。智力及言语功能正常。

【问题2】如何明确分子诊断

思路1：从系谱图看该家系符合常染色体显性遗传谱系特点。

思路2：对先证者采用了耳聋基因热点突变芯片筛查的方法，未发现致病基因突变。

思路3：考虑先证者家族史明确，且听力进行性加重，对家系成员进行129个已知耳聋基因二代测序，检测到先证者 *EYA4* 基因第8外显子上的杂合的移码突变 c.544insA p.（Phe221＊），在家系中表型共分离。*EYA4* 基因突变在中国人群中的报道很少，c.544insA 突变位于 *EYA4* 基因第8外显子，导致 *EYA4* 编码蛋白的终止密码子提前出现，是首次发现的新突变。

EYA4 基因突变引起 DFNA10 型听力损失，以往的报道中，该病早期多以中频听力损失为主，听力曲线图表现为"谷型"，也有文献称为"咬饼样听力图"，随着病情的发展，高、低频听力也逐渐受累，除听力受损外无其他特征性临床症状。该家系的临床表型与以往的相关报道不同，家系中患者听力曲线图为平坦型或下降型，而非典型的"谷型"，这是否与环境因素或种族、地域的差异有关，还需要更多的临床资料来验证。

【问题3】如何进行类似家庭的遗传咨询

思路1：按常染色体显性遗传咨询要点进行

思路2：先证者父母风险评估

先证者父亲为 *EYA4* 突变患者，携带基因突变并表现出听力下降症状。其遗传给后代的风险为50%，再生育风险高，可选择胚胎植入前诊断进行预防。

思路3：先证者同胞风险评估

如不进行干预，先证者同胞会有50%的概率表现出听力损失。

思路4：先证者后代风险评估

如果其配偶基因型正常，后代出现听力损失风险为50%。如果配偶同为该基因杂合突变致聋，则后代出现听力损失风险为75%。再生育风险高，可选择胚胎植入前诊断进行预防。

（黄爱萍　朱庆文　袁永一）

3. *KCNQ4* 基因突变致聋

临床病例摘要

一名 20 岁男性患者因"双耳渐进性听力下降 5 年"来解放军总医院耳鼻咽喉头颈外科就诊。初步病史采集如下：

该患者 15 岁开始出现渐进性听力下降，有耳鸣，无眩晕，无耳流脓、流血等症状。生长和智力发育均正常。查体：皮肤、毛发、眼睛色泽正常，双侧鼓膜完整、标志清楚。纯音测听显示双侧中-重度感音神经性听力损失。颞骨CT 未见明显异常。有听力损失家族史，无耳毒性药物应用史。图示患者家系图（图 2-1-5）。

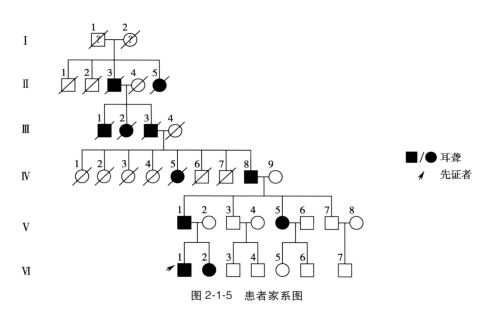

图 2-1-5　患者家系图

【问题 1】病例特点及遗传方式

思路 1：患者症状为双侧中-重度感音神经性听力损失，并伴有耳鸣，呈现迟发性听力下降，无其他系统的症状和体征，由此排除了综合征型听力损失。

思路 2：经询问家族史，该家系患者均为迟发性听力下降，发病年龄从 15岁到 30 岁不等，且均伴有耳鸣症状。除先证者发病初始时为全频听力下降外，该家系中其他患者初始发病均为高频听力下降。

思路3：从家系图看该家系符合常染色体显性遗传谱系特点。

【问题2】如何明确分子诊断

思路1：对该先证者采用了129个已知耳聋基因芯片筛查的方法，检测到先证者携带 *KCNQ4* 基因 c.887G>A(p. Gly296Asp)杂合突变。随后采用 Sanger 测序法对其他家系成员进行 *KCNQ4* 基因直接测序，经过分析，该家系中所有患者均携带 c.887G>A(p. Gly296Asp)杂合突变，而听力正常者均不携带该突变，从而确定此突变为该家系的致病突变。先证者的 *KCNQ4* 基因 c.887G>A 突变来自其父亲。

思路2：引起常染色体显性非综合征型听力损失的致病基因众多，其中 *KCNQ4* 基因突变导致的非综合征型听力损失较为常见。*KCNQ4* 基因定位于染色体 1p34 上，有14个外显子，其编码的蛋白有6个跨膜区和一个 P-环组成，该基因的 cDNA 编码了695个氨基酸多肽，分子量约为77kD，编码的蛋白质为通道蛋白。*KCNQ4* 基因突变引起的 DFNA2 型听力损失较为常见。迄今为止，发现数十种 *KCNQ4* 基因突变引起听力损失，其主要表现为渐进性听力下降，发病年龄为 1~50 岁不等。

思路3：临床上对常染色体显性遗传性渐进性听力下降家系可以采用已知耳聋基因二代测序或全外显子组测序的方法明确分子病因。

【问题3】如何进行类似家庭的遗传咨询

思路1：按常染色体显性遗传咨询要点进行

思路2：先证者父母风险评估

先证者父亲为 *KCNQ4* 基因突变患者，携带基因突变并表现出听力下降症状。其遗传给后代的风险为50%，再生育风险高，可行胚胎植入前诊断进行预防。

思路3：先证者同胞风险评估

如不进行干预，先证者同胞有50%概率会表现出听力损失。

思路4：先证者后代风险评估

如果其配偶基因型正常，后代出现听力损失的风险为50%。如果配偶同为该基因杂合突变致聋，则后代出现听力损失的风险为75%。

思路5：预防

再生育风险高，可行胚胎植入前诊断进行预防。

（黄邦清　袁永一）

4. *POU4F3*基因突变致聋——中频听力损失

临床病例摘要

患者,女,38岁,因"听力进行性下降23年"来解放军总医院耳鼻咽喉头颈外科就诊。初步病史采集如下:患者15岁时开始出现双耳渐进性听力下降,伴耳鸣,无眩晕,无耳流脓、流血等症状。生长和智力发育均正常,发音不清。查体:皮肤、毛发、眼睛色泽正常,双侧鼓膜完整、标志清楚。纯音测听显示双侧以中频听力下降为主的中重度感音神经性听力损失。颞骨CT未见明显异常。

有听力损失家族史,患者无耳毒性药物用药史。患者的外祖父(已故)、患者的母亲、其母亲的2个妹妹、患者的独生女儿,均为感音神经性听力损失,听力损失发生时间为10岁以后,主要表现为中频感音神经性听力损失(U形听力曲线),随着年龄的增大,听力进行性下降,最终发展为全频重度感音神经性听力损失,先证者的听力曲线恰介于其女儿与其母亲之间。图示患者家系图(图2-1-6)及部分成员纯音测听结果(图2-1-7)。

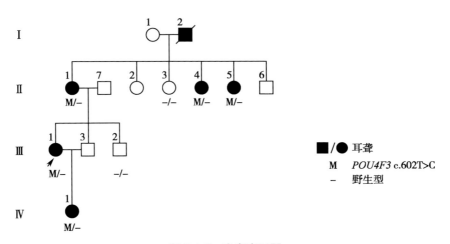

图 2-1-6　患者家系图

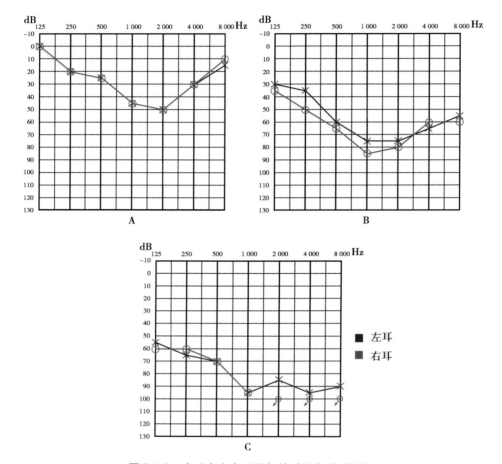

图 2-1-7 家系中患者不同年龄时纯音测听结果
A. Ⅳ:1 患者 11 岁时听力图 B. Ⅲ:1 患者 38 岁时听力图 C. Ⅱ:1 患者 69 岁时听力图

【问题 1】 病例特点及遗传方式

思路 1：先证者来自一个连代遗传的听力损失家系，从系谱图看该家系符合常染色体显性遗传方式（根据未患病亲属可除外 X 连锁显性及 X 连锁隐性遗传）。详细询问家族史，均为迟发性听力下降，亦符合常染色体显性遗传性听力损失表型特点。

思路 2：四代听力损失患者听力损失发生的时间一致，患者听力损失表型不完全一致，先证者的听力曲线与其女儿的听力曲线形态一致——中频下降为主的 U 形曲线，但先证者听力损失程度更重，先证者听力损失程度介于其女儿与其母亲之间。

【问题2】 如何明确分子诊断

思路1:对先证者进行了三个常见耳聋基因 *GJB2*、*SLC26A4*、线粒体 *12SrRNA* 的筛查,结果均为阴性。对该家系两名患者(先证者Ⅲ:1及先证者的母亲Ⅱ:1)及一名表型正常的家系成员(Ⅱ:3),采用了包含129个已知耳聋基因目标区域捕获、二代测序的方法进行检测,发现在先证者及其母亲的 *POU4F3* 基因存在杂合的错义突变:c.602T>C(p.Leu201Pro),而在正常的家系成员Ⅱ:3中该位点未发现突变。*POU4F3* 为已报道的耳聋基因,但此突变位点为首次报道。随后对包括以上三人在内的7名家系成员(Ⅱ:1、Ⅱ:3、Ⅱ:4、Ⅱ:5、Ⅲ:1、Ⅲ:2、Ⅳ:1)进行 *POU4F3* 基因 Sanger 测序,经过分离分析验证所有患者均携带 *POU4F3* 基因突变:c.602T>C(p.Leu201Pro),从而明确了这个家庭的分子诊断。

思路2:*POU4F3* 基因是已知的常染色体显性遗传性听力损失相关基因,*POU4F3* 基因定位于5号染色体长臂上,包含两个外显子,编码338个氨基酸。该基因突变可以引起语后进展性的双耳感音神经性听力损失(DFNA15),发病年龄一般在20~60岁,本病例家系中最小发病年龄为11岁。

思路3:*POU4F3* 基因相关的常染色体显性遗传与语后进展性感音神经性听力损失密切相关。对于类似临床表型家系可以采用已知耳聋基因芯片分析相关基因。

【问题3】 如何进行类似家庭的遗传咨询

思路1:按常染色体显性遗传咨询要点进行

思路2:先证者父母风险评估

本例先证者母亲为 *POU4F3* 杂合突变患者,携带基因突变并表现出听力下降症状,其遗传给后代的风险为50%,再生育风险极高,可行胚胎植入前诊断进行预防。

思路3:先证者同胞风险评估

如不进行干预,先证者同胞有50%概率会表现出听力损失。

思路4:先证者后代风险评估

本例先证者为 *POU4F3* 基因杂合突变患者,其配偶正常,后代出现听力损失的风险为50%。如果配偶同为 *POU4F3* 基因杂合突变致聋,则后代出现听力损失的风险为75%。

思路5:预防

一般而言,如患者听力损失表现为双侧先天性重度及极重度,因严重影响言语功能发育,社会功能严重受损,其父母亲通常会选择行产前诊断或胚胎植入前诊断。但如果听力损失发生的时间晚、听力损失轻,特别是听力损失发生在言语能力形成之后者,考虑到伦理学相关问题及目前有助听器、人工耳蜗等听觉辅助装置可供选择,况且产前诊断会对母亲造成身心伤害,是否进行产前诊断应与父母亲进行充分沟通和交流。目前,胚胎植入前诊断(PGD)技术已逐步成熟,可避免因怀上遗传性听力损失胎儿流产或引产对孕妇造成心理和生理上的伤害,是遗传性听力损失预防的必然趋势。

(王伟倩　高雪)

5. *MYH14* 基因突变致聋

临床病例摘要

患者女性,32岁,孕12周,因"双耳渐进性听力下降20年"来解放军总医院耳鼻咽喉头颈外科就诊。初步病史采集如下:

患者12岁时开始出现双耳渐进性听力下降,无眩晕耳鸣等不适,无耳流脓、流水等症状。生长和智力发育均正常,言语发育正常,现配戴助听器。查体:皮肤、毛发、眼睛色泽正常,双侧鼓膜完整、标志清楚。纯音测听显示双侧中度感音神经性听力损失。既往颞骨CT检查未见内耳畸形。无耳毒性药物用药史,有听力损失家族史。图示患者家系图(图2-1-8)及家系内患者纯音测听结果(图2-1-9)。

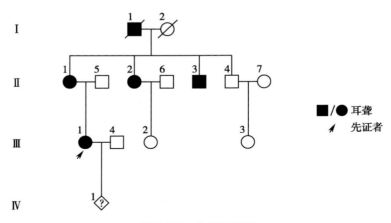

■/● 耳聋
↗ 先证者

图2-1-8　患者家系图

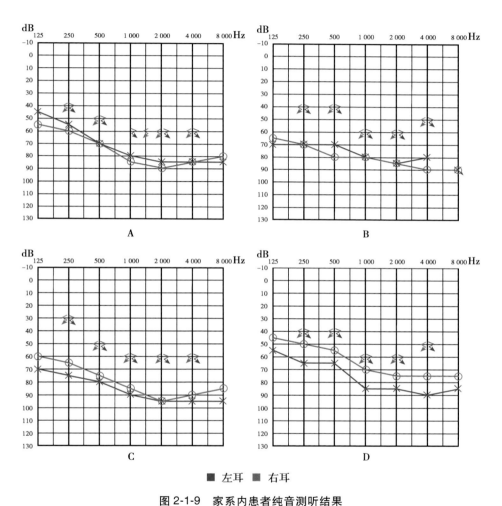

■ 左耳　■ 右耳

图2-1-9　家系内患者纯音测听结果
A.Ⅲ:1 先证者听力　B.Ⅱ:1 患者听力　C.Ⅱ:2 患者听力　D.Ⅱ:3 患者听力

【问题1】 胎儿出生后是否会出现听力损失，如何遗传咨询

先证者的致聋原因尚不明确，目前先证者怀孕16周。对致聋原因不明确的孕妇，不能对其胎儿进行产前检测。建议采集孕妇家系样本进行耳聋基因诊断，明确孕妇听力损失的病因后才可以对胎儿进行产前诊断。如果此存在听力损失的孕妇不能及时准确地进行耳聋基因诊断，则无法进行胎儿耳聋基因产前检测，如果出生后孩子出现听力损失，可根据听力损失情况选择助听辅助装置。

【问题2】 病例特点及家系遗传方式

思路1：先证者唯一症状为双侧中-重度感音神经性听力损失，并呈现迟发性渐进性下降，据此可排除中耳炎、外伤及综合征型听力损失。

思路2：详细询问家族史，均为迟发性听力下降，从系谱图看该家系符合显性遗传谱系特点。

【问题3】 如何明确分子诊断

引起常染色体显性非综合征型听力损失的基因众多，可选用覆盖已知耳聋基因二代检测Panel进行先证者检测，先证者的父母或者亲属验证。

经检测发现先证者携带 *MYH14* 基因杂合突变 c. 5990delC(p. Thr1997Argfs ∗)，该突变既往未见报道，该位点按 ACMG/AMP 变异指南分类属于 VUS。*MYH14* 基因突变导致 DFNA4A 型听力损失。采用 Sanger 测序法对其他家系成员进行 *MYH14* 基因直接测序，结果显示先证者的突变来自其母亲。保守性分析该突变位点位于基因保守区域，此位点在家系中基因型表型共分离，有致病可能性。

【问题4】 对于既往未报道致病性的突变位点是否能进行产前诊断

对于既往未报道的可能致病的突变位点，没有流行病学数据支持，不建议进行产前诊断。如果致病证据确凿，可以进行产前诊断。很多显性突变导致的听力损失发生的时间晚、听力损失轻，针对这类患者目前有助听器、人工耳蜗等听觉辅助装置可供选择。考虑到伦理学相关问题及产前诊断会对母亲造成身心伤害，针对引起表型较轻微、发病年龄晚的突变是否进行产前诊断应与胎儿父母亲进行充分沟通。

（蒋刘　戴朴）

6. *DFNA5* 基因突变致聋

临床病例摘要 1

患者女性,33 岁,因"双耳渐进性听力下降 20 年"来解放军总医院耳鼻咽喉头颈外科就诊。初步病史采集如下:

患者 13 岁时双耳开始出现渐进性听力下降,无眩晕耳鸣等不适,无耳流脓、流水等症状。生长和智力发育均正常,语言发育尚可。查体:皮肤、毛发、眼睛色泽正常,双侧鼓膜完整、标志清楚。纯音测听显示双侧中-重度感音神经性听力损失。颞骨 CT 未见明显异常。无耳毒性药物用药史。先证者同母异父的哥哥及其儿子为渐进性发生的重度感音神经性听力损失。目前先证者育有 1 子 1 女。图示患者家系图(图 2-1-10)。

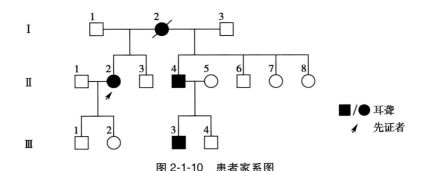

图 2-1-10　患者家系图

临床病例摘要 2

患者男性,31 岁,因"双耳听力下降"来诊,无眩晕耳鸣等不适,无耳流脓、流水等症状。患者查体:双侧鼓膜完整、标志清楚;皮肤、毛发、眼睛色泽正常;无颞骨 CT 检查结果。有听力损失家族史:患者爷爷(去世)、父亲(去世)、姑姑(去世)、哥哥、表妹,均在 30~40 岁间发生听力下降。

【问题 1】 病例特点及遗传方式

思路 1:患者唯一症状为双侧中-重度感音神经性听力损失,并呈现迟发性渐进性下降,据此可排除中耳炎、外伤及综合征型听力损失。

思路 2:详细询问家族史,均为迟发性听力下降,从系谱图看该家系符合显性遗传谱系特点。

【问题2】 如何明确分子诊断

思路1:家系1和2分别采用了42个和168个已知耳聋基因二代测序的检测方法。均检测到先证者携带 DFNA5 基因 c. 991-1G>C 杂合突变,影响了第8外显子的剪切位点,反转录发现第8外显子缺失。随后采用 Sanger 测序法对其他家系成员进行测序,证实该突变在家系中与表型共分离。引起常染色体显性非综合征型听力损失的基因众多,其中 DFNA5 是比较少见的耳聋基因。DFNA5 基因是于1998年被发现,包含10个外显子,是第一个被发现与凋亡机制有关的基因,突变导致 DFNA5 型听力损失。目前有报道的突变多发生在第7内含子,这些突变使转录时第8外显子被越过,终止密码子提前出现,产生截短蛋白。

思路2:DFNA5 基因相关的常染色体显性遗传性听力损失为渐进性听力下降。该基因突变常引起高频听力损失为主的渐进性听力下降,一般在5~15岁开始出现,在40~50岁左右累及到其余频率,进展到重度听力损失。家系1先证者儿子目前5岁,经基因检测携带上述突变,尚无听力下降现象,需进一步随访表型。

【问题3】 如何进行类似家庭的遗传咨询

思路1:按常染色体显性遗传咨询要点进行

思路2:先证者父母风险评估

家系1先证者母亲已去世,根据病史及基因检测结果,其同母异父的哥哥同样为 DFNA5 基因突变导致的听力损失患者,推测两人突变来自母亲。家系2先证者父亲已去世,但是根据家族史及表型推断其父极有可能是 DFNA5 基因突变导致的患者。显性遗传患病母亲或父亲遗传给后代的风险为50%。

思路3:先证者同胞风险评估

如不进行干预,先证者同胞有50%概率会表现出听力下降。

思路4:先证者后代风险评估

如果其配偶基因型正常,后代发生听力损失的风险为50%。如果配偶同为该基因杂合突变致聋,则后代发生听力损失的风险为75%。

思路5:预防

再生育风险高,可行胚胎植入前诊断进行预防。

(苏钰　吴婕)

7. *GJB2* 基因显性突变致聋

临床病例摘要

患儿,男性,5岁,出生时双耳听力筛查未通过,3个月时听力学诊断为重度感音神经性听力损失,无眩晕耳鸣等不适,无耳流脓、流水等症状。生长和智力发育均正常。查体:皮肤、毛发、眼睛色泽正常,双侧鼓膜完整、标志清楚。纯音测听显示双侧重度感音神经性听力损失。颞骨CT未见明显异常。无耳毒性药物用药史,父亲听力异常,家族其他成员无听力损失病史。现在母亲再次怀孕,特来就诊以期查明孩子病因,并咨询再生育听力损失后代的风险。图示患者家系图(图2-1-11)。

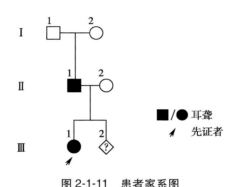

图 2-1-11　患者家系图

【问题1】病例特点及遗传方式

患儿的听力损失为双侧、先天性,程度重,不伴流脓,无耳毒性药物用药史及外伤史,查体未见明显异常,可初步排除中耳炎、外伤、药物性听力损失等因素致聋。患者未伴有其他器官(如皮肤、毛发、骨骼等)及系统疾病,可初步排除综合征型听力损失。父亲听力异常,听力学检查提示先证者父亲也为双侧重度感音神经性听力损失,因而,此家庭听力损失的遗传方式很可能为常染色体显性遗传且为非综合征型听力损失,但也不能完全排除常染色体隐性遗传听力损失的可能。

【问题2】如何明确分子诊断

思路1:耳聋基因检测方案选择。目前耳聋基因的检测主要有两种方案,常见4种耳聋基因(*GJB2*、*GJB3*、*SLC26A4* 和线粒体基因)的检测和已知耳聋基因二代 Panel 检测。这个家庭选择先证者行已知耳聋基因二代 Panel 检测,针对结果父母行 Sanger 验证。

思路 2:耳聋基因检测结果解读。经检测发现,先证者 GJB2 基因存在 c.551G>A(p. Arg184Gln)杂合突变。c.551G>A 导致第 184 位氨基酸由精氨酸变异为谷氨酰胺,为错义突变。该变异不属于多态性位点,在人群中发生频率极低。研究已明确此突变位点与常染色体显性遗传性听力损失有关。经家系验证分析,父亲也携带该位点杂合突变,母亲该位点无变异。认为该位点为此家庭听力损失的致病原因。

思路 3:家系进一步分析。再次询问此家庭的听力损失家族史,确定只有先证者和父亲听力异常,其他成员包括先证者爷爷和奶奶无听力损失病史。建议先证者爷爷和奶奶抽取静脉血行 GJB2 基因 c.551G>A 突变位点验证,结果显示先证者爷爷和奶奶均不携带此突变位点,且通过亲子鉴定证实了先证者父亲与其爷爷奶奶的亲缘性。因此得出结论,GJB2 基因 c.551G>A 突变在先证者父亲为新生突变,其父将此突变遗传给先证者导致听力异常。

【问题3】 如何进行类似家庭的遗传咨询

思路 1:按常染色体显性遗传咨询要点进行

思路 2:先证者父母风险评估

先证者父亲为 GJB2 基因突变患者,携带基因突变并表现出听力下降症状。其遗传给后代的风险为 50%,再生育风险高,可行产前诊断或胚胎植入前诊断进行预防。

思路 3:先证者同胞风险评估

如不进行干预,先证者同胞有 50%概率会表现出听力下降。

思路 4:先证者后代风险评估

如果其配偶基因型正常,后代发生听力损失的风险为 50%。如果配偶同为该基因杂合突变致聋,则后代发生听力损失的风险为 75%。再生育风险高,可行产前诊断或胚胎植入前诊断进行预防。

【问题4】 如何预防生育听力损失后代

父亲和先证者均为 GJB2 基因 c.551G>A 突变导致的听力损失,并且均为重度感音神经性听力损失,查阅既往文献和本诊断中心数据,显示此突变引起听力表型均为重度感音神经性听力损失,因此先证者母亲可选择胚胎植入前诊断或在孕后行产前诊断,通过胎儿基因型预测听力情况。

【问题 5】 *GJB2* 基因显性遗传突变的家庭是否都可以行产前诊断

  GJB2 基因少部分突变表现为显性遗传,每种显性突变导致的听力表型差异比较大,甚至在同一个家庭不同成员中听力表型也存在差异。针对表型差异较大的突变引起的听力损失,推荐行胚胎植入前诊断进行预防。

(黄莎莎)

第二节 常染色体隐性遗传非综合征型
听力损失案例分析

遗传特征 ①致病基因位于常染色体,因而致病基因的遗传与性别无关,即男、女性的患病机会均等;②系谱中通常看不到连续传递现象,往往是散发病例,但同胞中可有多人患病;③患者的双亲一般不患病,但都是致病基因的携带者;④患者的同胞有 1/4 的风险患病,患者表型正常的同胞中有 2/3 的概率为携带者;⑤患者的后代一般不发病,但一定是携带者;⑥近亲婚配时子女的发病风险显著提高,因为共同的祖先可能传递给他们同样的突变基因。

婚配类型及子代发病风险的预测 对于常染色体隐性遗传病,突变基因为等位基因 a,呈隐性,只有基因型为 aa 纯合子时才表现为疾病,纯合子 AA 或杂合子 Aa 表型正常。两个致病基因分别来自患者双亲,因而患者双亲都是携带一个致病基因的杂合子 Aa;虽然表型正常,但再次生育时仍可能把致病基因传给后代。两个常染色体隐性遗传病的肯定携带者(obligate carrier)婚配后,其子女的发病风险为 1/4;表型正常的子女中有 2/3 的概率是携带者。

一些发病率高的常染色体隐性遗传患者群或近亲婚配时会有携带者与患者婚配(Aa×aa),其子代 1/2 的风险为患者,1/2 的概率为携带者。由于家系中连续两代出现患者,且患者分布类似显性遗传,常容易误认为是常染色体显性遗传方式。因此,近亲婚配家庭出现这种遗传方式时,要考虑到常染色体隐性遗传的可能性。患者与正常个体婚配(aa×AA),其后代全部为肯定携带者。如果患者相互婚配(aa×aa),子女将全部为患者。值得注意的是,对于具有遗传异质性的单基因遗传病,同病婚配时,双亲有可能为不同基因座的纯合子(aa×a′a′),其子代为双重杂合子而不会患病。

1. *TMPRSS3* 基因突变致聋——同一家系两种听力表型

临床病例摘要

患儿,女,6 岁,因"听力进行性下降 6 年"来解放军总医院耳鼻咽喉头颈外科就诊。初步病史采集如下:患儿出生时听力筛查未通过,但家属认为患儿对声音反应尚可,未行进一步检查,3 岁时发现患儿发音不清晰,再次就诊,行为测听结果显示:低频轻中度感音神经性听力损失,高频重度-极重度感音神经性听力损失,颞骨 CT 未见明显异常。建议配戴助听器。后患儿听力进行性下降,于 6 岁时行右耳人工耳蜗植入术,术后残余听力保留良好。

患儿有听力损失家族史,无耳毒性药物用药史,患儿外祖父兄弟姐妹共 5 人,均为感音神经性听力损失,但听力损失发生时间为 25~40 岁之间,表型相对比较轻,主要表现为高频感音神经性听力损失,随着年龄的增大,听力进行性下降,最终发展为全频重度感音神经性听力损失。而先证者的发病年龄早,程度重。图示患者家系图(图 2-2-1)及纯音测听结果(图 2-2-2)。

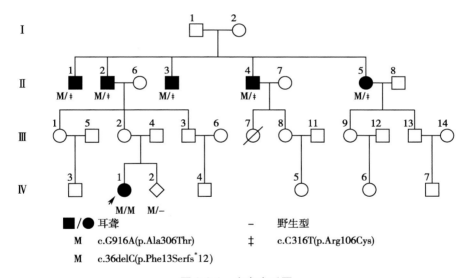

图 2-2-1 患者家系图

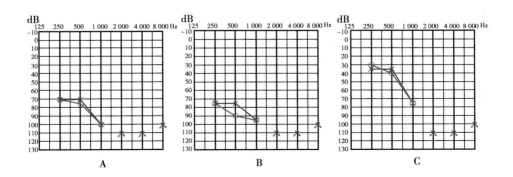

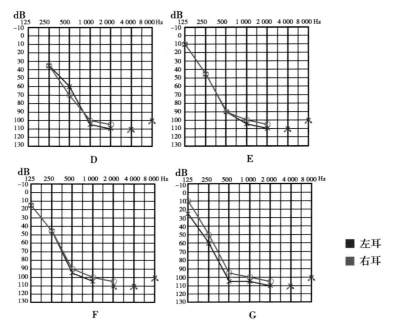

图 2-2-2　患者家系成员纯音测听结果

A.Ⅱ:2 患者 66 岁时听力　B.Ⅱ:3 患者 63 岁时听力　C.Ⅱ:5 患者 57 岁时
听力　D.先证者术前听力(3 岁)　E.先证者术前听力(6 岁)　F.先证者术
后 1 天听力(6 岁)　G.先证者术后 4 年听力(10 岁)

【问题 1】 病例特点及遗传方式

思路 1:先证者来自一个隔代听力损失的大家系,两代听力损失患者听力
损失表型不一致,先证者听力损失发生时间早,程度重,外祖父这代的听力损
失发生迟,程度较轻。

思路 2:是否为遗传性听力损失,从家系图及患者临床表型上没有明确的
提示。隐性遗传性听力损失虽然可以隔代遗传,但最常见的形式是先天性重
度-极重度感音神经性听力损失,且表型相对比较一致。显性遗传性听力损失
可能在青春期后发病,但先证者母亲听力完全正常,亦不符合。

【问题 2】 如何明确分子诊断

思路 1:对该家系两名患者(先证者及先证者的外祖父),采用了包含
131 个已知耳聋基因目标区域捕获、二代测序的方法进行检测,发现在先证
者 *TMPRSS3* 基因存在复合杂合突变:c. 916G>A(p. Ala306Thr)和 c. 36delC p.

（Phe13Serfs * 12），而听力损失表型比较轻的外祖父携带 *TMPRSS3* 基因的另外一组复合杂合突变：c. 316C>T（p. Arg106Cys）和 c. 916G>A（p. Ala306Thr），其中 c. 316C>T（p. Arg106Cys）和 c. 916G>A（p. Ala306Thr）是已经报道的致病突变，而 c. 36delC p.（Phe13Serfs * 12）首次被鉴定。随后采用 Sanger 测序法对其他家系成员进行 *TMPRSS3* 基因直接测序，经过分离分析验证外祖父一代的所有患者均携带 *TMPRSS3* 基因复合杂合突变：c. 316C>T（p. Arg106Cys）和 c. 916G>A（p. Ala306Thr），先证者的父亲携带 c. 36delC（p. Phe13Serfs * 12），先证者母亲携带 c. 916G>A（p. Ala306Thr），从而明确了这个家庭的分子诊断。

思路 2：*TMPRSS3* 基因是已知的常染色体隐性遗传性听力损失相关基因，该基因突变可以引起 DFNB10 型听力损失，表现为语前重度-极重度感音神经性听力损失，也可引起 DFNB8 型听力损失，表现为语后轻-中度感音神经性听力损失。

思路 3：*TMPRSS3* 基因相关的常染色体隐性遗传性听力损失为以高频听力下降为主的感音神经性听力损失。对于类似临床表型家系可以采用已知耳聋基因二代测序 Panel 分析相关基因突变。

【问题 3】 如何进行类似家庭的遗传咨询

思路 1：按常染色体隐性遗传咨询要点进行

思路 2：先证者父母风险评估

先证者父、母亲均为 *TMPRSS3* 致病突变携带者，听力正常。再生育下一代发生听力损失的风险为 25%。

思路 3：先证者同胞风险评估

携带同一隐性遗传基因上的突变的夫妻（如先证者父母）生育，其后代 1/4 为患者，1/2 为表型正常的突变携带者，携带突变的个体婚育前应该携配偶进行基因检测和遗传咨询；1/4 为野生型，基因型表型均正常。

思路 4：先证者后代风险评估

先证者后代 100% 携带突变。如先证者配偶同为 *TMPRSS3* 基因相关性听力损失患者，后代发生听力损失的风险可达 100%；如先证者配偶为 *TMPRSS3* 基因突变携带者、表型正常，后代发生听力损失的风险可达 50%；如先证者配偶基因型及表型均正常，后代发生遗传性听力损失的风险极低。

思路 5：预防

该家庭可选择产前诊断或胚胎植入前诊断进行预防。

（高雪　戴朴）

2. TMC1基因突变致聋

临床病例摘要1

患儿，男性，10岁，因双耳极重度感音神经性听力损失就读于特殊教育学校。先证者的妹妹也患有双侧极重度感音神经性听力损失，就读于特殊教育学校。双耳无流脓。生长和智力发育均正常。查体：皮肤、毛发、眼睛色泽正常，双侧鼓膜完整、标志清楚。颞骨水平位 CT 未见内耳畸形。患儿以往无耳毒性药物用药史及头部外伤史，父母听力正常，非近亲婚配。图示患者家系图及先证者纯音测听结果（图 2-2-3）。

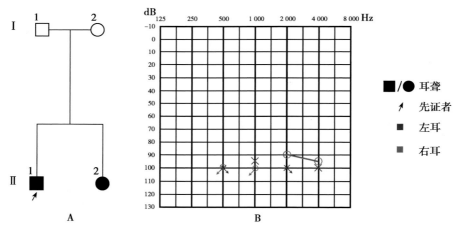

图 2-2-3　患者家系图及先证者纯音测听结果
A.患者家系图　B.先证者纯音测听结果

【问题1】病例特点及遗传方式

患儿的听力损失为双侧、先天性，程度重，不伴流脓，无耳毒性药物应用史及外伤史，查体未见其他系统明显异常，可初步排除中耳炎、外伤、药物性听力损失等因素致聋。患者未伴有其他器官（如皮肤、毛发、骨骼等）及系统疾病，父母等直系三代亲属中无听力损失患者。患者父母生育两个孩子（一男一女）听力学检查均提示双侧极重度感音神经性听力损失，可初步排除综合征型听力损失、常染色体显性及性连锁遗传性听力损失。常染色体隐性遗传非综合征型听力损失的可能性最大。由于计划生育和优生优育国策的实施,在中国常染色体隐性遗传性非综合征型听力损失的遗传模式常常表现为散发。

【问题2】如何明确分子诊断

思路1:对疑为常染色体隐性遗传非综合征型听力损失,特别是散发听力损失的患者,因其表型单一、相关耳聋基因众多,难于一一检测;同时因缺乏家系线索,无法用连锁分析等传统方法定位并检出致病突变,因此需要制定科学合理的检测策略。尽管非综合征型听力损失相关基因众多,但相当一部分仅由为数不多的几个基因突变引起,其中 *GJB2*、*SLC26A4* 是最常见的两个已知耳聋基因。由于患儿颞骨 CT 未见异常,故排除了 *SLC26A4* 基因相关的大前庭水管综合征。测序法进行 *GJB2* 基因和线粒体 *12Sr RNA* 基因直接测序,未检出致病性变异。因此排除了该家系三大常见耳聋基因致病可能。

思路2:常见耳聋基因检测阴性家系,可采用包括已知听力损失相关基因的外显子捕获测序或全外显子组测序等方法进行基因及其突变筛查。对该家系进行已知耳聋基因二代测序 Panel 检测,发现先证者携带 *TMC1* 基因 c.2050G>C(p. Asp684His)纯合突变,这是第 21 号外显子中的一个错义变异,既往未见文献报道。通过一代测序验证,先证者父母携带 *TMC1* c.2050G>C 杂合突变,其妹妹也携带 *TMC1* c.2050G>C 纯合突变。考虑此突变位点致病可能性大。

后续在与先证者相同的地域收集到两个听力损失小家系,通过已知耳聋基因二代测序,证实两名听力损失患者均携带 *TMC1* 基因 c.2050G>C 纯合突变,其父母均为 *TMC1* c.2050G>C 杂合突变携带者。此外,巴基斯坦一个近亲婚配家系也报道了一名先证者携带 *TMC1* 基因 c.2050G>C 纯合突变,其父母为该突变携带者。综合上述多个家庭检测数据考虑 *TMC1* 基因 c.2050G>C 为致病突变。

思路3:如何分析一个地区同一突变高发的现象

进一步对来自同一地区的三个 *TMC1* c.2050G>C 纯合突变家系,和一个 *TMC1* 基因 c.2050G>C/c.1396_1398delAAC 复合杂合突变家系进行单倍型分析。设计 *TMC1* 基因内部和上下游用于单倍型分析的 SNPs 进行检测。携带 *TMC1* c.2050G>C 突变的单倍型一致而携带 *TMC1* c.1396_1398delAAC 的单倍型跟 *TMC1* c.2050G>C 单倍型存在差异。单倍型相同表明 c.2050G>C 突变源自同一祖先,虽然在中国禁止近亲结婚,但是同一个地区,同一突变的始祖效应可能是该地区某一致病性突变高发的原因。

【问题3】 如何进行类似家庭的遗传咨询

思路1:按常染色体隐性遗传咨询要点进行

思路2:先证者父母风险评估

先证者父母为 *TMC1* 突变携带者,虽携带有基因突变,但不发病。再生育患有听力损失的下一代的风险为25%。

思路3:先证者同胞风险评估

携带同一隐性遗传基因上的突变的夫妻(如先证者父母)生育,其后代1/4为患者;1/2为表型正常的突变携带者,携带突变的个体婚育前应该携配偶进行基因检测和遗传咨询;1/4为野生型,基因型表型均正常。

思路4:先证者后代风险评估

先证者后代100%携带突变。如先证者配偶同为 *TMC1* 基因相关性听力损失患者,后代听力损失风险可达100%;如先证者配偶为 *TMC1* 基因突变携带者、表型正常,后代听力损失风险可达50%;如先证者配偶基因型及表型均正常,后代发生遗传性听力损失的风险极低。

思路5:预防

由于 *TMC1* 基因突变导致的听力损失发病早、症状重,且生育风险高达25%,本例家庭再生育前应行产前诊断或胚胎植入前诊断。

（蒋刘　戴朴）

临床病例摘要2

患者,男,9岁,双耳感音神经性听力损失,其两位姐姐也患双耳感音神经性听力损失,无颞骨CT检查结果。父母听力正常,为近亲结婚,无家族史。来诊希望查明患者及其姐姐听力损失的原因。图示患者家系图(图2-2-4)及纯音测听结果(图2-2-5)。

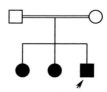

图2-2-4　患者家系图

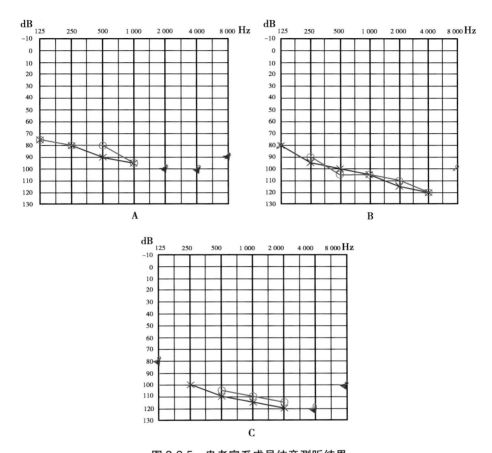

图 2-2-5　患者家系成员纯音测听结果
A. 先证者听力图　B. 先证者大姐听力图　C. 先证者二姐听力图

【问题 1】病例特点及遗传方式

患儿及其两位姐姐均患双侧感音神经性听力损失,父母亲听力正常,患者未见其他系统异常,无家族史,可初步排除综合征型听力损失、常染色体显性及性连锁遗传性听力损失。常染色体非综合征型隐性遗传听力损失的可能性最大。

【问题 2】如何明确分子诊断

思路 1:对于此患儿及其姐姐,先采用一代测序的方法检测常见耳聋基因(*GJB2* 基因、*SLC26A4* 基因、线粒体 *12SrRNA* 基因)测序,未检出致病突变。

遂采用二代测序的方法,检测 168 个听力损失相关基因的突变情况。结果显示,患儿及其姐姐均携带 TMC1 基因 c. 100C>T(p. Arg34 *)纯合突变。该变异导致终止密码提前出现,编码的蛋白产物终止于第 34 位氨基酸。该位点在人群中发生频率极低(0. 000 2)。HGMD 专业版数据库已报道其与听力损失相关。该基因位点突变也在本课题组其他感音神经性听力损失患者中检出过(数据未发表)。患者父母分别为此变异的杂合携带者,患儿及其姐姐的致病突变来源于其父母。

思路 2:许多耳聋基因可以同时存在隐性和显性遗传两种方式,比如:GJB2、TMC1、MYO7A、TECTA 等等(可参考 hereditary hearing loss. org 网站)。对于大家熟知的 GJB2 基因,其上哪些突变按显性遗传方式传递相对比较清楚(可参考 deafness variation database. org 网站),但是对其他耳聋基因的研究还不够深入。在这种情况下,需要结合家族史,此例中患儿的父母听力正常,仅携带杂合突变,可以确定该致聋突变按隐性遗传方式在代际间传递。

【问题3】 如何进行类似家庭的遗传咨询

思路 1:按常染色体隐性遗传咨询要点进行

思路 2:先证者父母风险评估

先证者父母为 TMC1 突变携带者,虽携带有基因突变,但不发病。再生育听力损失下一代的风险为 25%。

思路 3:先证者同胞风险评估

携带同一隐性遗传基因上的突变的夫妻(如先证者父母)生育,其后代 1/4 为患者,1/2 为表型正常的突变携带者,携带突变的个体婚育前应该携配偶进行基因检测和遗传咨询;1/4 为野生型,基因型表型均正常。

思路 4:先证者后代风险评估

先证者后代 100%携带突变。如先证者配偶同为 TMC1 基因相关性听力损失患者,后代听力损失风险可达 100%;如先证者配偶为 TMC1 基因突变携带者、表型正常,后代听力损失风险可达 50%;如先证者配偶基因型及表型均正常,后代发生遗传性听力损失的风险极低。

思路 5:预防

由于 TMC1 基因突变导致的听力损失发病早、症状重,且生育风险高达 25%,本例家庭再生育应行产前诊断或胚胎植入前诊断。

(吴婕　戴朴)

3. *MYO15A* 基因突变致聋

临床病例摘要 1

患者,男,25 岁,因"发现听力下降 23 年"来解放军总医院耳鼻咽喉头颈外科就诊。初步病史采集如下:

患者 2 岁时家长发现其对声音反应差,配戴助听器康复,现患者可进行简单的语言交流,发音不清。纯音测听结果显示:双侧全频中重度-极重度感音神经性听力损失,颞骨 CT 未见明显异常。

先证者无耳毒性药物用药史,有听力损失家族史,患者哥哥(31 岁)为先天性感音神经性听力损失,纯音测听结果为双侧全频重度-极重度感音神经性听力损失,未配戴助听器,有严重听力语言障碍。无其他兄弟姐妹,父母亲为正常听力个体。先证者配偶为中-重度神经性听力损失患者,为语后聋,8 岁发病,配偶没有听力损失家族史。图示患者家系图(图 2-2-6)及纯音测听结果(图 2-2-7)。

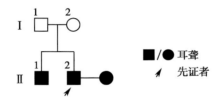

图 2-2-6　患者家系图

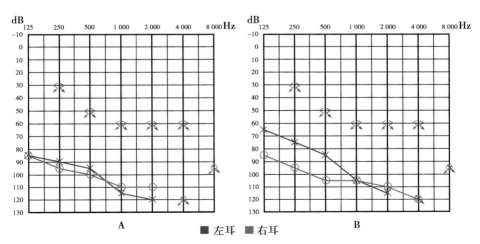

图 2-2-7　患者家系成员纯音测听结果
A. Ⅱ:1 患者听力图　B. Ⅱ:2 患者听力图

【问题1】 病例特点及遗传方式

先证者来自一个遗传性听力损失小家系,哥哥听力损失,父母亲听力正常,父母亲双方家庭未有听力损失患者,符合常染色体隐性遗传。

【问题2】 如何明确分子诊断

思路1:对该家系先证者首先进行了常见耳聋基因的筛查,结果为阴性。对两名患者(先证者、先证者哥哥)及其父母亲进行全外显子组测序(这是本中心早期检测的一个家系,当时已知耳聋基因二代测序 Panel 还没有在临床应用),结果显示两名患者均携带 *MYO15A* 基因复合杂合突变:c.8375T>C(p.Val2792Ala)和 c.5825+3G>A,其中 c.8375T>C 来自父亲,c.5825+3G>A来自母亲,父母亲均为杂合突变携带者。随后采用 Sanger 测序法对以上结果进行验证,查阅相关网站和文献,未见 c.8375T>C 和 c.5825+3G>A 突变报道。*MYO15A* 基因是已知的常染色体隐性遗传性听力损失相关基因,该基因突变引起语前重度-极重度感音神经性听力损失 DFNB3。

思路2:*MYO15A* c.8375T>C 和 c.5825+3G>A 突变的致病证据探讨:①c.8375T>C 和 c.5825+3G>A 在各个物种间序列保守;②根据 Berkeley Drosophila Genome Project(Fruitfly)的预测结果,c.5825+3G>A 突变可引起剪切位点识别指数由 0.58 提高到 0.96,提示该突变可能影响 *MYO15A* 的剪切;③根据 SIFT 和 Polyphen2 预测结果,c.8375T>C 为有害变异;④公共数据库及108 个汉族正常听力个体中未见以上两个突变的携带。以上证据显示c.8375T>C 和 c.5825+3G>A 是致聋突变的可能性较大。

【问题3】 如何进行类似家庭的遗传咨询

思路1:按常染色体隐性遗传咨询要点进行

思路2:先证者父母风险评估

先证者父母为 *MYO15A* 突变携带者,虽携带有基因突变,但不发病。再生育听力损失下一代的风险为 25%,可行产前诊断或胚胎植入前诊断进行预防。

思路3:先证者同胞风险评估

携带同一隐性遗传基因上的突变的夫妻(如先证者父母)生育,其后代 1/4为患者,1/2 为表型正常的突变携带者,携带突变的个体婚育前应该携配偶进行基因检测和遗传咨询;1/4 为野生型,基因型表型均正常。

思路4:先证者后代风险评估

先证者后代 100% 携带突变。如先证者配偶同为 *MYO15A* 基因相关性听力损失,后代听力损失风险可达 100%;如先证者配偶为 *MYO15A* 基因突变携带者,后代听力损失风险可达 50%;如先证者配偶基因型及表型均正常,后代发生遗传性听力损失的风险极低。

【问题4】 该家系先证者仍生育听力损失后代,原因分析

图示患者家系更新图(图 2-2-8)。

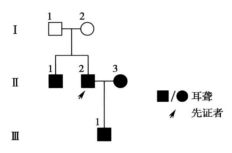

图 2-2-8　患者家系图更新

推测先证者配偶有可能为 *MYO15A* 致聋个体,携带 *MYO15A* 复合杂合或纯合突变。但先证者配偶为语后聋,8 岁发病,与 *MYO15A* 的听力损失表型不一致,此可能性较小。先证者配偶可能为 *MYO15A* 致病突变携带者,携带 *MYO15A* 杂合突变。

思路1:先证者听力损失后代的基因型分析。采用全外显子组测序对Ⅲ1 患者进行分析,显示其携带 *MYO15A* c.5531+1G>C 和 c.8375T>C 复合杂合突变。经 Sanger 测序验证,两个突变分别来源于母亲和父亲。c.5531+1G>C 突变为已报道的致病突变。

思路2:先证者配偶 *MYO15A* 分析。采用二代测序的方式对先证者配偶进行 *MYO15A* 基因变异分析,发现其只携带 c.5531+1G>C 剪切位点突变。先证者配偶并非 *MYO15A* 突变致聋,病因还有待进一步分析。

【问题5】 先证者家庭再生育如何预防听力损失

先证者家庭再生育仍有 50% 概率会发生 *MYO15A* 基因突变致聋的情况。该家庭再生育前可通过胚胎植入前诊断或产前诊断进行预防。

（高　雪）

临床病例摘要 2

患儿,男,5 岁,17 个月时发现感音神经性听力损失,生长和智力发育均正常。查体:皮肤、毛发、眼睛色泽正常,双侧鼓膜完整、标志清楚。父母听力正常,无家族史。特来解放军总医院就诊,以期查明听力损失的原因。

【问题 1】 病例特点及遗传方式

常染色体隐性遗传方式可能性大。

【问题 2】 如何明确分子诊断

思路 1:对该患儿采用二代测序的方法,检测已知耳聋基因的变异情况。结果显示该患儿携带 *MYO15A* 基因 c. 10419_10423delCAGCT(p. Ser3474Profs * 42)/c. 10250_10252delCCT(p. Ser3417del) 复合杂合突变,c. 10419_10423delCAGCT 可以引起蛋白产物提前终止,在 ACMG 变异解读指南中,此变异属于强致病证据。此两个变异在本诊断中心的听力损失患者中多次被检测到(数据未报道),也有文献报道 c. 10250_10252delCCT 变异在中国听力损失患者中检出。Sanger 测序验证结果显示,患儿母亲携带 c. 10419_10423delCAGCT 突变,患儿父亲携带 c. 10250_10252delCCT 突变,从而明确了患儿的分子诊断。

思路 2:本中心耳聋基因检测数据显示,除了常见的 *GJB2*,*SLC26A4* 及线粒体 *12SrRNA* 基因外,*MYO15A* 基因突变在听力损失患者的检出率较高,其他检出率较高的耳聋基因包括 *USH2A*、*TMC1*、*PCDH15*、*CDH23*、*MITF*、*MYO7A*、*LOXHD1*、*OTOF* 等。

【问题 3】 如何进行类似家庭的遗传咨询

思路 1:按常染色体隐性遗传咨询要点进行。

思路 2:先证者父母风险评估

先证者父母为 *MYO15A* 突变携带者,虽携带有基因突变,但不发病。再生育听力损失下一代的风险为 25%。

思路 3:先证者同胞风险评估

携带同一隐性遗传基因上的突变的夫妻(如先证者父母)生育,其后代 1/4 为患者,1/2 为表型正常的突变携带者,携带突变的个体婚育前应该携配偶进行基因检测和遗传咨询;1/4 为野生型,基因型表型均正常。

思路 4:先证者后代风险评估

先证者后代 100%携带突变。如先证者配偶同为 *MYO15A* 基因相关性听力损失患者,后代听力损失风险可达100%;如先证者配偶为 *MYO15A* 基因突变携带者、表型正常,后代听力损失风险可达50%;如先证者配偶基因型及表型均正常,后代发生遗传性听力损失的风险极低。

思路5:预防

MYO15A 基因突变导致的听力损失发病早、症状重,先证者父母再生育风险达25%,本例家庭再生育前应行产前诊断或胚胎植入前诊断。

（吴婕　戴朴）

4. *GJB2* 基因 c. 109 G>A 突变致聋——表型高度变异的代表
临床病例摘要 1

男性,35岁,无意间发现听力比正常人差,来解放军总医院耳鼻咽喉头颈外科门诊就诊。无眩晕耳鸣等不适,无耳流脓、流水等症状。生长和智力发育均正常,言语发育正常。否认耳毒性药物用药史,无听力损失家族史。查体:耳郭无畸形,外耳道通畅,鼓膜完整、标志清晰、无充血及内陷。纯音测听显示双侧轻度-中度感音神经性听力损失。图示患者听力图（图2-2-9）。

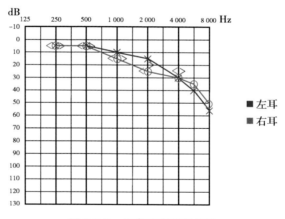

图 2-2-9　患者纯音测听结果

临床病例摘要 2

男性,26岁,发现听力差多年拟结婚来诊。听力下降无进展,不伴耳鸣。无眩晕耳鸣等不适,无耳流脓、流血等症状。个别音发音不清,大声交流无障碍。否认耳毒性药物用药史,无听力损失家族史。查体:耳郭无畸形,耳道通畅,鼓膜完整、标志清晰、无充血及内陷。纯音测听显示双侧中度感音神经性听力损失。图示患者纯音测听结果（图2-2-10）。

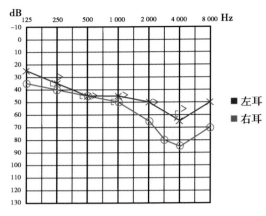

图 2-2-10　患者纯音测听结果

临床病例摘要 3

男性,3 岁半,出生后听力筛查未通过。5 月大时经听力诊断确诊为极重度感音神经性听力损失。无眩晕耳鸣等不适,无耳流脓、流血等症状。生长和智力发育均正常,出生 6 个月起配戴助听器,助听效果可,言语发育好于预期。否认耳毒性药物用药史,无听力损失家族史。查体:耳郭无畸形,外耳道通畅,鼓膜完整、标志清晰、无充血及内陷。颅脑 MRI 及内耳水成像均未见异常。图示患者纯音测听结果(图 2-2-11)。

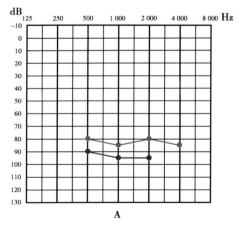

A

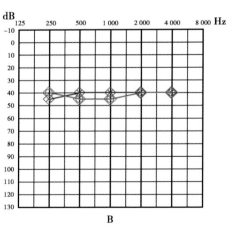

B

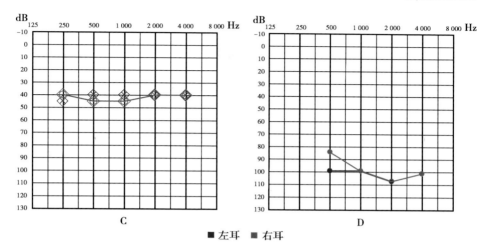

图 2-2-11 患者纯音测听结果
A. 患者 5 月龄时裸耳听力图 B. 患者 6 月龄时助听听力图 C. 患者 8 月龄时助听
听力图 D. 患者 1 岁时裸耳听力图

【问题 1】病例特点

三名先证者听力损失均为双侧,病例 1 听力损失程度轻微,无意间发现,否认突发性听力损失,不除外先天因素致聋。病例 2 发现听力差多年,无进展,程度中等,也不除外先天性听力损失,病例 3 先证者听力损失为先天性极重度听力损失。三名患者查体未见明显异常,可初步排除中耳炎、外伤、药物性听力损失等因素致聋。先天性感音神经性听力损失有 60% 与遗传因素相关,患者未伴有其他器官(如皮肤、毛发、骨骼等)及系统疾病,父母等直系三代亲属中无听力损失患者,这种情况下常染色体隐性遗传非综合征型听力损失的可能性最大。

【问题 2】如何明确分子诊断

对病例 1 和病例 2 患者进行常见耳聋基因(*GJB2*、*SLC26A4*、线粒体 *12SrRNA*)测序,结果提示两名先证者均携带 *GJB2* 基因 c.109G > A(p. Val37Ile)纯合突变,并且经证实突变来自各自父母。病例 3 经新生儿基因筛查(4 个基因 9 个位点)结果阴性,为明确是否遗传因素致聋,进一步对患儿及其父母进行 167 个耳聋基因二代测序,结果患儿携带 *GJB2* 基因 c.109G> A 纯合突变,其父母分别为该突变携带者。其他基因上未发现基因型表型共分离的致病突变。病例 3 极重度听力损失但助听效果尚可。

【问题3】 如何进行类似家庭的遗传咨询

思路1:按常染色体隐性遗传咨询要点进行。

思路2:先证者父母风险评估

先证者父母为 *GJB2* 突变携带者,虽携带有基因突变,但不发病。再生育听力损失下一代的风险为25%。

思路3:先证者同胞风险评估

携带同一隐性遗传基因上的突变的夫妻(如先证者父母)生育,其后代1/4为患者,1/2为表型正常的突变携带者,携带突变的个体婚育前应该携配偶进行基因检测和遗传咨询;1/4为野生型,基因型表型均正常。

思路4:先证者后代风险评估

先证者后代100%携带突变。如先证者配偶同为 *GJB2* 基因相关性听力损失患者,后代听力损失风险可达100%;如先证者配偶为 *GJB2* 基因突变携带者、表型正常,后代听力损失风险可达50%;如先证者配偶基因型及表型均正常,后代发生遗传性听力损失的风险极低。

思路5:预防

由于 *GJB2* 基因 c.109G>A 突变导致的听力损失表型程度可从正常、轻度、中度到重度极重度不等,结合伦理学规定,不建议针对此位点进行产前诊断。高危人群可考虑胚胎植入前诊断。

(袁永一)

5. *SLC26A4* 基因突变致聋

临床病例摘要

患者男性,12岁,出生时听力筛查未通过,1岁时听力学检查显示双耳ABR阈值97dB nHL,诊断为极重度感音神经性听力损失,颞骨CT显示双侧前庭水管扩大,已行人工耳蜗植入,语言发育好。无听力损失家族史。为明确病因来诊。图示先证者颞骨CT(图2-2-12)。

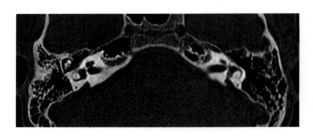

图2-2-12 先证者颞骨CT表现

【问题1】 根据上述资料,患者最可能的诊断是什么

思路1:患者极重度感音神经性听力损失,CT 显示前庭水管扩大畸形,可明确诊断为大前庭水管综合征。

思路2:大前庭水管综合征是一种常染色体隐性遗传性疾病,该家系除先证者外没有类似表型患者,先证者父母亲可能为携带者。

【问题2】 怎样对该家系先证者进行分子遗传学诊断

大前庭水管综合征由 *PDS*(Pendred syndrome,PDS)基因缺陷导致,*PDS* 基因又称 *SLC26A4* 基因。因表型特异,基因型明确,可对该病患者直接进行 *SLC26A4* 基因检测,检测到纯合或复合杂合突变即能明确其分子病因。

对该家系先证者首先采用 Sanger 测序方法进行 *SLC26A4* 基因编码外显子序列测定,发现 c.919-2A>G 纯合突变,其父母均为 c.919-2A>G 杂合突变携带者,该突变是已知的中国人群中的 *SLC26A4* 基因常见致病突变。

【问题3】 大前庭水管综合征的遗传咨询要点

思路1:遵循常染色体隐性遗传咨询的要点。先证者要避免与同是由 *SLC26A4* 突变导致的听力损失者(即大前庭水管综合征患者)婚配,否则生育患病后代的概率为 100%,如果其配偶携带有一个 *SLC26A4* 基因致聋突变,则他们的后代将有 50% 的概率为大前庭水管综合征患者。

思路2:先证者父母风险评估

若先证者父母经 *SLC26A4* 基因检测已确定为 *SLC26A4* 基因突变携带者,该父母再生育患儿的风险为 25%,可通过产前诊断或胚胎植入前诊断进行预防。

思路3:先证者同胞风险评估

先证者的同胞有 50% 的概率携带致病突变;家族内其他成员生育前亦应进行 *SLC26A4* 基因检测,以早期发现危险因素并采取预防及干预措施。

思路4:先证者后代风险评估

先证者后代 100% 携带突变。如先证者配偶同为 *SLC26A4* 基因相关性听力损失患者,后代听力损失风险可达 100%;如先证者配偶为 *SLC26A4* 基因突变携带者、表型正常,后代听力损失风险可达 50%;如先证者配偶基因型及表型均正常,后代发生遗传性听力损失的风险极低。

建议携带 *SLC26A4* 基因突变的听力正常个体婚配或生育前进行基因检

测和遗传咨询。

【问题4】 大前庭水管综合征如何治疗

此病一旦出现听力减退,及时按突发性听力损失进行治疗,能在一定程度上延缓听力在短期内急速下降。对于中度听力损失患者可以验配助听器,对于重度-极重度听力损失患者可进行人工耳蜗植入。

（黄莎莎）

6. *SLC26A4* 基因突变+CNV 致聋

临床病例摘要 1

患者,女,3 岁,出生时听力筛查未通过,3 岁时外院诊断为感音神经性听力损失,颞骨 CT 显示双侧前庭水管扩大。家族中姑姑听力异常,先证者父亲担心携带致聋基因曾行常见耳聋基因检测,发现 *SLC26A4* 基因存在 c. 2168A>G 杂合突变,先证者母亲随后进行了 *SLC26A4* 基因全序列测序,未发现明确致病突变。为明确先证者为何出现前庭水管扩大而就诊。

【问题1】 先证者是否为大前庭水管综合征

先证者复查颞骨 CT,与外院诊断结果一致,前庭水管扩大畸形,可明确诊断为大前庭水管综合征。

【问题2】 前期父亲基因诊断为 *SLC26A4* 基因突变携带者,母亲没有发现突变,孩子为什么会发生前庭水管扩大

思路 1:父母前期耳聋基因诊断再分析。前期父母 *SLC26A4* 基因检测均采用一代测序,主要检测编码区外显子和剪切位点。不能检测到编码区外是否有突变,也不能检测到大片段缺失。此家系中,父亲确定为此基因突变携带者,母亲全序列分析虽然未发现致病突变,也不能 100% 排除母亲此基因完全正常。

思路 2:先证者和母亲基因再分析。目前明确的大前庭水管综合征的责任基因是 *SLC26A4*。对先证者和其母亲 *SLC26A4* 基因全序列进行捕获、二代测序,结果发现外显子 1、外显子 2 和部分外显子 3 存在杂合缺失。qPCR 验证显示先证者和其母亲均携带此缺失。图示二代检测结果(图 2-2-13)及qPCR 验证结果(图 2-2-14)。

思路 3:此家系基因综合分析。此家庭中先证者父亲携带 *SLC26A4* 基因

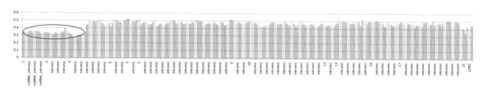

图 2-2-13　先证者二代测序结果

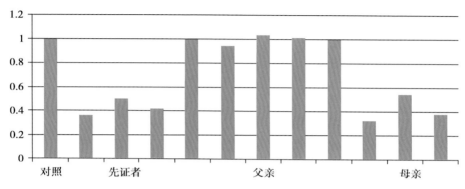

图 2-2-14　先证者及其父母 qPCR 验证结果

c. 2168A>G 杂合突变,母亲携带 *SLC26A4* 基因 exon1-3 杂合缺失,先证者因为同时携带这两个变异而表现为大前庭水管综合征。因此,先证者的临床诊断和分子诊断是明确的。母亲携带此基因的大片段缺失,无法通过一代测序检测出。

【问题3】 存在 *SLC26A4* 基因的大片段缺失突变的家庭如何预防生育听力损失后代

　　此类家庭与其他分子诊断明确的大前庭水管综合征家庭一样,可以通过产前诊断或胚胎植入前诊断预防生育听力损失后代,但产前诊断或胚胎植入前诊断中实施的检测技术有所不同。

【问题4】 类似病例如何进行遗传咨询

　　如果家庭中有听力损失患者,并且颞骨 CT 明确诊断为大前庭水管综合征,经过基因检测不管是否发现纯合或复合杂合突变,仍然认为该病主要由 *SLC26A4* 基因突变导致。如果只检测到单杂合突变或一个突变都没有检测到,则极有可能存在 *SLC26A4* 基因大片段缺失或目前尚未被认识到的突变,父母再生育仍有 25% 的概率生育患大前庭水管综合征的后代,而并非检测不到突变,就可以排除基因问题。

其他咨询要点同其他隐性遗传性听力损失。

（黄莎莎）

临床病例摘要2

患儿,女,4 岁,双耳感音神经性听力损失,颞骨 CT 显示双侧前庭水管扩大。父母听力正常,无家族史,特来就诊以期查明孩子听力损失原因。

【问题1】 病例特点及遗传方式

该患儿双耳感音神经性听力损失,颞骨 CT 显示前庭水管扩大,可明确诊断为大前庭水管综合征。该病按隐性遗传方式在代际间传递。

【问题2】 如何明确分子诊断

目前已知 *SLC26A4* 基因为大前庭水管综合征的责任基因,此基因上致病的序列变异和结构变异都可以导致疾病表型。因此,临床上可采用二代测序的方法检测 *SLC26A4* 基因全序列的变异情况。经检测,该先证者携带 *SLC26A4* 基因 c. 1614+1G>A 杂合突变及 chr7:107301080-107306400 区域(包括 *SLC26A4* 基因 1~3 号外显子)杂合缺失。Sanger 测序法对患儿父母进行测序,结果显示:患儿 c. 1614+1G>A 杂合突变来源于母亲,qPCR 结果提示患儿 chr7:107301080-107306400 区域杂合缺失来源于父亲。从而明确患儿听力损失的分子诊断。图示 qPCR 验证结果(图 2-2-15)。

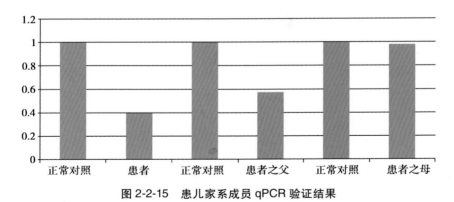

图 2-2-15 患儿家系成员 qPCR 验证结果

【问题3】 如何进行类似家庭的遗传咨询

思路1:按常染色体隐性遗传咨询要点进行

思路 2：先证者父母风险评估

先证者父母为 *SLC26A4* 基因突变携带者，虽携带有基因突变，但不发病。再生育听力损失下一代的风险为 25%。

思路 3：先证者同胞风险评估

携带同一隐性遗传基因上的突变的夫妻（如先证者父母）生育，其后代 1/4 为患者；1/2 为表型正常的突变携带者，携带突变的个体婚育前应该携配偶进行基因检测和遗传咨询；1/4 为野生型，基因型表型均正常。

思路 4：先证者后代风险评估

先证者后代 100% 携带突变。如先证者配偶同为 *SLC26A4* 基因相关性听力损失患者，后代听力损失风险可达 100%；如先证者配偶为 *SLC26A4* 基因突变携带者、表型正常，后代听力损失风险可达 50%；如先证者配偶基因型及表型均正常，后代发生遗传性听力损失的风险极低。

思路 5：预防

先证者父母再生育风险达 25%，本例家庭再生育前应行产前诊断或胚胎植入前诊断。

（吴婕　戴朴）

7. *STRC* 基因 CNVs 致聋

临床病例摘要 1

患儿，女性，5 岁，自幼听力筛查未通过，母亲孕期和分娩过程无特殊。否认耳毒性药物用药史，无听力损失家族史。生长和智力发育均正常。耳科查体无特殊。主观及客观测听提示双侧中度感音神经性听力损失。颞骨 CT 检查未见结构畸形。下表示患者 ABR 阈值、潜伏期及 40Hz-AERP 检测结果（表 2-2-1），图示患者 ASSR 检测结果（图 2-2-16）。

表 2-2-1　患者 ABR 阈值、潜伏期及 40Hz-AERP 检测结果

	左耳(L)	右耳(R)
ABR 阈值	50dBnHL	40dBnHL
ABR 潜伏期(80dBnHL)	Ⅰ = 1.50ms	Ⅰ = 1.48ms
	Ⅲ = 4.08ms	Ⅲ = 3.95ms
	V = 5.93ms	V = 5.83ms
	Ⅰ-V 间期正常	Ⅰ-V 间期正常
40Hz-AERP	50dBnHL	50dBnHL

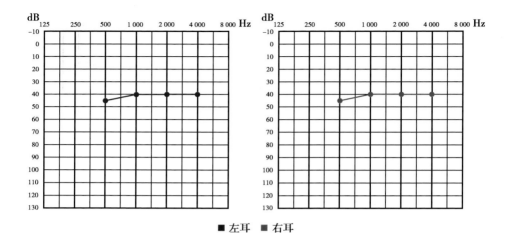

图 2-2-16　患者 ASSR 检测结果

临床病例摘要 2

患儿,男性,12 岁,发现听力差 1 年,母亲孕期和分娩过程无特殊。否认耳毒性药物用药史,无听力损失家族史。无耳流脓、流水等症状。生长和智力发育均正常。查体:耳郭无畸形,外耳道通畅,鼓膜完整、标志清晰、无充血及内陷。纯音测听及客观测听显示双侧中度感音神经性听力损失。颞骨 CT 检查未见结构畸形。图示患者纯音测听结果(图 2-2-17)。

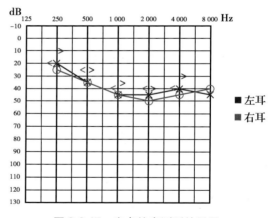

图 2-2-17　患者纯音测听结果图

临床病例摘要 3

患儿,女性,9 岁,发现听力差就诊于解放军总医院耳鼻咽喉头颈外科,母亲孕期和分娩过程无特殊。否认耳毒性药物用药史,无听力损失家族史。生长和智力发育均正常。耳科查体无特殊。游戏测听显示双侧中度感音神经性听力损失。颞骨 CT 检查未见结构畸形。图示患者纯音测听结果(图 2-2-18)。

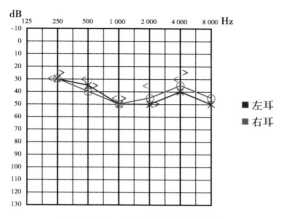

图 2-2-18　患者纯音测听结果

临床病例摘要 4

　　患儿,男性,7 岁,发现听力差 1 年,母亲孕期和分娩过程无特殊。否认耳毒性药物用药史,无听力损失家族史。生长和智力发育均正常。耳科查体无特殊。游戏测听显示双侧中度感音神经性听力损失。颞骨 CT 检查未见结构畸形。图示患者纯音测听结果(图 2-2-19)。

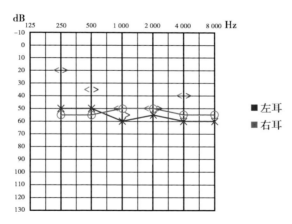

图 2-2-19　患者纯音测听结果

【问题 1】病例特点

　　四名先证者听力损失均为双侧对称性、非进展性、中度感音神经性听力损失。病例 1 先证者听力损失明确为先天性,病例 2~4 因家长发现孩子听力差而就诊,经询问病史及查体排除突发性听力损失、前庭水管扩大等及中耳炎、外伤、药物性听力损失等因素致聋,不除外先天因素致聋。家族中均无同类患者,如为遗传因素导致,常染色体隐性遗传可能性最大。

【问题2】 如何明确分子诊断

病例1直接进行已知耳聋基因二代测序,病例2~4患者进行常见耳聋基因(*GJB2*、*SLC26A4*、线粒体 *12SrRNA*)一代测序无异常发现后进一步进行已知耳聋基因二代测序。四名患者经二代测序均提示 *STRC* 基因纯合缺失。结果经 MLPA 验证可靠。图示 CNV 验证结果(图 2-2-20)。

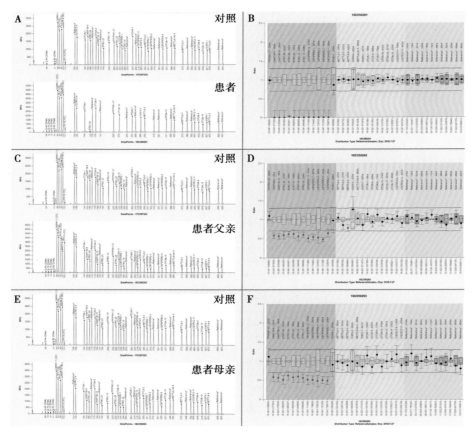

图 2-2-20　MLPA 验证 *STRC* 基因 CNV
A. 电泳图示患者染色体 15q15.3 区域纯合缺失,该区域包括 *CKMT1B*、*STRC*、*CATSPER2* 基因　B. 比率值箱线图示患者染色体 15q15.3 区域纯合缺失　C. 电泳图示患者父亲染色体 15q15.3 区域杂合缺失　D. 比率值箱线图示患者父亲染色体 15q15.3 区域杂合缺失　E. 电泳图示患者母亲染色体 15q15.3 区域杂合缺失　F. 比率值箱线图示患者母亲染色体 15q15.3 区域杂合缺失　B、D 和 F. 荧光信号强度介于 0.7~1.3 之间为正常,阳性样本荧光信号减低

【问题3】 如何进行类似家庭的遗传咨询

思路1:按常染色体隐性遗传咨询要点进行

思路2:先证者父母风险评估

先证者父母为 *STRC* 基因 CNV 携带者,不发病。再生育听力损失下一代的风险为 25%。

思路3:先证者同胞风险评估

携带同一隐性遗传基因上的突变的夫妻(如先证者父母)生育,其后代 1/4 为患者,1/2 为表型正常的突变携带者,携带突变的个体婚育前应该携配偶进行基因检测和遗传咨询;1/4 为野生型,基因型表型均正常。

思路4:先证者后代风险评估

先证者后代 100% 携带突变。如先证者配偶同为 *STRC* 基因相关性听力损失患者,后代听力损失风险可达 100%;如先证者配偶为 *STRC* 基因突变携带者、表型正常,后代听力损失风险可达 50%;如先证者配偶基因型及表型均正常,后代发生遗传性听力损失的风险极低。

思路5:预防

由于 *STRC* 基因异常导致的听力损失为轻中度,可以通过配戴助听器获得听力补偿。结合伦理学规定,不建议针对此位点进行产前诊断。高危人群可考虑胚胎植入前诊断。

（袁永一）

8. *PCDH15* 基因突变致聋

临床病例摘要

患儿,男,2 岁,双耳重度感音神经性听力损失。父母听力正常,无家族史,来诊希望查明孩子听力损失的原因。

【问题1】 病例特点及遗传方式

此患儿的听力损失表现为先天性双侧感音神经性听力损失,不伴有其他系统问题,初步确定为非综合征型听力损失,但是其遗传方式却有多种可能。

【问题2】 如何明确分子诊断

对于此类散发听力损失患者,没有影像检查结果可供参考,可能涉及的相关耳聋基因众多,因此采用二代测序检测 168 个耳聋基因的变异情况。结果显示，患者携带 PCDH15 基因 c.3600T>G/c.1707delA 复合杂合突变。c.3600T>G 导致氨基酸改变 p.Tyr1200＊。c.1707delA 导致氨基酸改变 p.Val571Trp fs＊3。该两变异不属于多态性位点，在人群中发生频率极低，在 HGMD 专业版数据库中未见报道。对患儿父母进行该两突变位点 Sanger 测序，结果显示：患儿 c.3600T>G 突变来源于母亲，c.1707delA 突变来源于父亲，从而明确患儿的基因诊断。已知耳聋基因中，PCDH15 基因突变检出率相对较高，其突变可导致 DFNB23 型听力损失。

【问题3】 如何进行类似家庭的遗传咨询

思路1：按常染色体隐性遗传咨询要点进行

思路2：先证者父母风险评估

先证者父母为 PCDH15 突变携带者，虽携带有基因突变，但不发病。再生育听力损失下一代的风险为 25%。

思路3：先证者同胞风险评估

携带同一隐性遗传基因上的突变的夫妻（如先证者父母）生育，其后代 1/4 为患者，1/2 为表型正常的突变携带者，携带突变的个体婚育前应该携配偶进行基因检测和遗传咨询；1/4 为野生型，基因型表型均正常。

思路4：先证者后代风险评估

其后代 100% 携带突变。如先证者配偶同为 PCDH15 基因相关性听力损失患者，后代听力损失风险可达 100%；如先证者配偶为 PCDH15 基因突变携带者、表型正常，后代听力损失风险可达 50%；如先证者配偶基因型及表型均正常，后代发生遗传性听力损失的风险极低。

思路5：预防

由于 PCDH15 突变导致的听力损失发病早、症状重，且生育风险高达 25%，本例家庭再生育前应行产前诊断或胚胎植入前诊断。建议先证者进行人工耳蜗植入。

（吴婕　戴朴）

第三节　X 染色体遗传非综合征型
听力损失案例分析

一、X 连锁显性遗传性听力损失——*SMPX* 基因突变致聋

正常女性有两条 X 染色体，X 连锁显性时纯合子和杂合子都表现为疾病，故女性的发病率一般为男性的 2 倍。由于群体中致病基因频率很低，女性纯合子的概率很小，临床多见的女性一般都是患病杂合子。女性杂合子患者由于还存在一个正常的等位基因，在不完全显性的情况下病情一般比男性轻，且差异较大。另外，由于 X 染色体随机失活，当带有致病基因的 X 染色体失活时病情较轻，反之则较重。男性只有一条 X 染色体，Y 染色体上缺少相应的等位基因，故男性 X 染色体上的基因是不成对的，只有成对等位基因中的一个，称为半合子（hemizygote）。其 X 染色体上的基因有变异即表现出疾病，且病情较重。男性 X 染色体的致病基因只能从母亲传递而来，又只能传递给女儿，不会传递给儿子，称之为交叉遗传（criss-cross inheritance）。

遗传特征　典型的 X 连锁显性遗传方式有如下特点：①群体中女性患者数目多于男性患者，一般约为男性患者的 2 倍，但女性患者病情通常较男性轻；②患者双亲中必有一方患病，如果双亲均不患病，则致病基因为新生变异；③由于存在交叉遗传，男性患者的女儿全部患病，儿子全部正常，女性患者（杂合子）的子女中各有 1/2 的风险患病；④系谱中常可见疾病呈连续传递，但绝无父子传递（male-male transmission），可以据此与常染色体显性遗传相区别。

婚配类型及子代发病风险的预测　X 连锁显性遗传时，可以用 X^A 代表 X 染色体上变异的显性致病基因，则女性患者的基因型为 X^AX^A 或 X^AX，多为杂合子患者 X^AX，男性患者的基因型为 X^AY。临床上最常见的婚配类型为女性杂合子患者（X^AX）与正常男性（XY）之间的婚配，其子女中男女均有 1/2 的发病风险；男性患者（X^AY）与正常女性（XX）之间婚配，其后代中女性全部为患者，男性则全部正常。

1. 听力损失家系 *SMPX* 基因突变致聋

临床病例摘要

一名女性,28 岁,孕 16 周,因"双耳渐进性听力下降 7 年"来解放军总医院耳鼻咽喉头颈外科就诊。初步病史采集如下:

患者 21 岁双耳开始出现渐进性听力下降,无眩晕耳鸣等不适,无耳流脓、流血等症状。生长和智力发育均正常,言语发育正常,现配戴助听器。查体:皮肤、毛发、眼睛色泽正常,双侧鼓膜完整、标志清楚。纯音测听显示左侧中度、右侧重度感音神经性听力损失。因怀孕未进行颞骨 CT 检测。无耳毒性药物应用史,有听力损失家族史。图示先证者听力图(图 2-3-1)。

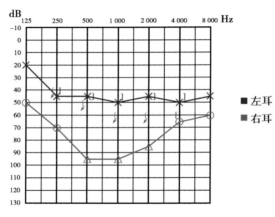

图 2-3-1　先证者听力图

【问题 1】孕妇希望知道胎儿是否会有听力损失,如何遗传咨询

思路 1:患者的致聋原因尚不明确,目前妊娠 16 周。对致聋原因不明确的家系,不能对孕妇进行产前检测。首先采集孕妇家系样本进行耳聋基因诊断,明确孕妇家系听力损失的病因,针对明确的致聋病因才可以对胎儿进行产前诊断。

思路 2:告知孕妇及家属,如果孕妇不能及时准确进行耳聋基因诊断,则无法进行胎儿耳聋基因产前检测,如果出生后孩子出现听力损失,可根据听力损失情况选择助听辅助装置。

【问题2】 该家系特点及遗传方式

思路1：先证者的表型特点

患者唯一症状为左侧中度、右侧重度感音神经性听力损失，并呈现迟发性渐进性下降，据此可排除中耳炎、外伤及综合征型听力损失。

思路2：患者家系表型特点及可能的遗传模式

详细询问家族史，家系中男性患者儿童期发病，听力损失程度为重度感音神经性听力损失。女性患者均为迟发性听力下降，听力损失程度较男性患者轻，从系谱图看该家系符合X染色体或者常染色体显性遗传谱系特点。图示患者家系图（图2-3-2）及家系听力检测结果（图2-3-3）。

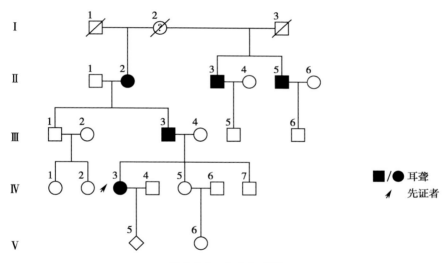

图 2-3-2 患者家系图

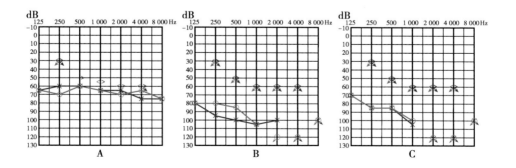

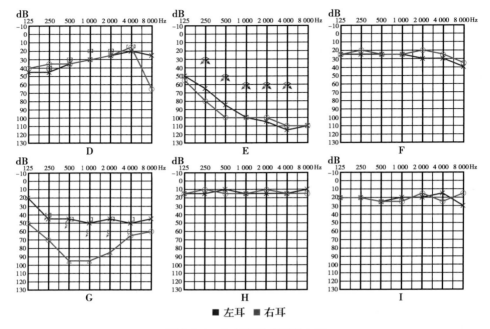

图 2-3-3　患者家系成员听力图

A 奶奶Ⅱ:2,B 奶奶大弟Ⅱ:3,C 奶奶小弟Ⅱ:5,D 大伯Ⅲ:1,E 父亲Ⅲ:3,F 母亲Ⅲ:4,G 先证者Ⅳ:3,H 妹妹Ⅳ:5,I 弟弟Ⅳ:7

【问题3】如何明确分子诊断

思路1:如何选择家系样本进行检测

明确的遗传病理学特征是进行遗传检测的基础,能指导临床医师选择合适的遗传检测技术,从而制定高效而经济的检测流程。对听力损失家系先进行已知耳聋基因检测和分析,第一次送检样本选择先证者进行耳聋基因二代检测,先证者的父亲(听力损失)、大伯(听力正常)和奶奶(迟发性听力损失)进行验证。

经检测发现先证者携带三个可能致病变异:*FLNA* 基因 c.1243G > A(p.Glu415Lys)、*SMPX* 基因 c.29dupA(p.Asn10Lysfs * 3)、*WFS1* 基因 c.1957C>T(p.Arg653Cys),前两者是 X 染色体显性遗传模式,第三个是常染色体显性遗传模式。三个变异既往均未见致病性报道。

随后采用 PCR 和 Sanger 测序法对其他三位家系成员进行三个基因变异直接测序,经过分离分析验证,*WFS1* 基因 c.1957C>T(p.Arg653Cys)不符合表型基因型共分离,*FLNA* 基因 c.1243G > A(p.Glu415Lys)和 *SMPX* 基因

c. 29dupA(p. Asn10 Lysfs * 3)两个变异在已送检的四个家系样本验证中均存在表型基因型共分离。

思路 2：针对二代测序确定的多个可能致病的变异如何进一步分析

对于先证者家系检出的两个变异位点,既往均无致病性报道,通过软件预测均有致病性,需要通过扩大家系样本检测,明确其致病性。笔者团队与患者家庭其他人员沟通获得允许后,对家庭其他听力损失患者(奶奶大弟弟、奶奶小弟弟)和听力正常家庭成员(爷爷、妈妈、弟弟、妹妹及外甥女)进行听力检测和样本采集。经过扩大家系样本检测后,提示 *SMPX*、*FLNA* 基因均不符合表型基因型分离现象。下表显示家系成员临床表现及 *SMPX*、*FLNA*、*WFS1* 基因变异检测结果(表 2-3-1)。

表 2-3-1　家系成员临床表现及 *SMPX*、*FLNA*、*WFS1* 基因检测结果

受检人			临床表现	*SMPX* 检测结果	*FLNA* 检测结果	*WFS1* 检测结果
M60	IV 3	先证者	不对称耳聋	杂合突变	杂合突变	杂合突变
M60-01	III 3	父亲	重度耳聋	半合子	半合子	杂合突变
M60-02	III 4	母亲	听力正常	无变异	无变异	无变异
M60-03	IV 5	妹妹	听力正常	杂合突变	杂合突变	杂合突变
M60-04	IV 7	弟弟	听力正常	无变异	无变异	杂合突变
M60-05	II 3	奶奶大弟弟	重度耳聋	半合子	无变异	无变异
M60-06	II 5	奶奶小弟弟	重度耳聋	半合子	无变异	无变异
M60-07	III 1	大伯	听力正常	无变异	无变异	杂合突变
M60-08	II 2	奶奶	中重度耳聋	杂合突变	杂合突变	无变异
M60-09	II 1	爷爷	听力正常	无变异	未检测	无变异
M60-10	V 2	外甥女	听力正常	无变异	未检测	杂合突变
表型-基因型				不符合	不符合	不符合

通过家系验证,*SMPX* 基因 c. 29dupA(p. Asn10Lysfs * 3)在家系患者中均检出,男性患者为半合子,女性患者为杂合子。家系中存在基因型一致的姐妹表型差异的现象,先证者(姐姐)为语后渐进性听力下降,目前为中度感音神经性听力损失,其妹妹听力正常。

思路3：对于基因型与表型存在差异、基因变异位点致病性强的分析思考

通过家系验证，先证者检出的三个基因变异位点均不符合基因型及表型共分离，然而 SMPX 基因 c.29dupA（p.Asn10Lysfs＊3）导致蛋白质截短，按 ACMG 指南考虑该变异为疑似致病变异（likely pathogenic）。家系检测中所有患者均携带这个变异，但携带这一变异的姐妹，听力表型却存在差异，是否与 X-染色体失活导致女性表型差异有关？

带着问题笔者进行了文献回顾，检索发现已有 5 篇携带 SMPX 基因变异的听力损失家系报道。文献报道携带 SMPX 基因致病变异的听力表型存在以下特点：①渐进性听力下降，由高频听力下降向全频听力下降发展，无其他肌肉功能异常报道；②男性患者儿童期发病，基因型表型共分离；③女性患者听力表型（发病年龄、听力曲线）差异大，听力损失程度较男性患者轻，其中一个家系报道携带同一变异的同卵双生姐妹，一个单侧听力损失，一个听力正常。

本家系中男性患者儿童期发病，听力均为重度-极重度听力损失；携带同一变异的女性个体听力损失程度较男性患者轻，与文献报道的情况相似。笔者团队对先证者及其妹妹进行 X-染色体失活偏倚检测，先证者和妹妹都属于 X-染色体轻度非随机失活，先证者来自母亲的 X 染色体失活程度更严重，携带变异位点的父源 X 染色体为主要活性；听力正常的妹妹来自父亲的 X 染色体失活程度更严重，来自母亲的 X 染色体表现出主要活性。因此，笔者团队认为 X 染色体失活是本家系姐妹听力表型差异的原因。

此案例提示，在 X-连锁遗传家系中，如果女性成员表型与基因型存在差异，要考虑 X-染色体失活现象，可以通过 X-染色体失活偏倚检测排除部分原因。因为既往文献报道，携带 SMPX 基因变异的女性听力下降发病年龄差异大，该家系中先证者奶奶自诉在 50 岁后出现明显听力下降，而先证者在 21 岁出现听力下降。先证者妹妹的听力仍需要随访。

【问题4】 如何进行类似家庭的遗传咨询

思路1：按 X 连锁显性遗传咨询要点进行

思路2：先证者父母风险评估

先证者父亲为 SMPX 基因变异致病患者，携带基因变异并表现出听力下降症状。先证者父母再生育时 SMPX 基因突变遗传给后代的风险为 50%。

思路3：先证者同胞风险评估

该突变由先证者父亲携带并向后代传递，先证者男性同胞不会携带该突

变,理论上听力正常,而女性同胞携带 *SMPX* 基因突变,听力表型可以出现程度差异,建议对女性同胞进行 X 染色体失活检测和长期听力随访。

思路4:先证者后代风险评估

先证者为女性,其将突变遗传给后代的风险为50%,再生育风险高。携带这个基因变异的男胎,出生后于儿童期发生重度极重度听力损失可能性大;携带这个基因变异的女胎,出生后听力表型存在差异。

思路5:预防

对有可能发生 X 染色体失活的基因突变,可以考虑胚胎植入前诊断,选取没有携带该变异的囊胚植入。

（蒋刘　高松　戴朴）

2. 散发听力损失患者 *SMPX* 基因突变致聋
临床病例摘要

男性,36 岁,因"双耳渐进性听力下降 7 年"来解放军总医院耳鼻咽喉头颈外科就诊。初步病史采集如下:

患者 20 岁起双耳出现明显听力下降,无眩晕耳鸣等不适,无耳流脓、流血等症状。生长和智力发育均正常,言语发育正常,现配戴助听器。查体:皮肤、毛发未见异常,眼睛巩膜及虹膜色泽正常,双侧鼓膜完整、标志清楚。纯音测听显示双侧中-重度感音神经性听力损失。颞骨CT检查未见异常。无耳毒性药物应用史,无听力损失家族史。图示患者听力图（图 2-3-4）及家系图（图 2-3-5）。

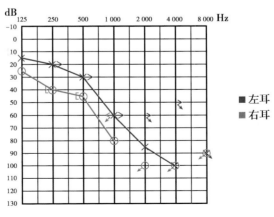

图 2-3-4　患者听力图

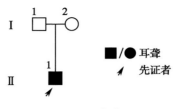

图 2-3-5　患者家系图

【问题 1】 该家系特点及遗传方式

思路 1:先证者的表型特点

患者唯一症状为双侧中-重度感音神经性听力损失,并呈现迟发性渐进性下降,据此可排除中耳炎、外伤及综合征型听力损失。

思路 2:患者家系表型特点及可能的遗传模式

详细询问家族史,先证者青春期后明显听力下降,目前听力损失程度为中-重度感音神经性听力损失。无听力损失家族史。散发家系考虑常染色体隐性遗传(复合杂合或纯合变异)、常染色体显性(*de novo* 变异)、X 染色体隐性遗传、X 染色体显性遗传(*de novo* 变异)等方式。信息筛选时运用多种组合方式。

【问题 2】 如何明确分子诊断

思路 1:如何选择家系样本进行检测

对听力损失小家系的致病基因检测和分析,可以选择对先证者进行已知耳聋基因二代测序 Panel 检测。

对该先证者,采用了 131 个已知耳聋基因编码区捕获、二代测序的方法,检测到 *SMPX* 基因 c.132+1G>T 突变,家系验证为新生变异,既往未见报道。根据高通量测序变异 reads 比例为 0.733,考虑存在嵌合现象。

思路 2:如何评估嵌合现象

同源嵌合体(mosaicism)是指遗传上不同的细胞类型或组织所组成的生物体,并且细胞来源于同一受精卵。嵌合的类型包括生殖细胞嵌合(germline mosaicism)、体细胞嵌合(somatic mosaicism)以及生殖细胞和体细胞均发生嵌合(gonosomal mosaicism)。

对于先证者血样中检出嵌合现象,建议取皮肤、毛发或者口腔黏膜等组织检测,明确体细胞嵌合情况。本案例先证者拒绝进一步检测。

【问题3】 如何进行类似家庭的遗传咨询

思路1：按X连锁显性遗传咨询要点进行

思路2：先证者父母风险评估

首先评估先证者父母是否存在同一变异的低比例嵌合现象。可选择dPCR方法检测父母DNA。如果一家三口同时送二代检测，可以通过变异碱基reads比例评估低比例嵌合体。本案例先证者父母未行进一步检测。一般情况下，先证者出现突变位点嵌合多发生于受精卵形成后，父母检测出嵌合的可能性低，再生育听力损失后代风险与正常人群相当。

思路3：先证者同胞风险评估

同胞发生听力损失的风险与正常人群概率相似。

思路4：先证者后代风险评估

先证者为男性，诊断为 *SMPX* 基因突变嵌合体，其遗传给女性后代的风险为100%。先证者男性后代不会携带该突变，理论上听力正常。而女性后代携带 *SMPX* 基因突变，听力表型可以出现程度差异，建议对女性同胞进行X染色体失活检测和长期听力随访。

思路5：预防

对有可能发生X染色体失活的基因，可以考虑胚胎植入前诊断，选取没有携带该变异的囊胚植入。

（蒋刘　袁永一）

二、X连锁隐性遗传性听力损失——*POU3F4*基因突变致聋

如果一种遗传病或性状的致病基因位于X染色体上，其变异基因呈隐性，这种遗传方式称为X连锁隐性遗传。X连锁隐性遗传时半合子男性只有一个等位基因，发生变异即表现出性状或疾病；而女性当致病基因纯合时才表现出性状或疾病，杂合状态下表型正常，但可以作为携带者将变异传递给后代。人类X连锁隐性遗传病较多，如假肥大性肌营养不良、红绿色盲、甲型血友病、乙型血友病、葡萄糖-6-磷酸脱氢酶缺乏症等。

遗传特征　典型的X连锁隐性遗传方式有如下特点：①群体中男性患者数目远多于女性患者，某些致病基因频率低的疾病家系中，往往只见到男性患者；②男性患者的致病基因由母亲传递而来，如果母亲不是携带者，则致病基因可能源自新生变异，也可能是由于母亲的生殖细胞嵌合；③携带者母亲再生育时，其儿子有1/2的风险患病，女儿有1/2的概率是携带者；④由于交叉遗传，男性患者的兄弟、外祖父、舅父、姨表兄弟、外甥、外孙等也有可能是患者；⑤如果出现女性患者，则有如下几种可能：父亲是患者同时母亲是携带

者;X 染色体丢失或重排导致女性半合子;遗传异质性。

婚配类型及子代发病风险的预测 X 连锁隐性遗传时,可以用 X^a 代表 X 染色体上变异的隐性致病基因,则男性患者的基因型为 X^aY,女性患者的基因型为 X^aX^a,女性杂合子携带者的基因型为 XX^a。所有携带致病基因变异的男性都发病,因而男性患者的发病率可以体现致病基因在群体中的频率。而女性纯合变异时才发病,因而女性患者的发病率是男性的发病率的平方,女性携带者的频率是男性发病率的 2 倍。

临床上最常见的婚配类型为表型正常的女性携带者(XX^a)与正常男性(XY)之间的婚配,子代中儿子有 1/2 的发病风险,女儿中有 1/2 为携带者,但不会发病。正常女性(XX)与半合子男性患者(X^aY)之间的婚配,其子女表型都正常,但由于交叉遗传,父亲的 X^a 一定会传给女儿,所有女儿均为携带者。偶尔能见到男性半合子患者(X^aY)与女性携带者(XX^a)之间的婚配,其儿子和女儿均有 1/2 的发病风险,表型正常的女儿均为携带者。

POU3F4 基因变异致聋

临床病例摘要

患儿,男性,6 岁,因"双耳极重度感音神经性听力损失"来解放军总医院耳鼻咽喉头颈外科就诊,拟行人工耳蜗植入。初步病史采集如下:

该患者为先天性听力损失,出生后对声音反应差。家族史调查发现家族中该患者两个舅姥爷、两个舅舅及一个哥哥听力损失,其父母听力均正常。听觉脑干反应结果显示该患者双耳各频率在 100dB nHL 时未引出反应。颞骨 CT 显示双侧耳蜗分隔不全、蜗轴消失、前庭发育不良、内耳道底膨大、耳蜗和内耳道底无骨性分隔,双侧前庭水管未见扩大。图示患者颞骨 CT(图 2-3-6)及患者家系图(图 2-3-7)。

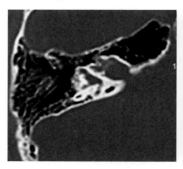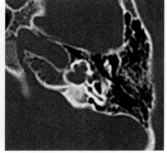

图 2-3-6　患者颞骨 CT 表现

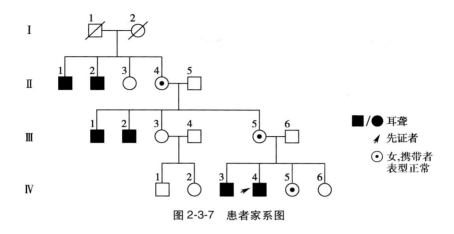

图 2-3-7 患者家系图

■/● 耳聋

↗ 先证者

⊙ 女,携带者
　表型正常

【问题 1】 病例特点及遗传方式

思路 1:患者为先天性听力损失,颞骨 CT 显示双侧耳蜗分隔不全、蜗轴消失、前庭发育不良、内耳道底膨大、耳蜗和内耳道底无骨性分隔。

思路 2:根据颞骨 CT 特点考虑可能与 *POU3F4* 基因突变有关,为 X 连锁隐性遗传非综合征型听力损失。该家系符合 X 连锁隐性遗传谱系特点。

【问题 2】 如何明确分子诊断

思路 1:X 染色体连锁引起的非综合征型听力损失约占遗传性听力损失的 2%~3%。目前,在 X 染色体上已确定的引起非综合征型听力损失的基因有 6 个,分别是 *PRPS1*(DFNX1)、*POU3F4*(DFNX2)、*SMPX*(DFNX4)、*AIFM1*(DFNX5)、*COL4A6*(DFNX6)、*GPRASP2*(DFNX7)。其中 50% 是由 *POU3F4* 基因突变引起的。人类 *POU3F4* 基因位于 Xq21.1 区域,仅有一个外显子,外显子区域全长 1491bp,开放阅读框架全长 1083bp,编码 361 个氨基酸。*POU3F4* 基因致病性变异会引起听力损失,其临床特征主要体现在听力学、颞骨影像学及镫骨手术中的发现三方面。*POU3F4* 基因变异致病的患者通过颞骨轴位 CT 可能发现以下异常:①内耳道异常扩大;②内耳道底部与耳蜗或前庭有异常交通;③耳蜗畸形(扩大或形态异常);④后半规管脚扩大。*POU3F4* 听力损失表型包括传导性听力损失、混合性听力损失、感音神经性听力损失,在手术时易导致外淋巴液从前庭窗涌出,发生“镫井喷”的现象。

思路 2:*POU3F4* 基因短小,可进行 Sanger 直接测序。通过对该患者 *POU3F4* 基因 PCR 产物直接测序分析发现,该患者携带 *POU3F4* 基因

c. 927delCTC(p. Ser310del)突变。在蛋白质层面,该变异使蛋白第 310 位丝氨酸丢失,影响了蛋白的构象,从而影响了蛋白质的功能。该变异来源于患者母亲。先证者的听力损失亲属,包括哥哥、舅舅和舅姥爷均携带该突变,可以明确该家系分子病因。

【问题 3】 如何进行类似家庭的遗传咨询

思路 1:按 X 连锁隐性遗传咨询要点进行

思路 2:先证者父母风险评估

先证者母亲为 *POU3F4* 基因变异携带者,突变等位基因传递给后代的风险为 50%,其生育的男孩 50% 会发生听力损失,女孩 50% 为携带者但听力正常。

思路 3:先证者同胞风险评估

先证者男性同胞 50% 会发生听力损失,女性同胞 50% 为突变携带者。

思路 4:先证者后代风险评估

此先证者为男性,所以其女性后代 100% 为突变携带者,听力正常;男性后代基因型表型均正常。

思路 5:预防

此家系听力损失发病时间早,症状重,且再生育风险高,患者及家族中女性携带者生育可选择行胚胎植入前诊断或产前诊断。

(苏　钰)

第四节　线粒体遗传性听力损失案例分析

线粒体 DNA(mtDNA)与核 DNA 的不同之处在于,mtDNA 分子上没有核苷酸结合蛋白,缺乏组蛋白对 DNA 的保护作用。而且线粒体内缺乏 DNA 损伤修复系统,使得 mtDNA 易于发生变异而无法修复,变异容易传递。另外,大部分细胞含有数百个线粒体,每个线粒体含有 2~10 个 mtDNA 分子,这样每个细胞可含有数千个 mtDNA,成为 mtDNA 异质性的分子基础。有性生殖的受精方式决定了 mtDNA 的母系遗传特点。线粒体广泛存在于除红细胞以外所有的组织细胞中。mtDNA 与核 DNA 相比有其独特的传递规律,其遗传特点呈非孟德尔遗传方式,又称核外遗传。

遗传特征　人类受精卵中的线粒体绝大部分来自母亲的卵母细胞,即母亲将 mtDNA 传递给她的儿子和女儿,但只有女儿能将其 mtDNA 传递给下一代,这种传递方式称为母系遗传(maternal inheritance)。精子中的线粒体只位于精子的中段,它们在受精过程中几乎不能进入卵细胞,因而受精卵中极少发现父源性线粒体。如果家系中一些成员具有相似的临床症状,并且都是从女性患者传递而来,则应考虑可能为 mtDNA 基因变异造成的。然而,如果是编码线粒体蛋白的核基因变异,则不会呈现母系遗传。

临床病例摘要 1

患儿,女性,4 月龄,出生时听力筛查通过,耳聋基因筛查未通过(线粒体基因 m.1555 A>G 异质变异);其哥哥 3 岁,出生时听力筛查通过,耳聋基因筛查通过。图示耳聋基因筛查结果(图 2-4-1)。

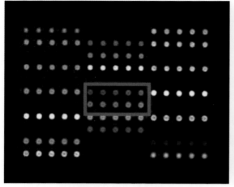

先证者耳聋基因筛查结果　　　　　　哥哥耳聋基因筛查结果
（m.A1555G异质突变）　　　　　　　　（野生型）

图 2-4-1　耳聋基因筛查结果

【问题 1】 如何对该女孩进行遗传咨询

思路 1：该女孩虽听力筛查通过仍建议定期监测听力。

思路 2：该女孩线粒体基因 m. 1555A>G 异质变异，为药物敏感基因变异携带者，建议避免使用氨基糖苷类抗生素。

思路 3：部分疫苗含氨基糖苷类抗生素，但疫苗内此类抗生素含量非常低，目前临床观察未见疫苗注射引起听力损失的病例。另一方面，疫苗接种目的是预防更严重的疾病，所以即便为线粒体基因变异携带者，仍建议正常接种疫苗。

思路 4：线粒体基因遵循母系遗传，该女孩后代理论上仍为线粒体基因变异携带者。

【问题 2】 如何对女孩的哥哥进行遗传咨询

思路 1：女孩的哥哥虽然听力筛查通过，仍建议定期监测听力。

思路 2：女孩的哥哥基因筛查未发现携带线粒体基因 m. 1555A>G 变异，原则上应该跟正常孩子一样。

思路 3：正常接种疫苗。

思路 4：线粒体基因具有母系遗传特点，女孩的哥哥后代线粒体基因是否会携带变异取决于哥哥妻子的基因型。

【问题3】 线粒体基因遵循母系遗传,女孩携带线粒体基因 m. 1555A>G
变异,为什么哥哥没有此变异,其母亲一定会携带此变异吗

思路1:线粒体基因具有母系遗传特点,家族中一人存在线粒体基因变异,原则上母系成员均为此变异携带者。

思路2:此家庭中女孩携带线粒体基因变异,而其哥哥没有,不排除哥哥存在低比例变异没有被检测到的情况。每种检测方法能够检出的变异比例是不同的,如变异率达到20%时 Sanger 测序才能发现,而二代测序可以检测到1%的变异率。因此其母亲也可能检测不到此线粒体变异。

思路3:线粒体基因 m. 1555A>G 变异不是始祖变异,而是多点起源,也有可能女孩发生了 m. 1555A>G 新生变异。

【问题4】 如何对这个家庭进一步检测

思路1:对家系母系成员(女孩、哥哥和母亲)行 Sanger 测序。证实女孩携带 m. 1555A>G 异质变异(变异比例很低),而母亲和哥哥的线粒体 DNA 无明显变异迹象。图示线粒体 1555 位点 Sanger 测序结果(图 2-4-2)。

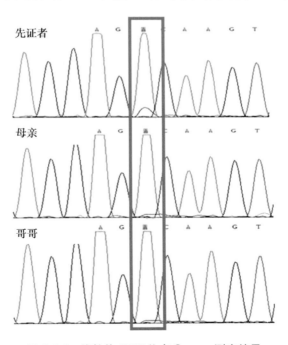

图 2-4-2 线粒体 1555 位点 Sanger 测序结果

思路2:家系母系成员行线粒体基因二代测序检测。结果证实女孩携带 m.1555A>G 异质变异,变异率8.44%;其母亲和哥哥没有检测到线粒体1555位点存在变异。

思路3:血缘关系鉴定。对家族成员进行亲子鉴定,血缘关系明确。

【问题5】 如何对这个家庭进一步遗传咨询

思路1:综合检测结果,可以推测该女孩极有可能发生了线粒体基因 m.1555A>G 新生变异,其后代原则上会遗传到此变异。

思路2:虽然其母亲和哥哥未发现1555位点变异携带,但考虑氨基糖苷类抗生素的耳毒性,仍建议尽量避免使用此类抗生素。

此案例还提示,因不同检测方法能检测出的变异率有所不同,进行遗传咨询时需要了解每个检测结果使用了什么检测方法。

(黄莎莎)

临床病例摘要2

患儿,女性,4岁,因"应用氨基糖苷类抗生素药物后双耳听力下降2年"来耳鼻咽喉头颈外科门诊就诊。初步病史采集如下:

患儿2年前因上呼吸道感染应用氨基糖苷类抗生素异帕米星治疗,用药后出现听力下降和高调耳鸣。患儿家系中共有5名听力损失患者。查体:双耳郭正常,双耳外耳道清洁、通畅,双耳鼓膜完整、标志清楚。纯音测听示:双耳对称性高频听力下降;双耳声导抗A型,双耳声反射引不出。

【问题1】 该病例的特点及遗传方式

患者因上呼吸道感染应用氨基糖苷类抗生素药物后出现双耳听力下降,伴有高调耳鸣,病程进展快;查体未见耳郭及外耳道异常,中耳压力及声反射阈值正常,家族中有多名听力损失患者,具有明确的家族史,根据系谱分析符合线粒体母系遗传特点。图示为先证者家系图(图2-4-3)。

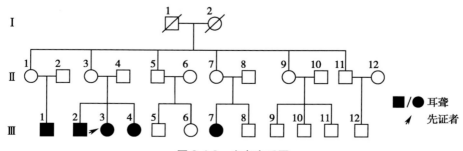

图2-4-3 患者家系图

【问题2】如何明确此例患者的分子诊断

根据病史及系谱分析,该例患者符合线粒体母系遗传特征,应进行线粒体基因变异分析,重点是中国听力损失人群最常见的 m.1555A＞G 和 m.1494C＞T 位点的检测。若以上位点未存在变异,可进行线粒体全序列测序分析。结果提示先证者及其母系成员携带线粒体基因 m.1494C>T 突变,已发生听力损失的先证者亲属均有明确的氨基糖苷类药物应用史。

【问题3】如何进行类似家庭的遗传咨询

先证者所有母系亲属均会是线粒体基因 m.1494C>T 突变携带者,其中的女性会将该突变向下一代传递。因此类听力损失可以通过科学用药进行预防,无需产前诊断。

中国听力损失人群中大约有 0.6% 携带有线粒体基因 m.1494C>T 突变,这些个体多数在接触氨基糖苷类抗生素后发生听力损失。筛查或检测过程中,每发现一个线粒体 m.1494C>T 突变患者,在其家族内平均可发现 10 个听力正常且携带同样变异的母系成员。通过对未发病母系成员进行随访和用药指导可以有效预防药物性听力损失的发生。

（朱玉华）

第五节　综合征型听力损失案例分析

1. 听力损失-甲发育不全综合征

临床病例摘要

　　患儿,男性,1 岁 6 月龄,因听力损失就诊于解放军总医院耳鼻咽喉头颈外科。初步病史采集如下:

　　患儿出生后听力筛查未通过,无耳流脓、流水等症状。体格生长正常。智能测试:综合智龄比实际年龄落后 6 个月。查体:拇指及小指指甲未发育,拇指末端呈泡状改变,第 2、3、4 指指甲发育不良,第 1、2 趾趾甲未发育,第 3、4、5 趾趾甲发育不良,未见明显锥形牙齿。皮肤、毛发、眼巩膜及虹膜色泽正常,双侧鼓膜完整、标志清楚。听力学检查显示双侧极重度感音神经性听力损失。手 X 线片显示小指仅两节指骨、拇指末端指骨发育不良。颞骨 CT、内耳水成像及颅脑 MRI 未见明显异常。否认耳毒性药物应用史。患儿母亲 20岁,自幼听力损失伴指趾甲发育不良,全部手指指甲发育不良,全部足趾甲缺失,手 X 线片显示小指三节指骨,末端指骨发育不良,长谷川痴呆量表(Hastgawa Dementia Scale, HDS)测试:可疑轻度智力低下。余亲属正常。图示先证者表型(图 2-5-1)及患者家系图(图 2-5-2)。

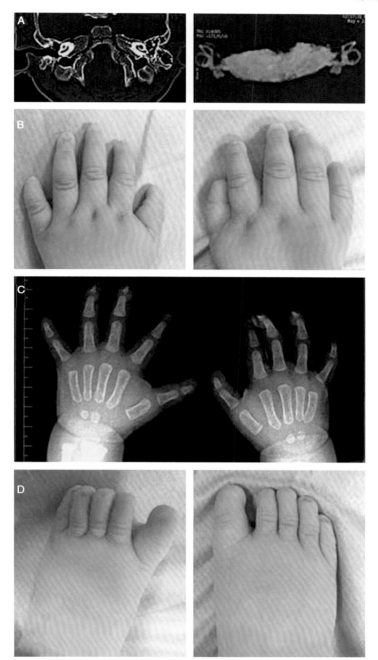

图 2-5-1 先证者表型

A. 颞骨 CT 及 MRI 内耳水成像显示内耳结构正常　B. 指甲缺失或发育不良　C. 手 X 线片提示小指指骨缺失,拇指末端指骨发育不良　D. 足趾趾甲缺失或发育不良

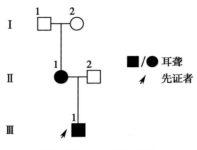

图 2-5-2　患者家系图

【问题1】病例特点及遗传方式

思路1：患者表型符合显性遗传听力损失-甲发育不全综合征（dominant deafness-onychodystrophy syndrome，DDOD syndrome）。

思路2：详细询问家族史，从系谱图看该家系符合显性遗传谱系特点。

【问题2】如何明确分子诊断

该病由 ATP6V1B2 基因 c. 1516 C>T（p. Arg506 ∗）变异导致，致病基因突变明确，因此进行 ATP6V1B2 基因全序列测序。患儿及其母亲被证实均携带 ATP6V1B2 基因 c. 1516 C>T（p. Arg506 ∗）杂合变异，与之前报道的 DDOD 综合征家系分子诊断结果一致。

【问题3】如何进行类似家庭的遗传咨询

患儿母亲携带变异是新生变异，在显性遗传模式下该变异有50%可能传递给下一代。同样，患儿将来婚配也有50%风险将该变异传递给下一代。

思路1：按常染色体显性遗传咨询要点进行

思路2：先证者父母及同胞风险评估

先证者父亲基因型及听力表型均正常。先证者母亲为 ATP6V1B2 基因变异致病患者，携带基因变异并表现出听力损失-甲发育不全症状。该母亲所生育的每一胎都有50%风险为 DDOD 综合征患者。

思路3：先证者后代风险评估

先证者变异遗传给后代的风险为50%，再生育风险高。

思路4：预防

患者家庭可以通过产前诊断或胚胎植入前诊断避免生育 DDOD 综合征

患者的风险。

（袁永一）

2. Usher 综合征

临床病例摘要 1

患者女性，31岁，孕16周，因"双耳听力下降27年，视力减退21年"来解放军总医院耳鼻咽喉头颈外科就诊。初步病史采集如下：

患者4岁因感冒打针后（具体药名药量不详）出现双耳听力下降，10岁出现夜盲，视力下降，无眩晕耳鸣等不适，无耳流脓、流血等症状。生长和智力发育均正常，言语发育正常。无听力损失家族史。查体：皮肤、毛发、眼虹膜及巩膜色泽正常，双侧鼓膜完整、标志清楚。纯音测听显示双侧高频陡降型中重度感音神经性听力损失。眼科检查：视力右眼0.4，左眼0.5，双眼后极部可见混浊，双眼视网膜色青灰，可见骨细胞样色素沉着，右眼黄斑裂孔，眼压右眼13mmHg，左眼15mmHg，专科诊断：右眼黄斑裂孔，双眼视网膜色素变性，双眼白内障。因怀孕未进行颞骨CT检测。图示先证者听力（图2-5-3）及眼底检查情况（图2-5-4），下表示先证者视力情况（表2-5-1）。

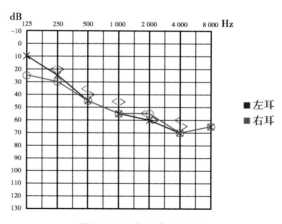

图 2-5-3　先证者听力图

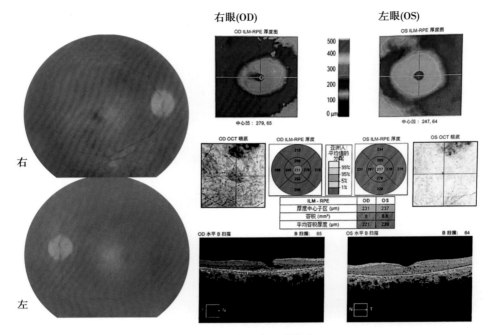

图 2-5-4　先证者眼底检查

表 2-5-1　先证者视力

项目		球面镜	圆柱镜	散光轴
远用	右眼	1	−3.5	170°
	左眼	1.25	−3.5	180°

　　孕妇希望知道胎儿是否会有听力损失及视力问题。对致聋原因不明确的家系,不能对孕妇进行产前检测。因此,首先采集孕妇家系样本进行基因诊断,明确孕妇听力损失-夜盲的分子病因,明确了致病病因才可以对胎儿进行产前诊断。

【问题 1】 该家系特点及遗传方式

　　思路 1:先证者的表型特点
　　患者症状为双侧高频陡降型中重度感音神经性听力损失,并呈现迟发性渐进性下降合并夜盲等视力问题,考虑综合征可能,Usher 综合征可能性大。
　　思路 2:患者家系表型特点及可能的遗传模式
　　详细询问家族史,先证者青春期后明显听力下降,目前听力损失程度为双侧高频陡降型中重度感音神经性听力损失,同时视力下降。无听力损失家族史,散发家系考虑常染色体隐性遗传(复合杂合或纯合变异致病)、常染色体显性(*de novo* 变异致病)、X 连锁隐性遗传等遗传方式。

【问题2】 如何明确分子诊断

思路1:如何选择家系样本进行检测

对该先证者采用 131 个已知耳聋基因编码区捕获、二代测序的方法检测,结果提示先证者携带 *USH2A* 基因 c.9570+1G>A、c.2187C>A(p.Cys729*)和 c.997T>C(p.Ser333Pro)变异,通过家系验证,确定 c.9570+1G>A 来源于母亲,c.2187C>A(p.Cys729*)和 c.997T>C(p.Ser333Pro)来源于父亲。

思路2:对于二代检测多个可能致病变异,如何进行分析

该样本检测到 *USH2A* 基因的 3 个杂合变异。

(1) c.9570+1G>A 导致剪切位点改变,为剪接变异。该变异不属于多态性位点,在人群中发生频率极低。HGMD 专业版数据库已报道与 Usher 综合征相关。经家系验证分析,受检人父亲该位点无变异,受检人母亲该位点杂合变异。根据 ACMG 变异分类指南,判定该位点为致病性变异(pathogenic,PVS1+PS1+PM3+PP1)。

(2) c.2187C>A 为无义变异(p.Cys729*)。该变异不属于多态性位点,在人群中发生频率极低。在 HGMD 专业版数据库中未见报道。经家系验证分析,受检人父亲该位点杂合变异,受检人母亲该位点无变异。根据 ACMG 变异分类指南,判定该位点为致病性变异(pathogenic,PVS1+PM3+PP1+PP4)。

(3) c.997T>C 导致氨基酸改变 p.Ser333Pro,为错义变异。该变异不属于多态性位点,在人群中发生频率极低。HGMD 专业版数据库已报道与视网膜色素变性相关。经家系验证分析,受检人父亲该位点杂合变异,受检人母亲该位点无变异。根据 ACMG 变异分类指南,判定该位点为可疑致病性变异(likely pathogenic,PM3+PP1+PP3+PP4+PP5)。

综上,考虑该家系由 *USH2A* 基因 c.9570+1G>A 和 c.2187C>A、c.997T>C 复合杂合变异致病。

【问题3】 如何进行类似家庭的遗传咨询

思路1:按常染色体隐性遗传咨询要点进行

思路2:先证者父母风险评估

先证者父母为 *USH2A* 基因突变携带者,虽携带有基因突变,但不发病。

再生育听力损失下一代的风险为 25%。

思路3：先证者同胞风险评估

携带同一隐性遗传基因上的突变的夫妻(如先证者父母)生育，其后代 1/4 为患者，1/2 为表型正常的突变携带者，携带突变的个体婚育前应该携配偶进行基因检测和遗传咨询；1/4 为野生型，基因型表型均正常。

思路4：先证者后代风险评估

其后代 100% 携带突变。如先证者配偶同为 *USH2A* 基因相关性听力损失患者，后代听力损失风险可达 100%；如先证者配偶为 *USH2A* 基因突变携带者、表型正常，后代听力损失风险可达 50%；如先证者配偶基因型及表型均正常，后代发生遗传性听力损失的风险极低。

思路5：预防

Usher 综合征累及视听两种重要感官，建议高危家庭生育前行产前诊断或胚胎植入前诊断进行预防。

(蒋　刘)

临床病例摘要2

患儿，女，4 岁，重度感音神经性听力损失，生长和智力发育均正常。查体：皮肤、毛发、眼睛色泽正常，双侧鼓膜完整、标志清楚。父母听力正常，无家族史。特来解放军总医院耳鼻咽喉头颈外科就诊，以期查明听力损失的原因。图示患者家系图(图 2-5-5)。

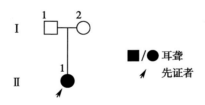

图 2-5-5　患者家系图

【问题1】如何明确分子诊断

思路1：对该患儿采用二代测序的方法，检测已知耳聋基因的变异情况。结果显示该患儿携带 *USH2A* 基因 c. 11065C>T(p. Arg3689 *)/c. 6485+1G>A 复合杂合变异，Sanger 测序结果显示，患儿母亲携带 c. 11065C>T 变异，患儿父亲携带 c. 6485+1G>A 变异，c. 11065C>T 为已报道致病变异，c. 6485+1G>A 此前未见报道，此变异位于 33 号内含子的第一位碱基，在人群中发生频率极低，软件分析结果为致病性变异，ACMG 指南变异评级为致病变异，综上，明确该患儿听力损失为常染色体隐性遗传。

思路 2：*USH2A* 基因变异可导致 Usher 综合征 ⅡA 型，其症状可表现为先天性感音神经性听力损失和渐进性色素性视网膜炎。Usher 综合征 ⅡA 型眼部症状可以发生在儿童期或 10 岁以后，因此，此例患者需进行详细的眼科查体和评估、随访。

【问题2】 如何进行类似家庭的遗传咨询

思路 1：按常染色体隐性遗传咨询要点进行

思路 2：先证者父母风险评估

先证者父母为 *USH2A* 基因突变携带者，虽携带有基因突变，但不发病。再生育听力损失下一代的风险为 25%。

思路 3：先证者同胞风险评估

携带同一隐性遗传基因上的突变的夫妻（如先证者父母）生育，其后代 1/4 为患者，1/2 为表型正常的突变携带者，携带突变的个体婚育前应该携配偶进行基因检测和遗传咨询；1/4 为野生型，基因型表型均正常。

思路 4：先证者后代风险评估

其后代 100% 携带突变。如先证者配偶同为 *USH2A* 基因相关性听力损失患者，后代听力损失风险可达 100%；如先证者配偶为 *USH2A* 基因突变携带者、表型正常，后代听力损失风险可达 50%；如先证者配偶基因型及表型均正常，后代发生遗传性听力损失的风险极低。

思路 5：预防

Usher 综合征累及视听两种重要感官，建议高危家庭生育前行产前诊断或胚胎植入前诊断进行预防。

（吴婕　戴朴）

3. Kabuki 综合征

临床病例摘要

患儿，女性，1 岁，因"对声音反应差"来解放军总医院耳鼻咽喉头颈外科就诊。初步病史采集如下：

患儿足月顺产，父母体健，有一哥哥 9 岁，体健。查体：发育迟缓、眉毛稀疏、坐位时如无人辅助上身无法直立、双侧耳前瘘管，外耳道及鼓膜形态正常，腭裂，前臂大片黑痣（约 5cm×5cm）伴表面体毛过长，椎骨发育不良，肌张力低下。儿科评估智力低下。客观听力检测：重度-极重度听力损失（ABR 双耳阈值

70dBnHL,40Hz 听觉相关诱发电位双耳阈值 90dBnHL）。双侧内耳水成像未见异常,颅脑 MRI 提示脑白质发育符合月龄,双侧颞极蛛网膜下腔稍增宽。

【问题1】 孩子所患何病

患者表现为包括听力损失在内的多发症状,考虑为综合征。根据表型检索尚无法明确疾病病因,建议分子诊断。

【问题2】 该家系特点及可能的遗传方式

根据患者先天发病、家系中其他成员体健等情况,如果是遗传性疾病,可能的遗传方式有三种:①常染色体显性遗传新生变异;②常染色体显性遗传,母亲或父亲携带突变,但存在外显不全的情况;③常染色体隐性遗传,父母为携带者。

【问题3】 如何明确分子诊断

针对患者表型,症状包括发育迟缓、眉毛稀疏、耳前瘘管、听力损失、智力减退、腭裂、椎骨发育异常、肌张力低、皮肤色素异常沉积,建议先证者及父母进行全外显子组测序。

根据可能的遗传方式分别进行数据分析,结果显示:患儿携带 MLL2 基因

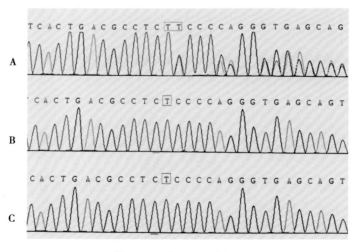

图 2-5-6 Sanger 测序图

A. B. C. 分别为患儿、父亲、母亲 MLL2 基因 c. 15777 位点及其周围测序图,患儿携带 c.15777insT 变异

c. 15777insT 变异（位于第 48 外显子，NM_003482），该变异为移码变异 p. Pro5260fs*10 导致终止密码子提前出现。根据 ACMG 变异分类指南，该变异：①导致基因功能可能丧失（loss of function）；②新生变异；③在 ExAC、千人基因组等数据库正常人群中均未检测到携带，将其分类为 PVS1+PS1+PM2，属于致病变异（pathogenic）。图示 Sanger 测序结果（图 2-5-6）。

MLL2 基因异常引起 Kabuki 综合征，比对患儿表型符合该综合征特点，结合分子诊断及表型特点，将该名患儿诊断为 Kabuki 综合征 I 型。该病为常染色体显性遗传。

【问题 4】此类疾病能否预防，如何进行类似家庭的遗传咨询

思路 1：按常染色体显性遗传咨询要点进行

思路 2：先证者父母再次生育风险评估

先证者携带新生变异，可能来源于胚胎发育过程中自发变异，也不能除外生殖腺嵌合，目前来源于卵细胞的生殖腺嵌合缺乏可靠检测方法。可以通过丈夫精子检测明确变异是否来源于精子。理论上，新生突变发生率为百万分之一，这对夫妇再次怀孕后生育相同表型下一代的风险低。但因生殖腺嵌合无法排除，仍有可能再次生育患有 Kabuki 综合征的后代。

思路 3：先证者后代风险评估

先证者后代 50% 携带变异。如有需求，先证者可行胚胎植入前诊断或怀孕后行产前诊断避免该风险。

（袁永一）

4. Treacher Collins 综合征

临床病例摘要 1

患者，男性，21 岁，因"自幼听力差，助听效果不明显"就诊。查体：双侧眼睑下斜，下眼睑缺损，颧骨发育不良，下颌骨偏斜，下颌后缩，小下颌，咬合不正，牙列不齐，双耳郭形态正常，双外耳道狭窄。音叉检查：Rinne 试验双耳阴性，Weber 试验居中，纯音测听显示双耳传导性听力损失，声导抗检查左耳鼓室图为 B 型曲线，右耳为 C 型曲线，耳内镜检查见双侧鼓膜完整。颞骨 CT 示双侧颧骨弓发育不全，双侧外耳道狭窄，双侧中耳鼓室、乳突、听骨发育畸形。患者母亲双耳听力较差，但能正常交流。否认近亲结婚，患者母亲孕期及分娩期无致聋致畸药物应用史。下表示先证者声导抗测试结果（表 2-5-2）。图示颞骨 CT（图 2-5-7）及纯音测听图（图 2-5-8）。

表 2-5-2　先证者声导抗测试

指示耳	226Hz鼓室曲线	鼓室压力/daPa	声顺值/ml	刺激耳	声反射阈				
					0.5kHz刺激声	1kHz刺激声	2kHz刺激声	4kHz刺激声	WN
左	B			右侧					
				左侧					
右	C	-154	0.14	右侧	/	/	/	/	
				左侧	/	/	/	/	

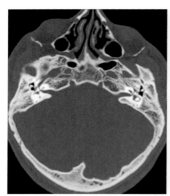
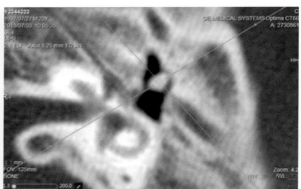

图 2-5-7　颞骨 CT 示双侧中耳及听骨畸形

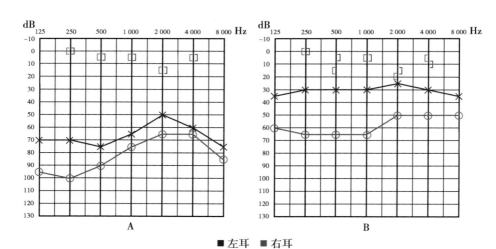

■ 左耳　■ 右耳

图 2-5-8　先证者及其母亲听力图
A. 先证者双耳重度传导性听力损失　B. 先证者母亲双耳传导性听力损失

【问题1】 病例特点及遗传方式

思路1：根据患者的典型面容及听力特征，可初步判断为 Treacher Collins 综合征。但需要与其他颅面部畸形综合征相鉴别。

思路2：先证者母亲听力损失、腭裂，也符合 Treacher Collins 综合征临床表现。遗传方式符合显性遗传。已知与该病有关的基因包括 *TCOF1*、*POLR1D* 和 *POLR1C* 基因，最近鉴定了新致病基因 *POLR1B*。

【问题2】 如何明确分子诊断

Treacher Collins 综合征是较为罕见的常染色体显性遗传病，基因检测是确诊 Treacher Collins 综合征的重要手段。本例对患者进行包括 *TCOF1*、*POLR1D* 和 *POLR1C* 基因的已知耳聋基因二代测序，结果证实患者携带 *TCOF1* 基因 c.4131_4135delAAAAG（p.Lys1380Glufs*12）杂合变异，此变异为已报道致病变异。先证者母亲患病且也携带此变异。

【问题3】 对于此类患者能否直接应用一代测序检测 *TCOF1*、*POLR1D* 和 *POLR1C* 三个基因的编码区

某种程度上讲，可以但效率低，原因如下：①合并类似 Treacher Collins 综合征面部畸形的听力损失综合征有很多种，仅依靠表型可能将其他综合征误诊为 Treacher Collins 综合征，仅检测 *TCOF1*、*POLR1D* 和 *POLR1C* 三个基因可能检测不到致病突变；②这三个基因编码区序列较长，应用一代测序需要设计几十对引物分段进行检测，检测过程繁琐、样本利用率低、实验成本也不低。

【问题4】 如何进行类似家庭的遗传咨询

思路1：遵循常染色体显性遗传咨询的要点

思路2：先证者父母风险评估

先证者母亲携带 *TCOF1* 基因 c.4131_4135delAAAAG 杂合变异，并有 Treacher Collins 综合征临床表现，其将突变遗传给后代的风险为50%。

思路3：先证者同胞风险评估

先证者母亲为 Treacher Collins 综合征患者，先证者同胞患病风险为50%。

思路4：先证者后代风险评估

患者与正常人婚配生育患病后代的风险是50%。两名患者婚配生育患病后代的风险则为75%。

思路 5：预防

对于 Treacher Collins 综合征患者可以通过胚胎植入前诊断或产前诊断预防患病后代的出生。

临床病例摘要 2

患者，女性，21 岁，因"自幼听力差，有家族史，拟遗传咨询"就诊。查体：双侧眼睑下斜，下眼睑缺损，下颌后缩，小下颌，双耳郭形态正常，双外耳道狭窄。音叉检查：Rinne 试验双耳阴性，Weber 试验居中，纯音测听显示双耳传导性听力损失，声导抗检查双耳为 A 型曲线，耳内镜检查见双鼓膜完整。颞骨 CT 示双侧颧骨弓发育不全，双侧中耳鼓室、乳突、听骨发育畸形。患者母亲、舅舅、姨妈、表弟、姥姥均有听力差，但能正常交流。否认近亲结婚，患者母亲孕期及分娩期无致聋致畸药物应用史。图示患者颞骨 CT（图 2-5-9）、家系图（图 2-5-10）及部分家系成员纯音测听结果（图 2-5-11）。

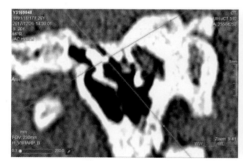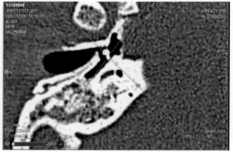

图 2-5-9　颞骨 CT 示双侧中耳及听骨畸形

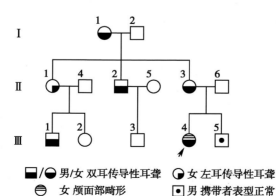

图 2-5-10　患者家系图

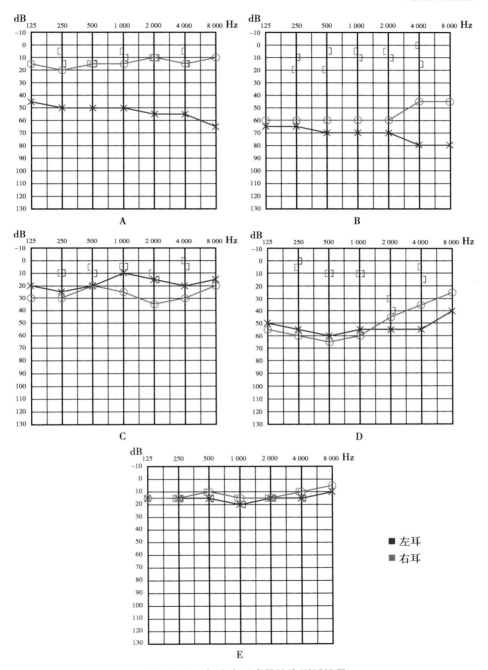

图 2-5-11 部分家系成员纯音测听结果

A. Ⅱ:1患者听力 B. Ⅱ:2患者听力 C. Ⅱ:3患者听力 D. Ⅲ:4患者听力 E. Ⅲ:5患者听力

【问题1】 病例特点及遗传方式

思路1:根据患者的典型面容及听力特征,可初步判断为 Treacher Collins 综合征。但需要与其他颅面部畸形综合征相鉴别。

思路2:先证者的亲属中有另外五位有听力损失表现,连续三代发病。遗传方式符合显性遗传。

【问题2】 如何明确分子诊断

本例对患者进行包括 *TCOF1*、*POLR1D* 和 *POLR1C* 基因的已知耳聋基因二代测序,结果显示先证者及上述五位患者均携带 *POLR1D* 基因 c.91C>T (p.Gln31*)杂合变异,此变异为已报道的致病变异。先证者弟弟表型正常,也检测到该变异。

思路:先证者弟弟表型正常,但携带 *POLR1D* 基因 c.91C>T 变异。某一显性基因的杂合体中,并不是每个个体都能表现出该显性基因所控制的性状,称为外显不全。显性基因杂合体是否表达相应的性状,用外显率来衡量。外显率是指某基因型的个体在特定环境中出现相应表现型的百分率。例如,在 10 例杂合体中,只有 8 例表现了该致病基因导致的相应性状,就认为该基因的外显率为 80%。另外,某些显性基因杂合体,虽然都表现出相应的性状,但在不同个体间,同种遗传病表现出的轻重程度不同,用表现度来表示。外显率说明基因表达与否,是群体概念。表现度是在基因作用都表达的情况下表现程度如何,是个体概念。

影响显性基因表达的遗传背景可能与修饰基因(modifier gene)相关。修饰基因能增强主基因(例如此处的 *POLR1D*)的作用,使主基因所决定的性状完全表达。有的修饰基因可减弱主基因的作用,使主基因所决定的性状得不到表达或不完全表达。此外,环境因素也可能作为一种修饰因子影响主基因的表达。

【问题3】 如何进行类似家庭的遗传咨询

思路1:遵循常染色体显性遗传咨询的要点

思路2:先证者父母风险评估

先证者母亲携带 *POLR1D* 基因 c.91C>T 杂合变异,并有 Treacher Collins 综合征临床表现,再生育时仍有 50%的风险将突变遗传给后代。

思路3:先证者同胞风险评估

先证者同胞有 50% 的风险携带 *POLR1D* 基因 c. 91C>T 杂合变异。其弟弟目前表型正常但为 *POLR1D* 基因 c. 91C>T 变异携带者,先证者弟弟将变异遗传给后代的风险为 50%,弟弟所生育的携带该变异的后代是否表现为 Treacher Collins 综合征无法预测。

思路 4:先证者后代风险评估

患者与正常人婚配生育患病后代的风险是 50%。两名患者婚配生育患病后代的风险则为 75%。

思路 5:预防

对于 Treacher Collins 综合征患者可以通过胚胎植入前诊断或产前诊断预防患病后代的出生。对于先证者弟弟这样的表现度低的个体,考虑到伦理学问题,如有预防需求,建议胚胎植入前诊断。

参考文献

1. Splendore A,Jabs E,Passosbueno M. Screening of TCOF1 in patients from different populations:confirmation of mutational hot spots and identification of a novel missense mutation that suggests an important functional domain in the protein treacle. Journal of medical genetics. 2002;39(7):493-5.

2. Dauwerse JG,Dixon J,Seland S,Ruivenkamp CA,van Haeringen A,Hoefsloot LH,Peters DJ,Boers AC,Daumer-Haas C,Maiwald R,Zweier C,Kerr B,Cobo AM,Toral JF,Hoogeboom AJ,Lohmann DR,Hehr U,Dixon MJ,Breuning MH,Wieczorek D. Mutations in genes encoding subunits of RNA polymerases Ⅰ and Ⅲ cause Treacher Collins syndrome [J]. Nature genetics,2011,43(1):20-2.

3. Sanchez E,Laplace-Builhé B,Mau-Them FT,Richard E,Goldenberg A,Toler TL,Guignard T,Gatinois V,Vincent M,Blanchet C,Boland A,Bihoreau MT,Deleuze JF,Olaso R,Nephi W,Lüdecke HJ,Verheij JBGM,Moreau-Lenoir F,Denoyelle F,Rivière JB,Laplanche JL,Willing M,Captier G,Apparailly F,Wieczorek D,Collet C,Djouad F,Geneviève D. POLR1B and neural crest cell anomalies in Treacher Collins syndrome type 4. Genet Med. 2019 Oct 24. doi:10. 1038/s41436-019-0669-9. [Epub ahead of print]

(李晓红　袁永一)

5. Van der Hoeve 综合征

临床病例摘要

一名 15 岁男性,因"出生后发现双眼巩膜呈蓝色"来解放军总医院耳鼻咽喉头颈外科就诊。初步病史采集如下:

患者出生时双侧巩膜为灰蓝色,对声音反应正常,言语发育良好,无耳部相关症状。曾有5次四肢骨折病史。生长和智力发育均正常。查体:皮肤、毛发正常,双眼巩膜呈灰蓝色,双侧鼓膜完整、标志清楚。纯音测听显示双耳听力正常。颞骨CT未见明显异常。无耳毒性药物用药史,有蓝巩膜、听力损失及多次骨折家族史。图示患者双眼表型(图2-5-12)及患者家系图(图2-5-13)。

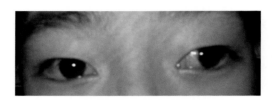

图 2-5-12　患者双眼表型(巩膜灰蓝色)

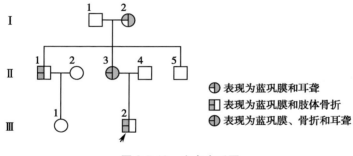

图 2-5-13　患者家系图

【问题1】病例特点及遗传方式

思路1:患者表现为双眼灰蓝巩膜,有反复肢体骨折病史,目前双耳听力正常。因其家族中有遗传性听力损失病史,父母带其来院咨询是否存在听力损失风险。

思路2:详细询问家族史,从系谱图看该家系符合常染色体显性遗传谱系特点。

【问题2】如何明确分子病因

思路1:先证者虽然未出现听力下降,但有骨折病史,且家族中听力损失患者均有与其一致表型的蓝巩膜。分析其为综合征的可能性大。表型特征结合家族史考虑为 Van der Hoeve 综合征。

思路 2：Van der Hoeve 综合征属于 1 型成骨不全，是一种罕见的综合征型遗传性听力损失，其特征性三联征表现为：成骨不全致易骨折、蓝巩膜和听力损失。该综合征以常染色体显性遗传为主，也可以表现为常染色体隐性遗传。大部分患者可发现 Ⅰ 型胶原蛋白基因（*COL1A1* 和 *COL1A2*）的致病变异，并且以 *COL1A1* 异常为主。两条 α1 链和一条 α2 链相互缠绕成绳索样结构而组成 Ⅰ 型胶原蛋白。编码 α1 链的 *COL1A1* 基因位于 17q21.3-q22，长度 18kb，包含 51 个外显子。而编码 α2 链的 *COL1A2* 基因位于 17q21.3-q22.1，长度 38kb，包含 52 个外显子。胶原蛋白是结缔组织的基本组成成分，也是骨骼、牙齿等组织中矿物质沉积的支架，其数量和质量对维持人体骨骼、肌腱、韧带、皮肤等组织的正常功能至关重要。在 40 岁的 Van der Hoeve 综合征患者中，超过 50% 会出现听力下降，听力下降可表现为传导性、神经性或混合性。本例先证者有可能随着年龄增长出现听力减退，应定期检查。

思路 3：Van der Hoeve 综合征患者有其特异性的表型。对于类似家系可以采用包含 *COL1A1*、*COL1A2* 基因的已知耳聋基因二代测序 Panel 或相关基因编码外显子直接测序的方法进行检测。

对该先证者，采用了包含 *COL1A1*、*COL1A2* 基因的已知耳聋基因二代测序 Panel 的方法，检测到先证者携带 *COL1A1* 基因 c.1342A>T（p.Lys448＊）变异，ACMG 变异评级为可疑致病，尚未见报道。采用 Sanger 测序法对其他家系成员进行 *COL1A1* 基因上述突变位点的直接测序，发现该变异与 Van der Hoeve 综合征表型共分离，确定为该家系的致病变异，先证者的变异来自其母亲。

【问题 3】如何进行类似家庭的遗传咨询

思路 1：按常染色体显性遗传咨询的要点进行

思路 2：先证者父母风险评估

先证者母亲为 Van der Hoeve 综合征患者，携带 *COL1A1* 基因变异，遗传给下一代的风险是 50%。

思路 3：先证者同胞风险评估

先证者同胞有 50% 风险携带 *COL1A1* 基因 c.1342A>T（p.Lys448＊）变异。

思路 4：先证者后代风险评估

先证者的 *COL1A1* 基因变异遗传给后代的风险为 50%。患者与正常人婚配生育患病后代的风险是 50%。两名患者婚配生育患病后代的风险则为 75%。

思路5:预防

一般而言,如先证者听力损失为双侧先天性重度或极重度,将严重影响言语功能发育,父母亲再生育通常会选择行产前诊断或胚胎植入前诊断。但如果先证者听力损失发病年龄晚、听力损失轻,考虑到伦理学相关问题及目前有助听器、人工听骨、人工耳蜗、振动声桥等听觉辅助装置可供选择,先证者父母亲再生育不建议行产前诊断。目前,胚胎植入前诊断(PGD)技术已逐步成熟,可避免因怀上遗传性听力损失胎儿流产或引产对孕妇造成心理和生理上的伤害,是遗传性听力损失预防的必然趋势。

(高松　袁永一)

6. 鳃-耳综合征

临床病例摘要

一名2岁半男孩因"双耳重度感音神经性听力损失"来解放军总医院耳

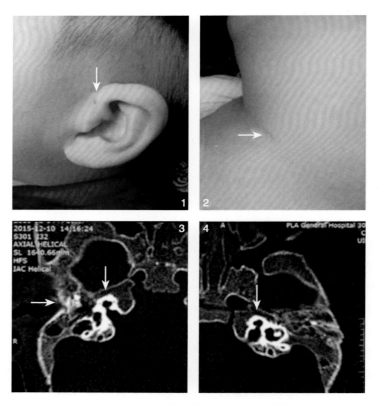

图 2-5-14　患儿耳前及颈部瘘管及颞骨 CT 表现

鼻咽喉头颈外科就诊。初步病史采集如下：

该患儿为先天性听力损失，出生后双耳听力筛查未通过，对声音反应较差。家族中多名听力损失患者。患儿除听力下降外，还有其他表型，包括：耳前瘘管，颈部鳃裂瘘，中耳、内耳畸形等。ASSR 显示双耳重度感音神经性听力损失。肾功能及肾超声检查未见异常。图示患儿耳前及颈部瘘管、颞骨 CT 表现（图 2-5-14）及家系图（图 2-5-15）。

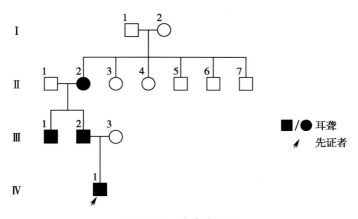

图 2-5-15　患者家系图

【问题 1】　病例特点及遗传方式

思路 1：患儿为先天性听力损失，合并耳前瘘管和鳃裂瘘，颞骨 CT 显示砧骨短脚与上鼓室外侧壁融合，耳蜗发育不全。考虑为综合征型听力损失。

思路 2：详细询问家族史，根据表型特征考虑为鳃-耳综合征，为常染色体显性遗传，该家系符合常染色体显性遗传谱系特点。

【问题 2】　如何明确分子诊断

思路 1：初步确定为鳃-耳综合征后，对其相应致病基因进行针对性的检测。对该患者采用包括 168 个已知耳聋基因的二代测序 Panel 进行检测，该 Panel 包含 EYA1、SIX1、SIX5 等与鳃-耳综合征相关的基因。结果显示患者携带 EYA1 基因 c. 1075_1078 GTCC>GAT（p. Gly359fs * 6）变异，该变异导致肽链合成提前终止，产生截短的蛋白产物，该变异在此家庭基因型表型共分离，可以明确其分子诊断。

思路 2：鳃-耳-肾综合征（branchio-oto-renal syndrome，BOR）是一种常染色

体显性遗传性疾病,以鳃裂发育异常、听力下降、肾脏畸形为主要临床特征;患者如果无肾脏畸形,也可称为鳃-耳(BO)综合征。该综合征的发病率在 1/40 000 左右,在极重度听力损失儿童中的发病率约为 2%。进行性听力下降是 BOR 综合征患者最常见的表型,超过 90% 的患者会出现该症状,听力下降可以是混合性、传导性或感音神经性,程度可以从轻度到极重度。一些患者的听力损失还表现为波动性。

其遗传模式表现为常染色体显性。*EYA1*、*SIX1* 和 *SIX5* 基因是已知的 BOR 和 BO 综合征的致病基因,其中 *EYA1* 基因变异解释超过 90% 鳃-耳或鳃-耳-肾综合征的分子病因。*EYA1* 基因位于染色体 8q13.3,包括 16 个编码外显子。

【问题3】 如何进行类似家庭的遗传咨询

思路1:按常染色体显性遗传咨询要点进行

思路2:先证者父母风险评估

先证者父亲为患者,携带 *EYA1* 基因致病变异,遗传给下一代的风险是 50%。

思路3:先证者同胞风险评估

先证者同胞有 50% 风险携带 *EYA1* 基因致病变异。患者与正常人婚配生育患病后代的风险是 50%。两名患者婚配生育患病后代的风险则为 75%。

思路4:先证者后代风险评估

先证者的 *EYA1* 基因变异遗传给后代的风险为 50%。

思路5:预防

此家庭再生育风险高,可选择产前诊断或胚胎植入前诊断进行预防。

（高松　袁永一）

7. Waardenburg 综合征(WS)

临床病例摘要 1

患者男性,11 岁,新生儿期右耳听力筛查未通过,后诊断为重度感音神经性听力损失(右)。查体:左眼虹膜异色,眼距增宽(W 指数为 2.62)。双侧鼓膜完整,标志清晰。无前额白发、皮肤色斑缺失或黑子。无听力损失家族史,否认耳毒性药物应用史。来解放军总医院耳鼻咽喉头颈外科就诊,以期查明听力损失病因。图示患者家系图(图 2-5-16)。

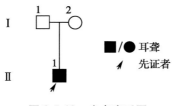

图 2-5-16　患者家系图

【问题 1】 病例特点及遗传方式

患者的症状有感音神经性听力损失和虹膜异色,且有明显的内眦异位(内眦异位判定方法:a＝双眼内眦间距(mm);b＝瞳孔中心间距(mm);c＝外眦间距(mm);计算公式:$X＝(2a-0.2119c-3.909)/c$,$Y＝(2a-0.2479b-3.909)/b$,W 指数＝$X+Y+(a/b)$,W 指数>1.95 为内眦异位),符合 Waardenburg 综合征的临床表现,该病以显性遗传为主。

【问题 2】 如何明确分子诊断

对该先证者采用了二代测序(耳聋基因 Panel:共涵盖 168 个耳聋基因,其中 6 个已知 Waardenburg 致病基因:*PAX3*、*MITF*、*SOX10*、*EDNRB*、*EDN3*、*SNAI2*)进行基因检测。检测结果显示,先证者携带 *PAX3* 基因 c.668G>A(p.Arg223Gln)杂合变异,该变异为已报道致病变异。采用 Sanger 测序法对先证者父母进行该变异位点测序,结果显示先证者父母均无此变异,从而明确先证者 *PAX3* 基因致病变异为新生变异。*PAX3* 基因的致病变异可导致 Waardenburg 综合征 1 型和 3 型。Waardenburg 综合征 1 型为常染色体显性遗传,以感音神经性耳聋、皮肤/毛发/虹膜色素异常、内眦异位为主要临床特征。Waardenburg 综合征 3 型是一种常染色体显性/隐性遗传病,其主要临床表征为在 1 型基础上伴上肢和手腕部骨骼发育不全、上肢关节挛缩、指弯曲等,上述疾病临床表现存在个体差异。根据此患者临床表现及分子诊断,可以确诊为 Waardenburg 综合征 1 型。

【问题 3】 如何进行类似家庭的遗传咨询

思路 1:按常染色体显性遗传咨询要点进行

思路 2:先证者父母风险评估

先证者为新生突变致病,其父母亲血液样本未检出此致病变异。再生育后代复发风险低,但不等于零风险,例如父母一方存在生殖腺嵌合的情况下,再生育患病后代的风险与嵌合比例相关。

思路 3:先证者同胞风险评估

先证者父母亲血液样本未检出此致病变异,但是无法排除生殖腺嵌合,因此仍有再生育听力损失后代的风险,但先证者同胞患病风险不确定。

思路 4:先证者后代风险评估

先证者将突变遗传给后代的风险为 50%。患者与正常人婚配生育患病后代的风险是 50%。两名患者(相同基因致聋)婚配生育患病后代的风险则为 75%。

思路 5:预防

Waardenburg 综合征的临床表现多样,除听力损失外还可能有其他系统出现临床症状,本例先证者父母再生育前可行产前诊断。先证者未来生育可行胚胎植入前诊断或产前诊断预防患儿出生。

临床病例摘要 2

患儿,男,双侧极重度感音神经性听力损失,双眼虹膜异色,面部皮肤有色素沉着斑;其母有相似临床表现:左耳低频轻度感音神经性听力损失,右耳重度-极重度感音神经性听力损失,已怀孕,为能生育一个听力健康的孩子,来解放军总医院耳鼻咽喉头颈外科就诊。图示患者家系图(图 2-5-17)及其母亲纯音测听图(图 2-5-18)。

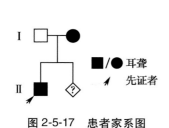

图 2-5-17　患者家系图　　　图 2-5-18　患者母亲纯音测听图

【问题 1】 病例特点及遗传方式

思路 1：患者先天性感音神经性听力损失、虹膜异色的症状符合 Waardenburg 综合征的典型表现；该病以显性遗传为主。

思路 2：患者母亲亦有单耳感音神经性听力损失，提示两种可能：①其母亦为 Waardenburg 综合征患者，不同患者间可有表型差异，且有单侧耳聋可能；患者基因突变来源于母亲；②母亲表型可能为突聋或其他因素导致，患者突变为新生突变。确诊需要进一步明确分子诊断。

【问题 2】 如何明确分子诊断

对该先证者采用了二代测序（耳聋基因 Panel：共涵盖 168 个耳聋基因，其中 6 个已知 Waardenburg 致病基因 *PAX3*、*MITF*、*SOX10*、*EDNRB*、*EDN3*、*SNAI2*）进行基因检测。检测结果显示：先证者 *SOX10* 基因存在 c.502delC（p. His168Thrfs * 118）杂合变异。随后采用 Sanger 测序法对先证者父母进行 *SOX10* 基因该变异位点测序，结果显示先证者的变异来自其母亲，从而明确其分子诊断。

SOX10 基因是较为常见的导致 Waardenburg 综合征的责任基因。其定位于 22 号染色体，有 5 个外显子。根据 OMIM 数据库报道，*SOX10* 基因的致病变异可导致 Waardenburg 综合征 2E 型及 4C 型。Waardenburg 综合征 2 型主要临床表征为毛发、皮肤和眼睛的色素异常、先天性感音神经性听力损失，无内眦外移极少数可以有神经系统异常的表型，包括：智力受损、髓鞘化缺失、共济失调等。Waardenburg 综合征 2 型患者中约 15%~20% 由 *SOX10* 突变基因导致，为常染色体显性遗传。Waardenburg 综合征 4 型临床表现特点为除虹膜、皮肤、毛发色素异常及听力损失外，尚有先天性巨结肠病或长期慢性便秘等胃肠道症状，Waardenburg 综合征 4 型患者中约 50% 由 *SOX10* 基因异常导致，为常染色体显性/隐性遗传病。根据此患者及母亲的临床表现及分子诊断，可以确诊为 Waardenburg 综合征 2 型，患者突变源自母亲。

【问题 3】 如何进行类似家庭的遗传咨询

思路 1：按常染色体显性遗传咨询要点进行

思路 2：先证者父母风险评估

先证者母亲为 *SOX10* 变异致病患者，携带基因变异并表现出听力损失症状，其再生育遗传给后代的风险为 50%。

思路 3：先证者同胞风险评估

如不加干预，先证者同胞 50% 为患者。

思路 4：先证者后代风险评估

先证者将突变遗传给后代的风险为 50%。患者与正常人婚配生育患病后代的风险是 50%，与 Waardenburg 综合征患者婚配生育患病后代的风险是 75%。

思路 5：预防

本例先证者母亲已怀孕，建议行产前诊断明确胎儿基因型。

临床病例摘要 3

患儿，男，2.5 岁，出生时未通过听力筛查，蓝色虹膜，走路晚，走路不稳，头发整体偏黄，脾气稍暴躁，智力正常。无耳毒性药物应用史，父母和哥哥听力正常，无听力损失家族史。特来解放军总医院耳鼻咽喉头颈外科就诊，以期查明听力损失的原因。图示患者家系图（图 2-5-19）。

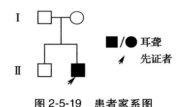

图 2-5-19　患者家系图

【问题 1】 病例特点及遗传方式

患者的症状有先天性感音神经性听力损失和虹膜异色，初步怀疑 Waardenburg 综合征。

【问题 2】 如何明确分子诊断

患儿除表现出 Waardenburg 综合征的典型特征外（先天性感音神经性听力损失、虹膜异色），还有其他方面问题：走路晚，走路不稳，头发整体偏黄，脾气稍暴躁，是否有其他的致病原因需更加全面的检测。因此，对此患儿采用全外显子组测序。检测结果显示：先证者 *MITF* 基因存在 c. 649_651delAGA（p. Arg217del）杂合变异。随后采用 Sanger 测序法对先证者父母及哥哥进行 *MITF* 基因直接测序，均未发现带有此基因变异，从而明确先证者变异为新生变异。

MITF 是引起 Waardenburg 综合征的致病基因之一。*MITF* 基因致病变异可导致 Waardenburg 综合征 2A 型、Tietz 白化病-听力损失综合征（Tietzalbinism-deafness syndrome,TADS)等疾病。Warrdenberg 综合征 2A 型为一种听力-色素异常综合征,其主要临床表现为先天性感音神经性听力损失、眼睛(虹膜异色)、皮肤(面部雀斑)、头发色素异常(早白发)等。该病临床表现差异较大,呈常染色体显性遗传,具有外显不全现象。TADS 主要临床表现为出生即有明显的感音神经性听力损失、虹膜异色、毛发色素缺乏、眉毛发育不全等,相比于 Waardenburg 综合征的皮肤雀斑样色素沉着病灶,该病表现为弥漫性色素减退病灶,呈常染色体显性遗传。本例患者临床表型更符合 Waardenburg 综合征

【问题3】 如何进行类似家庭的遗传咨询

思路1:按常染色体显性遗传咨询要点进行

思路2:先证者父母风险评估

先证者为新生突变致病,其父母亲血液样本未检出此致病变异。再生育后代复发风险低,但不等于零风险,例如父母一方存在生殖腺嵌合的情况下,再生育患病后代的风险与嵌合比例相关。

思路3:先证者同胞风险评估

先证者父母亲血液样本未检出此致病变异,但是无法排除生殖腺嵌合,因此仍有再生育听力损失后代的风险,但先证者同胞患病风险不确定。

思路4:先证者后代风险评估

先证者将突变遗传给后代的风险为 50%。患者与正常人婚配生育患病后代的风险是 50%。两名患者婚配生育患病后代的风险则为 75%。

思路5:预防

本例先证者父母再生育前可行产前诊断。先证者未来生育可行胚胎植入前诊断或产前诊断预防患儿出生。

(吴婕　李晓红)

8. LEOPARD 综合征

临床病例摘要

患儿,男性,3岁,出生时双耳听力筛查未通过,3月龄时听力学诊断重度感音神经性听力损失,无眩晕耳鸣等不适,无耳流脓、流血等症状。生长和智力发育均正常。查体:面部和躯干可见色素沉着,毛发、眼虹膜及巩膜色泽正常,双侧鼓膜完整、标志清楚。已行人工耳蜗植入。颞骨 CT 未见明显异常。无耳毒性药物应用史,父亲同样患重度感音神经性听力损失,面部和躯干色

素沉着,家族其他成员无听力损失病史。特来就诊以期查明孩子听力损失的原因,并咨询再生育听力损失后代的风险。图示患者家系图(图2-5-20)、先证者及其父亲听力、皮肤表型和颞骨CT(图2-5-21,图2-5-22)。

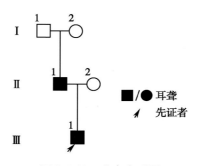

图 2-5-20　患者家系图

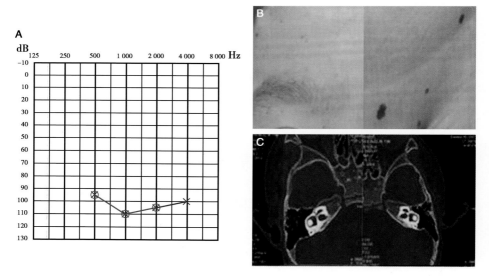

图 2-5-21　先证者听力、皮肤和颞骨 CT
A.先证者听力　B.先证者皮肤表型　C.先证者颞骨 CT

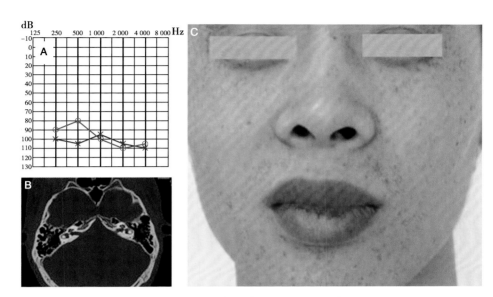

图 2-5-22　先证者父亲听力、皮肤和颞骨 CT
A. 先证者父亲听力　B. 先证者父亲颞骨 CT　C. 先证者父亲皮肤表型

【问题 1】 病例特点及遗传方式

患儿的听力损失为双侧、先天性重度感音神经性听力损失,面部和躯干可见色素沉着,毛发、眼虹膜及巩膜色泽正常。父亲与先证者有相同症状。首先考虑 Waardenburg 综合征(Waardenburg syndrome, WS)——皮肤、毛发、眼、耳蜗血管纹等处黑色素细胞缺如而产生的一组表型特征,以感音神经性听力损失、皮肤低色素白化病、白额发或早白发、虹膜异色为主要临床症状。

【问题 2】 如何明确分子诊断

思路 1:WS 是明确的与遗传因素有关的综合征型听力损失。*PAX3*、*MITF*、*SOX10* 和 *SNAI2* 编码的转录因子以及 *EDN3* 和 *EDNRB* 编码的信号传导分子都参与 WS 的发病。不同的致病基因与不同的 WS 亚型相关联,*PAX3* 基因变异可导致 WS1 和 WS3,*MITF*、*SNAI2* 和 *SOX10* 基因变异导致 WS2。*SOX10*、*EDN3* 和 *EDNRB* 基因变异可造成 WS4。此患者根据临床症状和体格检查考虑为 WS2。因此,此患者的基因检测主要是针对目标基因进行一代测序。

思路 2:经检测 WS 相关的 6 个已知基因,先证者及父亲均未发现明确致病变异,但此家庭为遗传因素导致听力损失的可能性仍很大,母亲生育听力损失后代的概率仍存在,分子病因不明确的情况下无法行产前诊断或胚胎植入前诊断进行干预。

【问题3】2年后母亲再次怀孕,先证者和父亲分子病因尚未明确,如何预防再次生育听力损失后代

思路1:病史和体格检查再采集分析

进一步详细询问先证者和父亲的表型,母亲表示先证者和父亲手指可以过度背伸。图示先证者及其父亲手指表型(图2-5-23)。

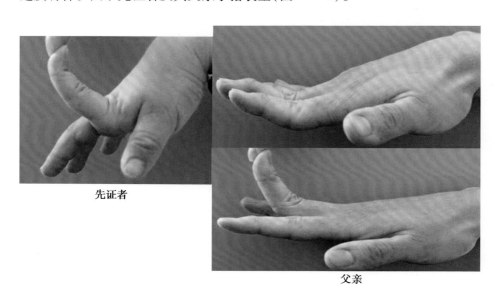

先证者

父亲

图2-5-23 先证者及父亲手指表型

思路2:临床诊断和遗传方式再分析

考虑先证者和父亲手指情况,不除外为 WS 以外的综合征型听力损失,对此家庭行已知耳聋基因二代 Panel 检测,结果仍未发现可疑致病基因和变异。进一步分析遗传方式:为常染色体显性遗传,爷爷和奶奶正常,父亲可能在某一基因发生新生变异,并将此变异传递给先证者。按此思路,为此家庭5名个体(先证者及其父亲母亲、爷爷奶奶)进行全外显子组检测,并进行数据分析。

思路3:分子病因诊断再分析

此家庭成员经全外显子组测序,以先证者爷爷、奶奶和父亲作为一个小家系进行 *de novo* 变异分析,得到的 *de novo* 位点总共有6个,将其与先证者结果对应,发现仅有一个位点在两名患者中均存在:*PTPN11*:c. 836A > G （p. Tyr279Cys）杂合变异。由此明确分子病因，先证者和父亲均为 *PTPN11* 基因变异致病，爷爷和奶奶基因型正常，父亲的变异为新生变异。

思路4：临床诊断再分析

PTPN11 基因相关的疾病主要有血液系统恶性肿瘤、胃癌、Noonan 综合征、LEOPARD 综合征。综合此家庭患者的临床表现可明确诊断为 LEOPARD 综合征（又称多痣 Noonan 综合征），为常染色体显性遗传性疾病，是多发性黑子的一种变型，与一系列遗传缺陷有关。"L"（multiple lentigines）代表黑子，是主要症状，通常为 2~8mm 或更大一些的褐色斑点，多集中于躯干上部和颈部，也可发生于面部、头皮、四肢、掌跖和生殖器官，出生时即有，或儿童期间出现，随着年龄增长，数目加多，颜色渐深）；"E"（ECG abnormalities）代表心电图异常；"O"（ocular hypertelorism）代表两眼距离过远；"P"（pulmonary stenosis）肺动脉狭窄；"A"（abnormalities of the genitalia）代表生殖器异常；"R"（retardation of growth）代表生长迟缓；"D"（deafness）代表听力损失。

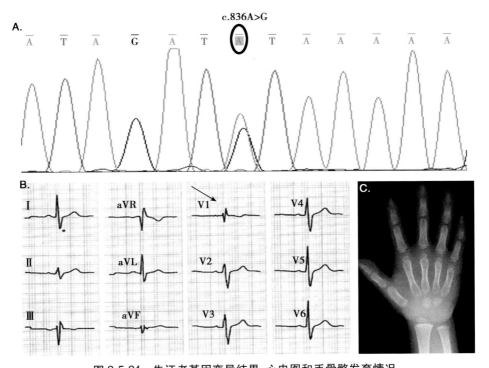

图 2-5-24　先证者基因变异结果、心电图和手骨骼发育情况
A. 先证者携带 *PTPN11* 基因 c. 836A＞G（p. Tyr279Cys）杂合变异　　B. 先证者心电图
C. 先证者手骨骼发育情况

思路5：其他体征再分析

为排除患者是否有其他体征，对先证者和其父亲进行进一步辅助检查，发现先证者腕骨两枚，相当于1岁骨龄，心电轴左偏、局限性右束支阻滞；其父亲不完全性右束支阻滞，心电轴左偏。图示先证者 *PTPN11* 基因 c.836A>G（p.Tyr279Cys）杂合变异、心电图和手·骨骼发育情况（图2-5-24）。

【问题4】 类似病例如何明确诊断

思路1：病史采集和体格检查时应尽量详细，注意细节，发掘所有症状体征，否则有可能做出错误的临床诊断。

思路2：很多综合征型听力损失较罕见，而且部分综合征并不以听力损失为主要表现，易被漏诊。此时可以先进行基因诊断明确分子病因，再明确临床诊断。LEOPARD 综合征和 Waardenburg 综合征患者有相同表型（听力损失和皮肤色素沉着），所以容易被误诊为 Waardenburg 综合征。LEOPARD 综合征患者绝大部分有心脏异常，常先就诊于心血管内科，耳鼻咽喉头颈外科医生对此疾病认识不足。此案例提示，当临床诊断的"Waardenburg 综合征"患者经基因诊断未明确病因时，应关注 LEOPARD 综合征相关基因的变异情况。

思路3：进行全外显子组测序会获得大量变异数据，明确家庭成员表型、正确选择参加检测的家庭成员（包括正常和对照）、严格全面的生信分析流程对于提高致病变异判定效率十分重要。

【问题5】 如何进行遗传咨询

思路1：按常染色体显性遗传咨询要点进行

思路2：先证者父母风险评估

先证者父亲为患者，携带致病变异，有50%概率将突变传递给后代。

思路3：先证者同胞风险评估

如不加干预，先证者同胞50%是患者。

思路4：先证者后代风险评估

先证者将致病变异遗传给后代的风险为50%。

思路5：预防

先证者母亲已孕18周，可抽羊水进行产前诊断。结果发现胎儿携带致病变异，考虑为 LEOPARD 综合征患儿，但因常染色体显性遗传的特点，胎儿表型严重程度可能与先证者有差异。

（黄莎莎）

9. Pendred 综合征

临床病例摘要

患者女性,30 岁,主因"自幼听力异常,颈前肿大 2 年"就诊。患者自幼听力较差,且听力损失逐步加重,现在配戴助听器,2 月前无意中发现颈前部肿大,不伴颈前疼痛、心慌、食欲旺盛、脾气急躁等,当地医院颈部 B 超显示甲状腺弥漫性肿大,为进一步诊治来诊。否认耳毒性药物接触史、否认听力损失及其他遗传性疾病家族史。听力学检查提示重度感音神经性听力损失;颞骨 CT 显示双侧前庭水管扩大;甲状腺超声显示甲状腺弥漫性肿大;甲状腺功能(包括血清甲状腺素、血清三碘甲腺原氨酸、血清游离 T_3、血清游离 T_4、血清促甲状腺素 TSH)化验显示正常。图示患者甲状腺肿颈部外观与颞骨 CT 表现(图 2-5-25)。

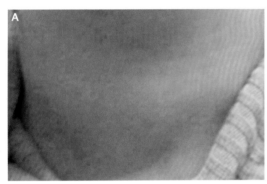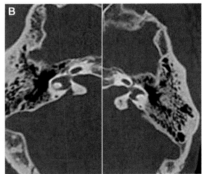

图 2-5-25　患者甲状腺肿颈部外观与颞骨 CT 表现
A. 颈前正中局部肿大　B. 颞骨 CT 示双侧前庭水管扩大

【问题 1】根据上述资料,患者最可能的诊断是什么

Pendred 综合征又称听力损失-甲状腺肿综合征,是一种以家族性听力损失、甲状腺肿、碘有机化障碍为特征的常染色体隐性遗传性疾病。其听力损失常伴有内耳发育异常,最常见的为前庭水管扩大。此病例患者听力损失呈进展性,最终发展成重度感音神经性听力损失,存在前庭水管扩大畸形,合并甲状腺肿大但不伴甲状腺机能异常,甲状腺肿表型于青春期后出现,可明确诊断为 Pendred 综合征。

【问题2】 怎样对该家系先证者进行分子遗传学诊断

　　思路1:Pendred 综合征是一种常染色体隐性遗传性疾病,该家系除先证者外没有类似表型患者,先证者父母亲可能为携带者。Pendred 综合征由 *SLC26A4* 基因致病变异导致,所以,此家庭主要进行 *SLC26A4* 基因检测。明确分子诊断需要在 *SLC26A4* 基因上检测到双等位基因致病变异,即纯合变异或复合杂合变异。

　　思路2:对该家系先证者采用 Sanger 测序方法进行 *SLC26A4* 基因编码外显子序列测定,发现先证者携带 c.919-2A>G/c.2086C>T 复合杂合变异。c.919-2A>G 变异是已知的中国人群中的 *SLC26A4* 基因最常见的致病变异,c.2086C>T(p.Gln696*)变异为无义变异,此变异导致终止密码子提前,为致病变异。父亲携带 c.919-2A>G 杂合变异,母亲携带 c.2086C>T 杂合变异。此家系分子病因明确。

【问题3】 Pendred 综合征的遗传咨询要点

　　思路1:按常染色体隐性遗传咨询要点进行

　　先证者要避免与同是 *SLC26A4* 基因突变导致的听力损失者(即前庭水管扩大或 Pendred 综合征患者)婚配,否则生育患病后代的概率为100%,如果其配偶携带有一个 *SLC26A4* 基因的致聋变异,则他们的后代将有50%的概率为前庭水管扩大或 Pendred 综合征患者。此先证者已婚,配偶听力正常,因为亦有携带 *SLC26A4* 基因变异的可能,故配偶同时行 *SLC26A4* 基因检测,结果未发现明确致病变异。因此,此先证者后代100%为此基因变异携带者,但原则上不会为前庭水管扩大或 Pendred 综合征患者。

　　思路2:先证者同胞风险评估

　　先证者的同胞有可能携带致病变异,因此建议其同胞生育前进行 *SLC26A4* 基因检测,以早期发现危险因素并采取预防及干预措施。

　　思路3:先证者后代风险评估

　　本例先证者后代100%为 *SLC26A4* 基因变异携带者,携带 *SLC26A4* 基因变异的听力正常个体婚配或生育前应携配偶进行基因检测和遗传咨询,如果发现配偶也为 *SLC26A4* 基因致病变异携带者,可以通过胚胎植入前诊断或产前诊断避免生育 Pendred 综合征患儿的风险。

【问题4】 Pendred 综合征如何治疗

　　思路1:此病无有效治疗方法,一旦出现急性听力减退,及时按突发性听力损失进行治疗,能在一定程度上延缓听力在短期内急速下降。对于中度听力损失患者可以验配助听器,对于重度-极重度听力损失患者可进行人工耳蜗植入。

思路2:本病单纯甲状腺肿不建议手术,如有甲状腺功能异常建议使用甲状腺激素替代治疗。如甲状腺肿严重、产生气管压迫等症状时则需考虑手术。本病甲状腺肿可能合并癌变,若疑有甲状腺肿恶变应考虑手术,行甲状腺全切或大部切除后需服用足量的甲状腺激素进行替代治疗。

（黄莎莎）

10. 听力损失-掌跖皮肤角化综合征
临床病例摘要

患儿,男性,5岁半,出生后听力差,已行人工耳蜗植入,术后语言康复效果可。患儿父母拟再生育来我院进行遗传咨询。查体发现:患儿双手掌及脚掌皮肤角化。双侧外耳道及鼓膜未见异常。颞骨CT未见内耳畸形。图示患儿双手表型(图2-5-26)。

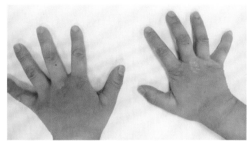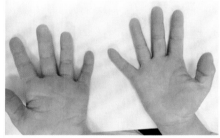

图 2-5-26　听力损失-掌跖皮肤角化综合征双手表型

【问题1】 孩子所患何病

患者临床表现包括听力损失及掌跖皮肤角化,符合听力损失-掌跖皮肤角化综合征。建议分子诊断。

【问题2】 该家系特点及可能的遗传方式

根据患者先天发病、家系中其他成员体健等情况,如果是遗传性疾病,可能的遗传方式有三种:常染色体显性遗传新生变异、常染色体显性遗传(母亲或父亲携带突变,但存在外显不全的情况)及常染色体隐性遗传(父母为携带者）。听力损失-掌跖皮肤角化综合征以显性遗传为多见。

【问题3】 如何明确分子诊断

针对患者表型，可以针对同时导致听力损失及皮肤表型的基因 *GJB2*、*GJB3*、*GJB6* 进行检测。此例患儿父母希望生育听力正常下一代，要求全外显子组测序。

测序结果显示，患儿携带 *GJB2* 基因 c.223c>T（p.Arg75Trp）突变，在确认患儿与父母的亲缘关系后，确定此变异为新生变异。该变异是已知的听力损失-掌跖皮肤角化综合征致病变异。1998 年 Richard 等首先报道 *GJB2* 基因 p.Arg75Trp 为显性突变，可以导致遗传性综合征型听力损失。2006 年我国报道了首例 p.Arg75Trp 突变导致的听力损失-掌跖皮肤角化综合征案例，同样也为显性遗传新生变异致病案例。*GJB2* 基因编码的 Cx26 蛋白第 75 位精氨酸位于 Cx26 第一胞外区（EC1）与第二跨膜区的（TM2）交界处，胞外区是连接子对接的关键部位，完整的跨膜段是连接蛋白从胞浆转运至胞膜必不可少的条件，这两个区域的氨基酸序列高度保守，p.Arg75 也不例外，这对维持连接蛋白的正常功能至关重要。对 p.Arg75Trp 突变的功能研究证实 75 位为色氨酸的突变蛋白不但本身失去活性，同时还抑制野生型蛋白的活性，呈现显性负性效应。

【问题4】 如何进行类似家庭的遗传咨询

思路1：按常染色体显性遗传要点进行遗传咨询

思路2：先证者父母再次生育风险评估

先证者携带新生变异，可能来源于胚胎发育过程中自发变异，也不能除外生殖腺嵌合，目前来源于卵细胞的生殖腺嵌合缺乏可靠检测方法。可以通过丈夫精子检测明确变异是否来源于精子。这对夫妇再次怀孕后可以通过产前诊断明确胎儿基因型。

思路3：先证者后代风险评估

先证者后代每胎有 50% 的概率携带 *GJB2* 基因 c.223c>T（p.Arg75Trp）突变而成为患者。如有需求，先证者未来可行胚胎植入前诊断或怀孕后行产前诊断以生育表型正常的下一代。

（袁永一）

11. Perrault 综合征

临床病例摘要

一名 29 岁女性因"听力下降伴步态不稳 19 年"就诊。初步病史采集如下：

患者 10 岁双耳开始出现渐进性听力下降，伴有步态不稳、腿部僵硬并经常摔倒。近 4~5 年来出现双手、双足肌肉萎缩，间断有肉跳感。自发病以来无眩晕耳鸣等不适，无耳流脓、流血等症状。智力发育正常。无正常月经，10 年前开始口服激素人工周期治疗。查体：皮肤、毛发、眼虹膜及巩膜色泽正常，双侧鼓膜完整、标志清楚。神经系统查体发现四肢远端肌肉萎缩，肌力弱，肌张力减低，宽基底步态，Romberg 征阳性。纯音测听显示双侧重度感音神经性听力损失，平坦型，反复检查平均听阈波动在 70~90dB HL，助听听阈 30dB HL，裸耳言语识别率 0%，助听后言语识别率 0%。

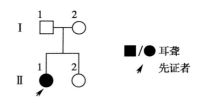

图 2-5-27　患者家系图

DPOAE 3kHz、4kHz 可引出，ABR 未引出，ECochG 未引出，眼震电图显示双侧前庭功能减退，双侧水平向凝视眼震，双向视动减弱。卵泡刺激素、促黄体生成素升高，雌激素减低，补充雌激素后雌二醇水平恢复到正常低限。肌电图示双侧胫神经运动潜伏期延长，传导速度减慢。颞骨 CT 未见明显异常。头颅 MRI 示小脑及脊髓萎缩。无耳毒性药物用药史，无听力损失家族史。图示患者家系图（图 2-5-27）。

【问题 1】病例特点及遗传方式

思路 1：患者症状为双侧迟发性渐进性听力下降，目前为重度感音神经性听力损失，表现出听神经病的特点。患者合并雌激素水平减低，诊断为原发性卵巢功能低下。前庭功能检查显示前庭功能减退。患者步态不稳、肌肉萎缩，结合肌电图及头颅 MRI 结果诊断为脊髓小脑共济失调。根据患者四联症状，考虑 Perrualt 综合征可能性大，其他染色体疾病不排除。

思路 2：患者家族中无此类患者，因此考虑可能为常染色体隐性遗传、常染色体显性遗传新生变异，常染色体显性遗传母亲或父亲携带突变，但存在外显不全的情况或染色体病。Perrualt 综合征是一种常染色体隐性遗传病。

【问题2】 如何明确分子诊断

思路1：本例患者临床诊断为Perrualt综合征可能性大，但不能100%确诊。需要进行遗传诊断，与临床表型相互佐证。

思路2：先对患者进行最简单的染色体核型分析，结果显示为46XX。初步排除了染色体疾病。

思路3：检索文献发现Perrualt综合征与 *HARS2*、*HSD17B4*、*LARS2*、*TWNK*、*ERAL1*、*CLPP* 等基因突变有关。下表显示Perrualt综合征相关基因（表2-5-3）。责任基因较多，且不排除仍有新基因被发现的可能。因此，笔者团队选择全外显子组测序，对先证者进行检测和生物信息学分析。结果显示先证者 *TWNK* 基因存在 NM_021830：c.794G＞A（p.Arg265His）/c.1181G＞A（p.Arg394His）复合杂合变异，c.794G>A变异为新变异，未见报道。随后采用Sanger测序法对其他家系成员进行 *TWNK* 基因直接测序，发现先证者父母分别为两个变异的携带者，从而明确其遗传方式为隐性遗传。

表2-5-3　Perrualt综合征相关基因

基因座位	基因名（OMIM）	基因定位	遗传方式	主要参考文献（Pubmed）
PRLTS1	*HSD17B4*	5q23.1	AR	Pierce et al.,2011
PRLTS2	*HARS2*	5q31.3	AR	Pierce et al.,2012
PRLTS3/DFNB81	*CLPP*	19p13.3	AR	Jenkinson et al.,2013
PRLTS4	*LARS2*	3p21.31	AR	Pierce et al.,2013
PRLTS5	*TWNK*	10q24.21	AR	Morino et al.,2014
PRLTS6	*ERAL1*	17q11.2	AR	Chatzispyrou et al.,2017

【问题3】 如何判断基因变异的致病性以及后续治疗方案

思路1：*TWNK* 基因 c.794G>A（p.Arg265His）为错义变异。该变异在正常人群数据库频率为0，蛋白功能预测软件 SIFT、PolyPhen_2、REVEL预测该变异分别为良性、良性、良性。根据ACMG指南，该变异初步判定为临床意义未明（VUS）。*TWNK* 基因 c.1181G>A（p.Arg394His）为已经报道的错义变异，该变异在正常人群数据库频率为0.00010。蛋白功能预测软件 SIFT、PolyPhen_2、REVEL预测该变异分别为有害、有害、有害。根据ACMG指南，该变异初步判定为疑似致病性变异（likely pathogenic）。c.794G>A在正常人群携带率极低，虽然ACMG分级属于VUS，但结合患者表型与Perrault综合征符合、该变异在家系内部的分离状况，不除外c.794G>A为先证者的致病变异。

思路2：其他基因变异结果的判读。经过全外显子组测序，会得到大量的变异数据,需根据其遗传规律逐个分析,排除其致病性。本患者得到 *TMIR32*、*NDUFS1*、*STRA6* 等 18 个常染色体隐性遗传基因杂合变异。根据遗传模式,这些基因需要有纯合或复合杂合变异才可致病,因此排除这些位点与疾病的关联。另外,由于患者父母均无疾病表型,显性遗传新生变异是生信分析中不能忽视的一个方面。先证者携带的新生变异经综合分析均被排除了导致患者表型的可能性。

思路 3:人工耳蜗植入。患者语后聋,目前重度感音神经性听力损失,助听器补偿不足。家属有强烈的意愿进行手术干预。但是人工耳蜗植入预后是否良好,能否给患者带来实用听力是术前必须要评估的问题。经过言语识别率以及助听言语识别率检查,发现患者在助听听阈良好的情况下言语识别率仍为 0%,考虑患者存在蜗后甚至皮层病变。

TWNK 基因编码 Twinkle 蛋白,该蛋白是一种 DNA 解旋酶,参与线粒体 DNA 合成。*TWNK* 基因变异导致 Twinkle 蛋白结构变化,不能形成 7 聚体活性结构参与线粒体 DNA 合成,从而导致线粒体 DNA 缺失或者耗竭,而中枢神经是线粒体遗传最容易累及的部位。结合患者有小脑脊髓萎缩的影像学表现,说明中枢神经系统有广泛的病变。另外,通过对文献的查阅,发现 Perrault 综合征相关其他基因,*HARS2*、*HSD17B4*、*LARS2*、*CLPP*,均在螺旋神经节高表达,而 Corti 器低表达。综上,我们认为患者植入人工耳蜗后不能获得好的言语识别能力,该类患者进行人工耳蜗植入需要慎之又慎。

思路 4:其他治疗。女性患者有卵巢发育不良需到妇产科及内分泌科就诊;成年女性患者可通过供卵辅助生殖;监测骨密度;女性患儿 12 岁后进行腹部 B 超以及雌激素水平等检查,如果存在卵巢发育不良可以到内分泌或妇产科就诊,使用激素替代治疗。

【问题 4】 如何进行类似家庭的遗传咨询

思路 1:按常染色体隐性遗传咨询要点进行

思路 2:先证者父母风险评估

先证者父母为 *TWNK* 基因变异携带者,虽携带有基因变异,但不发病。再生育 Perrault 综合征下一代的风险为 25%。

思路 3:先证者同胞风险评估

携带同一隐性遗传基因上的突变的夫妻(如先证者父母)生育,其后代 1/4 为患者,1/2 为表型正常的突变携带者,携带突变的个体婚育前应该携配偶进行基因检测和遗传咨询;1/4 为野生型,基因型表型均正常。本例患者妹妹有可能为携带者,建议基因检测明确。

思路4:先证者后代风险评估

Perrault综合征患者因卵巢功能低下怀孕困难。本例先证者为女性,如能孕育,其后代100%携带 *TWNK* 基因突变。如先证者配偶同为 *TWNK* 基因相关 Perrault 综合征患者,后代听力损失风险可达100%;如先证者配偶为 *TWNK* 基因突变携带者且表型正常,后代患病风险可达50%;如先证者配偶基因型及表型均正常,后代发生遗传性听力损失的风险极低。

思路5:预防

由于 Perrault 综合征累及多个系统,症状复杂,表型严重,建议患者及致病突变携带者夫妇,即高危家庭,孕前或产前行胚胎植入前诊断或产前诊断。

(毕青玲 袁永一)

12. Axenfeld-Rieger 综合征

临床病例摘要

患儿,男性,5岁9月,因听力下降3个月就诊,行纯音测听提示双侧传导性听力损失,声导抗:双侧B型。鼻内镜检查提示腺样体肥大,临床诊断为分泌性中耳炎(双),考虑其传导性耳聋与腺样体肥大有关。对其进行全身查体时发现患儿有明显的眼距增宽、皮肤黑子、牙齿发育不良表现。考虑存在综合征的可能性,建议行基因检测。患儿视力正常,生长及智力发育正常。角膜地形图提示圆锥角膜,眼底检查、心脏超声、心电图未见异常。父母非近亲婚配,听力正常,均否认家族遗传病史。图示患者家系图及纯音测听图(图2-5-28)。

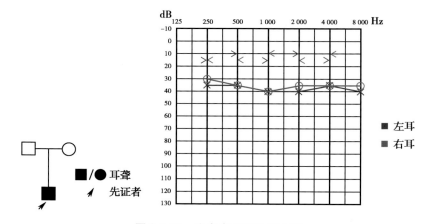

图 2-5-28　患者家系图及听力图

【问题 1】本例患者听力表型为传导性耳聋,如何制定基因检测方案

本例患者传导性耳聋的表型考虑与腺样体肥大有关,但由于其存在眼距增宽、圆锥角膜、皮肤黑子、牙齿发育不良等多系统异常表现,不能除外综合征的可能性。鉴于其表型与常见耳聋基因所致临床表型不一致,因此建议其行全外显子组检测。图示患者眼部、牙齿表型及双眼角膜地形图(图 2-5-29、图 2-5-30)。

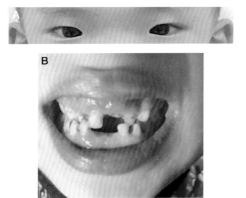

图 2-5-29　患者临床表型
A.眼距增宽　B.牙齿发育不良

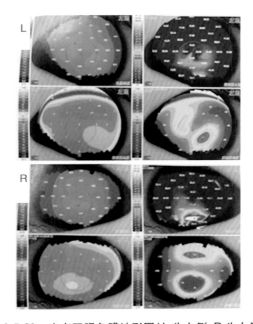

图 2-5-30　患者双眼角膜地形图(L 为左侧,R 为右侧)

【问题2】该家系遗传方式如何

在目前只考虑单基因致病的前提下,遗传方式有以下三种可能性:

思路1:常染色体隐性遗传,父母双方为杂合携带者,患者由纯合突变或复合杂合突变致病。

思路2:X-连锁隐性遗传,母亲的X染色体携带一个致病突变,并遗传给患者。

思路3:常染色体显性遗传,为新生突变致病,致病突变只发生在患者身上,而父母不携带该突变。或常染色体显性遗传,母亲或父亲携带突变,但存在外显不全的情况。

【问题3】该家庭基因检测结果如何

对先证者进行全外显子组测序,发现了一个位于6号染色体的疑似致病性变异 *FOXC1* c.504_506delGCG,导致氨基酸改变 p.168_169delLRinsL,为整码突变。采用一代测序进行家系验证,发现变异为新生突变,父母均不携带该位点变异。该位点在正常人群中变异频率低。该变异导致编码蛋白质丢失一个氨基酸。HGMD数据库未有该位点的相关性报道,生物信息学蛋白功能预测软件 SIFT、PolyPhen_2、REVEL 分别预测均为未知。根据ACMG指南,该变异初步判定为疑似致病性变异(likely pathogenic)。

【问题4】该家系如何进行遗传咨询

思路1:疑似致病性变异位于 *FOXC1* 基因,为自发突变,父母双方均不携带该突变。父母双方如再生育,再生育风险低,但由于存在嵌合体可能,建议进行产前诊断。

思路2:*FOXC1* 基因突变可致 Axenfeld-Rieger 综合征3型,该综合征是一种常染色体显性遗传性疾病。患者可能出现青光眼、感音神经性耳聋、牙齿异常等多系统问题,建议随诊,如出现相应症状及时干预。患者将来有50%的概率将该突变遗传给后代。

(王伟倩 高雪)

13. 多发性骨性联合综合征(Multiple synostoses syndrome)1 型

临床病例摘要

患儿,女性,6 岁,双耳听力下降 1 年,无眩晕耳鸣等不适,无耳闷、耳流脓等症状。生长和智力发育均正常。查体:双侧第 2~5 指近端指间关节皮肤皱褶缺失、屈曲障碍,双侧鼓膜完整、标志清楚。纯音测听显示双侧中度传导性听力损失。颞骨 CT 未见明显异常,无耳毒性药物应用史。父亲自诉听力正常,双侧第 4~5 指近端指间关节皮肤皱褶缺失、屈曲障碍。纯音测听显示左侧轻度传导性听力损失,右侧中度传导性听力损失。颞骨 CT 未见明显异常,家族其他成员无听力损失病史。特来就诊以期查明孩子听力损失的原因,并咨询再生育听力损失后代的风险。图示患者家系图(图 2-5-31)、先证者及其父亲听力、指关节表型(图 2-5-32,图 2-5-33)。

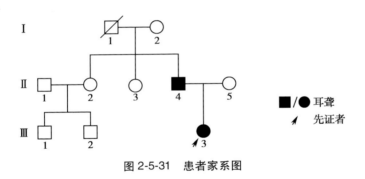

图 2-5-31 患者家系图

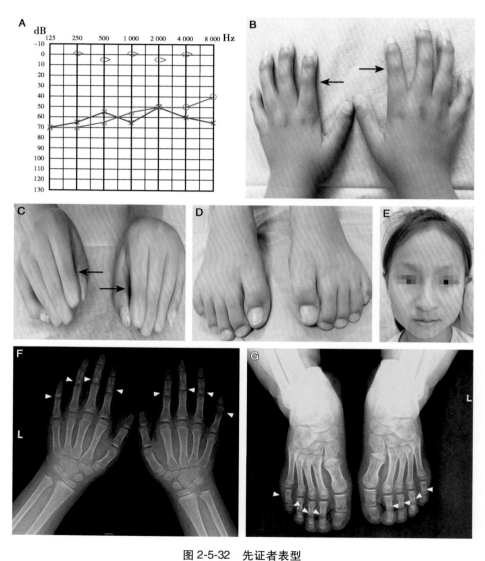

图 2-5-32 先证者表型

A.先证者听力　B-C.先证者指关节　D.先证者足部　E.先证者面容　F.先证者手部 X 线　G.先证者足部 X 线

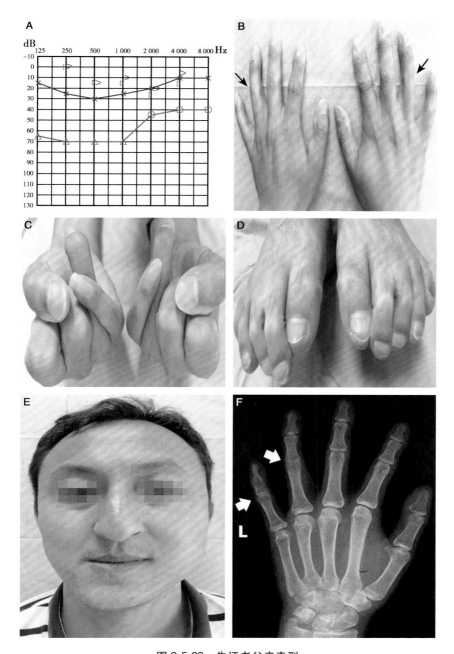

图 2-5-33　先证者父亲表型

A. 先证者父亲听力　B-C. 先证者父亲指关节　D. 先证者父亲足部　E. 先证者父亲面容　F. 先证者父亲手部 X 线

【问题 1】 病例特点及遗传方式

患儿的听力损失为双侧中度传导性听力损失,双侧第 2~5 指近端指间关节皮肤皱褶缺失、屈曲障碍。父亲症状较轻于先证者。从系谱图推测此患者为常染色体显性遗传。

查体:先证者右手第 5 指先天性指侧弯,扁平足,双侧第 2~5 趾近端趾间关节皮肤皱褶缺失、屈曲障碍,第 1~2 趾间隙过深,第 2~3 趾并趾,轻度鸭步,有特征性面容(半圆柱形鼻子,鼻翼发育不良,上唇薄伴朱红色唇线)。先证者父亲双侧第 4~5 趾近端趾间关节皮肤皱褶缺失、屈曲障碍,大脚趾短小,第 1~2 趾间隙过深,第 2~3 趾并趾,狭长的脸型,面容与先证者相似。图示先证者及其父亲面容、足部表型(图 2-5-32,图 2-5-33)。

其他体征再分析:先证者和父亲进行进一步辅助检查,发现先证者:眼科检查示弱视、斜视、远视,手部 X 线示双侧第 2~5 指近端指间关节间隙融合,未累及腕骨,足部 X 线示双侧第 2~5 趾近端趾间关节间隙融合,未累及跗骨,脊柱及髋关节 X 线未见明显异常。父亲手部 X 线示第 4~5 指近端指间关节间隙融合。

对于听力损失伴骨关节畸形的罕见病例,推测为综合征型听力损失,以"传导性听力损失"和"指关节粘连"为关键词在 OMIM 数据库中检索,锁定在多发性骨性联合综合征 1 型(multiple synostoses syndrome,SYNS1)、近端指关节粘连 1A 型(proximal symphalangism,SYM1A)和镫骨关节强直伴拇指脚趾肥大(stapes ankylosis with broad thumbs and toes,SABTT)。三者均为罕见的常染色体显性遗传性疾病,均与 *NOG* 基因变异有关。*NOG* 基因编码 Noggin 蛋白,Noggin 蛋白既可以结合又能拮抗骨形态发生蛋白 BMPs(转化生长因子 β 超家族的一员),并且是目前已知唯一的 BMPs 拮抗体,BMPs 对骨骼发育和关节形成至关重要。*NOG* 基因突变导致 Noggin 蛋白分泌减少,对 BMPs 拮抗作用减弱,BMPs 增多导致骨的过度生长和关节融合。

SYNS1 以传导性听力损失、多个关节融合和特征性面容为主要临床表现,SYM1A 缺乏特征性面容,SABTT 通常不会出现指关节粘连和跗腕骨融合的症状。

【问题 2】 如何明确分子诊断

思路 1:推测此患者为罕见综合征型听力损失,因此对先证者及其父母进行医学全外显子组测序,进一步针对目标基因变异在先证者、其父母和奶奶中进行一代测序。

思路 2：医学全外显子组测序显示先证者和父亲均携带 *NOG* 基因 c. 554C >G（p. Ser185Cys）杂合变异，gnomAD 数据库人群频率为无，gnomAD_EAS 人群数据库东亚人群频率为无，在检测公司 7 700 例内部数据库人群频率未见，突变功能预测工具 SIFT 预测结果为有害，Polyphen 预测结果为可能有害，据 *ACMG* 遗传变异分类标准与指南判定为可能致病性变异；先证者和母亲均携带 *GJB2* 基因 c. 608T>C（p. Ile203Thr）杂合变异，*ACMG* 遗传变异分类标准与指南判定为可能良性变异。一代测序显示 *NOG* 基因变异来源于父亲，其母亲及奶奶未携带。因先证者爷爷已去世多年，未能进行验证，但据先证者奶奶及其父亲描述，其爷爷生前无听力及指间关节皮肤皱褶缺失、屈曲障碍等症状。因此，先证者父亲携带的 *NOG* 基因 c. 554C>G（p. Ser185Cys）变异有可能是新生突变。回顾文献，该变异尚未报道，多发性骨性联合综合征中 *NOG* 基因已经报道的致病变异仅有 14 个。蛋白三维重建显示 p. Ser185Cys 变异导致了 4 个氢键的缺失。图示先证者基因变异、蛋白三维重建（图 2-5-34）。

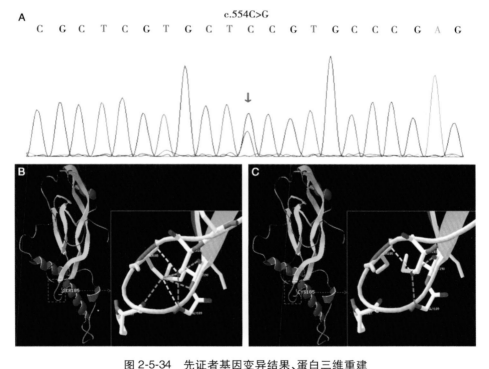

图 2-5-34　先证者基因变异结果、蛋白三维重建

A. 先证者基因变异结果　　B. Noggin 蛋白三维重建野生型　　C. Noggin 蛋白三维重建突变型 p. Ser185Cys 变异导致了 4 个氢键的缺失

【问题3】 如何鉴别诊断

思路1：临床诊断分析

综合此家庭患者的临床表现，传导性听力损失、多个关节融合和特征性面容，可排除 SYM1A 和 SABTT，而高度符合多发性骨性联合综合征 1 型，呈常染色体显性遗传，是一种罕见的骨骼发育障碍性疾病，属于多发性骨性联合综合征的一种亚型。多发性骨性联合综合征共分为 4 种亚型（SYNS1～SYNS4），目前认为 SYNS2、SYNS3 与听力损失无关，SYNS3、SYNS4 缺乏特征性面容，因此可明确诊断为多发性骨性联合综合征 1 型（SYNS1）。

思路2：基因诊断分析

SYNS1～SYNS4 分别因 NOG、GDF5、FGF9、GDF6 基因变异所致。NOG 基因 c.554C>G（p.Ser185Cys）杂合变异在此家系中共分离，再次排除 SYNS2～SYNS4，可诊断 SYNS1，由此明确分子病因，先证者和其父亲表型均为 NOG 基因变异导致，爷爷已逝但表型正常，奶奶表型基因型均正常，因此先证者父亲的 NOG 变异可能为新生变异。

【问题4】 类似病例如何明确诊断

思路1：病史采集和体格检查时应尽量详细，注意细节，发掘所有症状体征，否则有可能做出错误的临床诊断。此案例若遗漏指关节的症状，很可能误诊为耳硬化症，而二者的手术预后是有差异的。回顾文献发现，SYNS1 患者大多在镫骨手术后两年左右因骨再生而再次出现气骨导差的增大。该病属于罕见病，治疗效果评估上仍需收集更多案例长期随访来评估手术价值。因此，我们建议先证者配戴助听器。因 SYNS1 患者传导性听力损失及关节融合可进行性发展，并可累及脊椎和髋关节，常伴有眼部症状，应进一步完善眼科检查、脊柱及髋关节 X 线，并定期复查听力和骨关节 X 线。因此，我们为 SYNS1 患者制定了一份从头到脚、从婴儿期到成年期的随访方案。下表为多发性骨性联合综合征 1 型随访方案（表 2-5-4）。

思路2：在综合征型听力损失的诊断过程中，基因诊断发挥了重要作用。NOG 基因变异导致的 5 种综合征构成 NOG 相关指关节粘连谱系障碍性疾病（NOG-related symphalangism spectrum disorder，NOG-SSD），包括 SYNS1、SYM1A、SABTT、跗腕骨联合综合征（Tarsal-carpal coalition syndrome，TCC）、短指（趾）畸形 B2 型（Brachydactyly type B2，BDB2），TCC 和 BDB2 通常无听力损失。此案例提示，当遇到听力损失伴骨关节畸形的罕见病例时，应关注多发性骨性联合综合征相关基因尤其是 NOG 基因的变异情况。

表 2-5-4　多发性骨性联合综合征 1 型随访方案

多发性骨性联合综合征 1 型（SYNS1）：一生的健康监管

（从头到脚）		婴儿期（0~2 岁）	儿童期（3~11 岁）	青少年期（12~17 岁）	成年期（18+岁）
遗传学	遗传检测——医学全外显子组+一代验证	■	■	■	
	遗传咨询	■	■	■	■
眼	斜视、远视、弱视、散光——眼科检查		■	■	
耳鼻喉	传导性耳聋——稳态听觉诱发反应，ABR 阈值，ABR 潜伏期，40Hz 听觉相关电位，DPOAE，声导抗	■	■	■	
	纯音测听，声导抗，颞骨 CT		■	■	■
	半圆柱形鼻（鼻根较宽，鼻翼发育不良）——拍面部正面照	■	■	■	■
	上唇薄（可见朱红色唇线）——拍面部正面照	■	■	■	■
胸部	肩关节脱位——骨科检查	■	■	■	■
	鸡胸——胸外科咨询	■	■	■	■
	漏斗胸——胸外科咨询	■	■	■	■
脊柱	椎体融合、椎管狭窄——脊柱正侧位 X 线，骨科咨询		■	■	■
四肢	上肢短小——监测	■	■	■	■
	肘外翻——骨科咨询		■	■	■
	前臂旋前、旋后受限——骨科咨询	■	■	■	■
	桡骨头脱位——骨科咨询	■	■	■	■
	下肢短小——监测	■	■	■	■
	膝外翻——骨科咨询		■	■	■
骨盆	髋关节旋转受限——髋关节 X 线，骨科咨询		■	■	■

续表

（从头到脚）	婴儿期 （0~2 岁）	儿童期 （3~ 11 岁）	青少年期 （12~ 17 岁）	成年期 （18+ 岁）
手	近端指间关节粘连——手指正侧位 X 线,骨科咨询,拍照(屈曲状态)				
	短指——手指正侧位 X 线,骨科 咨询				
	并指——手指正侧位 X 线,骨科 咨询				
	先天性指侧弯——手指正侧位 X 线,骨科咨询				
	腕骨融合——腕关节正侧位 X 线, 骨科咨询				
	掌纹单一——拍照				
	近端指间关节皮肤皱褶缺失—— 拍照(手掌、背侧)				
	指甲发育不良——皮肤科咨询, 拍照				
脚	近端趾间关节粘连——足正侧位 X 线,拍照(屈曲)				
	并趾——足正侧位 X 线,骨科咨询				
	大脚趾短小——足正侧位 X 线,骨 科咨询				
	第 1、2 脚趾间隙过深——拍照				
	扁平足——拍照				
	跗骨融合——足正侧位 X 线,骨科 咨询				
	鸭步——髋关节 X 线,骨科咨询, 录走路视频				
	近端趾间关节皮肤皱褶缺失—— 拍照(掌侧、背侧)				
	趾甲发育不良——皮肤科咨询, 拍照				

注:阴影格子代表关键评估时间点

思路3:进行全外显子组测序会获得大量变异数据,明确家庭成员表型、正确选择参加检测的家庭成员(包括正常和对照)、严格全面的生信分析流程对于提高致病变异判定效率十分重要。

【问题5】 如何进行遗传咨询

思路1:按常染色体显性遗传咨询要点进行

思路2:先证者父母风险评估

先证者父亲为患者,携带致病变异,有50%概率将突变传递给后代。

思路3:先证者同胞风险评估

如不加干预,先证者同胞50%是患者。

思路4:先证者后代风险评估

其遗传给后代的风险为50%。

思路5:预防

若此家庭有二胎计划,可行绒毛膜穿刺或羊水穿刺进行产前诊断,也可行胚胎植入前诊断。先证者未来配偶需要基因检测,生育后代时也可选择产前诊断或胚胎植入前诊断。

(潘昭宇　袁永一)

14. Baraitser-Winter 综合征 1 型

临床病例摘要

患儿,女性,就诊年龄2岁9个月。母亲孕39w+6d因宫内发育不良剖宫产出生,出生时体重3kg,身长50cm,家属诉出生后哭声好,四肢肌张力稍差,吸吮有力。出生时新生儿听力筛查双侧未通过。出生时家属即发现患儿长睑裂、眼距过宽,高拱型眉毛,宽鼻梁,长人中;随着年龄的增长,面部症状逐渐加重(图2-5-35),并在喂养过程中发现患儿存在全面发育迟缓(身高体重、言语发育、运动能力及智力发育均落后于同龄儿童)。21月龄时完善客观听力检查,结果显示双侧 ABR 反应阈升高:右侧 95dBnHL 未引出,左侧 95dBnHL 未引出波I、波II;频率特异性 ABR 提示双侧极重度感音神经性听力下降(图2-5-36);双侧 DPOAE 未引出。结果提示双侧极重度感音神经性听力下降。颞骨 CT 未见明显异常(图2-5-37)。神经系统、心血管系统及泌尿系统评估未见异常。母亲孕4周时,因"高热"服用"安瑞克",孕期营养良好,孕12周因"阴道流液",服用"保胎药"(具体不详),孕20周时四维 B 超提示胎儿肱骨/股骨比值为地线临界值,孕28周诊断"妊娠期高血压"(150~160/

90~100mmHg,服用拜新同,血压控制可);母亲孕期甲功正常,血糖正常,尿蛋白阴性,唐筛低风险。父母非近亲结婚,否认家族中有类似疾病史,否认家族性精神病、肿瘤病、遗传性疾病病史。特来就诊以期查明孩子听力损失的原因并寻求相应的治疗方案。

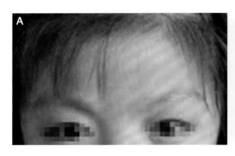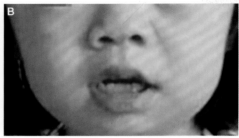

图 2-5-35　患儿面部表型

★听性脑干反应

短声ABR

侧别	主观阈 (dB nHL)	反应阈(dB nHL)		潜伏期(ms)				V/I
		气导	骨导	刺激声强度 (dB nHL)	I	III	V	I-V
左(L)		95		95	/	/	6.61	
右(R)		>95		95	/	/	/	

备注: 双侧ABR反应阈升高。右侧ABR 95dBnHL未引出波形。左侧ABR 95dBnHL未引出波 I、波III

短纯音ABR反应阈(单位: dB nHL)

频率(Hz)	短纯音			
	0.5K	1K	2K	4K
左(L)	75	90	80	90
右(R)	90	85	100	>100

图 2-5-36　客观听力检查

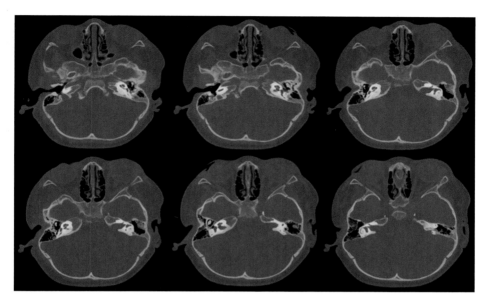

图 2-5-37　颞骨 CT

【问题 1】 病例特点及遗传模式

患儿的听力损失为双侧、先天性,极重度感音神经性听力损失(sensorineural hearing impairment)。特殊面部表型为长睑裂(long palpebral fissure)、眼距过宽(hypertelorism),高拱型眉毛(highly arched eyebrow),宽鼻梁(wild nasal bridge)和长人中(long philtrum)。言语、身高体重、智力等方面的全面发育迟缓(global developmental delay)。首次接诊考虑患儿可能为某种已知综合征,也可能为一系列临床症状的综合表现体。患者父母及其他亲属均无听力损失或相似表型。虽然并非所有先天性耳聋合并特殊面容及发育迟缓均为遗传因素所致,但如果怀疑存在遗传致病因素,那么应首先考虑染色体异常、常染色体隐性遗传疾病、显性疾病的新生变异或显性遗传伴外显不全。

【问题 2】 如何明确分子诊断

第一步进行染色体分析及染色体微结构检查。患儿进行培养细胞的染色体分析,结果为 46,XX。染色体微结构检测报告显示 6p21.32(32 440 000-32 640 000)×1,即 6 号染色体短臂存在大小约 0.2Mb 的一拷贝数缺失,查询 GGV、DECIPHER、OMIM、UCSC 以及 Pubmed 公共数据库资料,该片段为多态性。

由于染色体检查和 CNV 未能发现解释患儿临床表型的异常,考虑临床症候群可能为某个基因变异所致。由于目前收集到的临床表现未能明确指向某种疾病及其候选基因,尚无法针对性地对可能致病的基因进行一代测序,所以选择二代测序。从检测范围来看,Panel、临床外显子组、全外显子组、增强全外显子组、准全基因组、全基因双组学,这几种策略在检测范围上是相互包含的关系,检测范围越大越全面,致病变异的检出率也会越高,但检测成本也会逐渐增加。在没有疑似的临床诊断之前,通常情况下会优先选择全外显子组测序。从检测模式来看,有先证者模式(即先证者行二代测序,筛选出可疑的变异再做双亲一代测序验证)及核心家系(trio)模式(即同时对先证者和其生物学父母进行二代测序)。对于全外显子或全基因组如此大的检测范围而言,选择先证者模式可能会因为无法判断变异是否呈现家系共分离,而漏掉真正的致病突变。考虑检测范围、检测模式和检测变异形式,我们推荐患儿及其父母进行家系全外显子组测序(trio-WES),先证者模式二代测序可作为备选。

最终综合考虑经济因素,患者家属选择行先证者模式二代测序。

【问题3】 基因检测结果及解读

对先证者进行全外显子测序,通过对测序结果进行分析,发现定位于 7 号染色体短臂(p)22.1 第 5,527,148~5,530,601 碱基的 *ACTB* 基因发生了突变:*ACTB*(NM_001101.3):c.490C>T(p.Pro164Ser),脯氨酸→色氨酸,杂合突变。

ACTB 基因的突变可导致 Baraitser-Winter 综合征 1 型。根据 HGMD 记录,目前该基因已经报道的致病变异共有 54 个。先证者检出的 *ACTB* c.490C>T 杂合变异尚无文献报道过,正常人群数据库无检出,患儿的父母随后针对该位点进行了一代测序,结果显示父母均未发现此突变。此位点为新生变异。

ACTB 基因的突变可导致 Baraitser-Winter 综合征 1 型。*ACTB*(NM_001101.3):c.490C>T 杂合变异是否为患儿发病原因需要重新审视患儿临床表现和疾病的遗传模式。

Baraitser-Winter 综合征 1 型影响全身多器官,临床表现差异性较大,主要特点是一种先天性多发性畸形综合征,可以常染色体显性遗传模式遗传,目前报道患者大多为新生变异致病。患者主要表现为特殊面容和不同程度的智力障碍,包括面部扁平、鼻梁矮、眼距宽、高眉弓等。此外,患者还表现出其他系统的异常,如感音神经性听力损失、巩膜或视网膜缺损、肌肉萎缩、癫痫、先天性心脏缺陷、肾脏畸形、精神运动发育迟缓等。

我们前期对于患儿的各方面体征做了详细的评估,送检前力求对症状进行规范化描述,与 Baraitser-Winter 综合征 1 型患者的体征进行比照,发现的阳性体征有:高拱型眉毛、长睑裂、眼距过宽、宽鼻梁、长人中、感音神经性听力损失及全面发育迟缓。其余体征尚未发现。

基于患儿的特殊临床表型,遗传模式与 Baraitser-Winter 综合征 1 型高度契合,基因检测结果 *ACTB* c. 490C>T 尚无文献报道过,正常人群数据库无检出,且证实为新生变异,目前此变异 ACMG 评级为疑似致病变异(likely pothogenic),作为临床遗传咨询医师,我们将此病例诊断为 Baraitser-Winter 综合征 1 型。

【问题 4】 完成诊断后下一步治疗

Baraitser-Winter 综合征 1 型没有特征性治疗方案,需要根据每位患者的症状给予相应的管理和治疗。

就本例患者而言,听力损失、特殊面容和发育迟缓是主要表型,而神经系统和其他系统并无合并症状。其中听力损失可能是引起言语发育迟缓的因素之一,是亟待解决的问题。根据客观听力检查结果,最终选择进行了右侧人工耳蜗植入手术。听觉行为分级(CAP)和言语可懂度分级(SIR)在术后保持稳定,随访半年后均出现小幅提升。言语发育迟缓的情况在行人工耳蜗植入术及言语训练后已有提高。

生长发育迟缓需要内分泌科医师进行干预,存在生长激素缺乏的情况需要定期注射生长激素。

智力发育迟缓需要相应的教育机构辅助学习。

由于 Baraitser-Winter 综合征 1 型的其他表型可能迟发出现,因此需要针对眼科、神经系统、心血管系统及泌尿系统做更为密切的随访。

【问题 5】 如何进行遗传咨询

Baraitser-Winter 综合征 1 型多以常染色体显性遗传方式遗传,多数受累病例为新发致病突变,遗传咨询按常染色体显性遗传咨询要点进行。

对于先证者同胞发病风险评估,考虑到先证者为新发致病突变,父母均未携带此变异,且无 Baraitser-Winter 综合征 1 型临床表现,因此先证者同胞患病的风险较低,但由于可能存在生殖腺嵌合现象,因此认为发病风险大于一般人群。

由于先证者是新发杂合突变,其本人将此变异遗传给后代的风险为50%,可以考虑有针对性的进行产前检测或胚胎植入前遗传学诊断。

(夏鑫　高儒真　陈晓巍)

15. Steel 综合征

临床病例摘要

患儿男,4 岁 2 月龄,自幼双耳听力不佳,家长诉出生时未行听力筛查,1岁 10 个月确诊"双耳中重度感音神经性聋"。无眩晕、耳鸣等不适,无耳流脓、流血等症状。无耳毒性药物应用史。1 岁 11 个月开始佩戴助听器,同时进入语训学校学习,语言逐渐进步,但较同龄儿童尚存较大差距,且吐字不清。运动发育略迟滞,智力发育正常。查体:皮肤、毛发、眼睛色泽正常。前额突出,鼻梁宽扁。双侧鼓膜完整、标志清楚。走路呈鸭步态,双侧足外翻,易摔倒。听力学检查:①多频稳态诱发电位:左耳 64-79-77-61(dB HLcg),右耳 64-69-67-61(dB HLcg),提示双耳中重度听力损失;②声导抗 226Hz 鼓室曲线:左耳 As 型,右耳 A 型;③畸变产物耳声发射:双耳各频率均未引出;④40Hz 听觉相关电位:左耳 70dB nHL,右耳 70dB nHL;⑤听性脑干反应气导阈值:左耳 75dB nHL,右耳 70dB nHL;⑥听性脑干反应骨导阈值:58dB nHL双耳均未引出反应。颞骨 CT 未见明显异常。髋关节 X 线平片及 MRI 检查均提示:双侧髋臼发育不良,双侧髋关节脱位。父母听力正常,查体无异常,家族中无相关疾病史。特来就诊以期查明孩子听力损失的原因,并咨询再生育听力损失后代的风险。

图示患儿家系图(图 2-5-38),先证者面容、髋关节 X 片和马蹄足(图 2-5-39)。

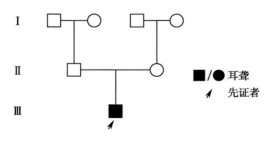

图中图例:
■/● 耳聋
↗ 先证者

图 2-5-38　患者家系图

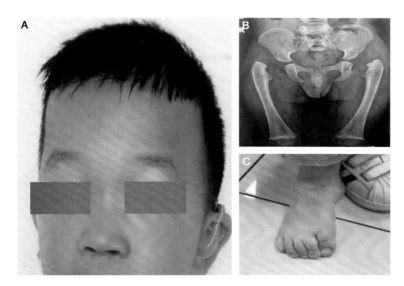

图 2-5-39　先证者面容、髋关节 X 片、马蹄足
A. 先证者面容　B. 先证者髋关节 X 片　C. 先证者马蹄足

【问题 1】病例特点及遗传方式

患儿的听力损失为双侧、先天性、中重度感音神经性，患儿前额突出，鼻梁宽扁，运动发育略迟滞，走路姿势不佳，双侧足外翻明显、易摔倒。髋关节 X 线平片及 MRI 检查均提示：双侧髋臼发育不良，双侧髋关节脱位。不排除患儿有综合征型听力损失的可能。三代亲属均无患病，不排除常染色体隐性遗传性疾病可能，也不排除常染色体显性遗传新生突变致病可能或常染色体显性遗传，母亲或父亲携带突变，但存在外显不全的情况。建议患儿及父母行基因检测。

【问题 2】如何明确分子诊断

先证者及其父母行全外显子组测序，结果显示：先证者携带 COL27A1 基因（NM_032888）：c. 118C>T（p. Gln40＊）/c. 3988G>C（p. Gly1330Arg）复合杂合变异，其中 c. 118C>T（p. Gln40＊）来源于父亲，c. 3988G>C（p. Gly1330Arg）来源于母亲。根据 ACMG 遗传变异解读指南，这两个变异均判定为可能致病性。综合病史、体征、相关科室检查及基因检测结果，该患儿诊断为 Steel 综合征。

Steel 综合征是一种罕见的常染色体隐性遗传性疾病，该病主要表现是：

特征性面容,包括突出的前额、宽扁的鼻梁、眼距较宽;身材矮小;双侧髋关节脱位;双侧马蹄外翻足;脊柱侧弯;双耳中重度非进行性感音神经性聋等。已知 *COL27A1* 为其致病基因。*COL27A1* 编码纤维胶原蛋白,为一种细胞外基质分子,参与软骨、皮肤和肌腱的细胞外基质结构组成,主要在骨骼、皮肤、肌腱、血管、耳蜗、角膜和软骨中表达。

图示患儿及父母 *COL27A1* 基因 c. 118C>T(p. Gln40 *)和 c. 3988G>C(p. Gly1330Arg)测序图(图 2-5-40)。

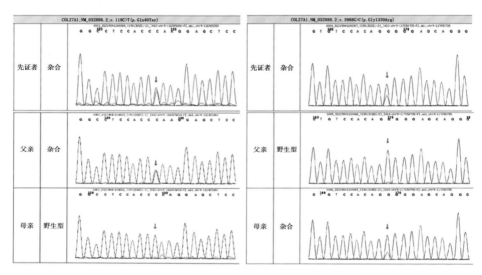

图 2-5-40   患儿及父母 *COL27A1* 基因 c. 118C>T(p. Gln40 *)和 c. 3988G>C(p. Gly1330Arg)测序图

【问题3】 类似病例如何明确诊断

思路1:病史采集和体格检查时应尽量详细,注意细节,发掘所有症状体征,否则有可能做出错误的临床诊断。

思路2:很多综合征型听力损失罕见,而且部分综合征并不以听力损失为主要表现,易被漏诊或不被认识,此时基因诊断结果对临床诊断的明确有帮助。

思路3:进行全外显子组测序会获得大量变异数据,明确家庭成员表型、正确选择参加检测的家庭成员(包括患病个体和正常对照)、严格全面的生信分析流程对于提高致病变异判定效率十分重要。

【问题 4】如何进行遗传咨询

思路 1：按常染色体隐性遗传咨询要点进行

思路 2：先证者父母风险评估

先证者父母均携带致病变异，再生育风险为 25%。

思路 3：先证者同胞风险评估

如不加干预，先证者同胞 25%概率是患者。

思路 4：先证者后代风险评估

如先证者配偶不携带 *COL27A1* 基因突变，后代不会患病，但后代 100%携带突变。如先证者配偶携带一个 *COL27A1* 基因致病突变，后代患病风险为 50%。如先证者配偶同为 *COL27A1* 基因突变致病患者（携带双等位基因突变，即纯合或复合杂合突变），后代患病风险为 100%。

思路 5：预防

如先证者母亲再孕，可通过产前诊断了解胎儿基因型进而判断其患病可能。如想避免因怀上患病胎儿对孕妇造成的心理、生理伤害的可能，可行胚胎植入前诊断。

（张红蕾　袁永一　戴朴）

16. Coffin-Siris 综合征 9 型

临床病例摘要

患儿，男性，2 岁，出生后 3 天、42 天行听力筛查未通过，出生后 2 月于当地医院体检发现患儿肌张力高、运动滞后，听力学检查提示双耳重度感音神经性听力损失，未予干预。为进一步诊治来我院门诊就诊。患儿生长和智力发育迟缓，测听显示双侧极重度感音神经性听力损失，之后行人工耳蜗植入。体格检查未见明显异常；颞骨 CT 显示右侧前庭畸形。内听道水成像显示双侧耳蜗神经及前庭神经显示不清。颅脑 MRI、心电图、胸片未见异常。否认耳毒性药物应用史，无家族史。特来就诊以期查明患儿的病因。图示患者家系图（图 2-5-41）、面容、手、脚、颞骨 CT 和颅脑 MRI（图 2-5-42）。

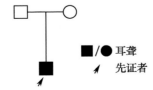

图 2-5-41　患者家系图

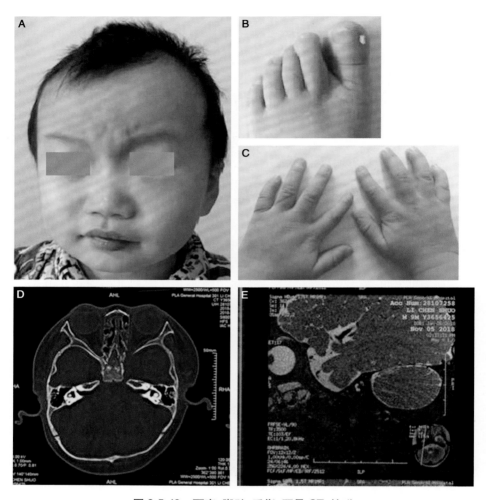

图 2-5-42　面容、脚趾、手指、颞骨 CT、核磁
A. 先证者面容　B. 先证者脚趾　C. 先证者手指　D. 先证者颞骨 CT　E. 先证者核磁

【问题 1】病例特点及遗传方式

患儿除了先天性双侧极重度感音神经性听力损失，耳蜗神经和前庭神经发育不良之外，还存在生长和智力发育迟缓等问题，表型涉及听觉、神经系统在内的多个器官，考虑综合征型听力损失。患儿没有家族史，不排除常染色体隐性遗传性疾病可能，也不排除常染色体显性遗传新生突变致病可能或常染色体显性遗传，母亲或父亲携带突变，但存在外显不全的情况。建议患儿及其父母行基因检测。

【问题2】 如何明确分子诊断

先证者行全外显子组测序,结果显示:先证者 SOX11 基因存在 c.811_814del 杂合变异,此变异为移码缺失突变,导致蛋白产物截短(第271位氨基酸后缺失),截短部分超过蛋白产物的10%。采用 Sanger 测序对患者父母进行该位点一代验证,结果显示父母皆无此变异,该先证者携带变异为新生变异。此变异在 gnomAD 数据库东亚人群中的频率为0,判断此变异为致病变异。根据患者特征性的临床表型,结合基因检测结果,明确了该患儿的分子病因。

SOX11 基因定位于2号染色体,全长9 002bp,包含1个外显子,编码含442个氨基酸的转录因子,该基因缺陷导致常染色体显性遗传性疾病。Coffin-Siris 综合征根据其不同的责任基因分为1-10个亚型,各亚型之间表型也有差异,其中 SOX11 是 Coffin-Siris 综合征9型的责任基因。根据已有报道,Coffin-Siris 综合征9型的临床表现包括:中度智力障碍,特殊面容(弧形眉、扁鼻梁、宽鼻子、前倾的厚嘴唇、圆脸等),低位耳、耳郭向后旋转、小头、多毛症、生长发育迟缓、第五指/趾骨发育不良或指/趾甲发育不全,偶有听力受损的报道。

【问题3】 类似病例如何明确诊断

思路1:病史采集和体格检查时应尽量详细,注意细节,发掘所有症状体征,否则有可能做出错误的临床诊断。

思路2:很多综合征型听力损失罕见,而且部分综合征并不以听力损失为主要表现,易被漏诊或不被认识,此时基因诊断结果对临床诊断的明确有帮助。

思路3:进行全外显子组测序会获得大量变异数据,明确家庭成员表型、正确选择参加检测的家庭成员(包括患病个体和正常对照)、严格全面的生信分析流程对于提高致病变异判定效率十分重要。

【问题4】 如何进行类似家庭的遗传咨询

思路1:按常染色体显性遗传方式进行遗传咨询

思路2:先证者父母风险评估

对于新生变异,因为无法明确其变异来源(是否为生殖腺嵌合体等),先证者父母再生育携带此变异后代的可能性无法确切预估。如果排除了生殖腺嵌合,先证者父母再生育,胎儿发生新生突变概率低。

思路 3：先证者同胞风险评估

此变异为新生变异，先证者同胞的发病率无法确切预估。如能排除生殖腺嵌合情况，先证者同胞发生新生突变风险低。

思路 4：先证者后代风险评估

先证者将致病变异遗传给后代的风险为 50%。

思路 5：预防

此变异引发临床表型涉及多个系统和器官（听觉、生长发育、智力发育等），严重影响患者的生活质量和基本生存能力，应进行预防。此变异为新生变异，无法确定其来源，但为降低生殖腺嵌合导致的再发风险，建议患者父母再生育时行产前诊断。考虑到产前诊断对母体造成的潜在伤害、以及伦理学相关问题，也可以选择胚胎植入前诊断预防同类出生缺陷再发生。

（吴婕　王秋权　戴朴）

第六节　耳聋基因筛查案例分析

1. 新生儿耳聋基因筛查

临床病例摘要

　　患儿,女性,4 月龄。出生时听力筛查未通过,采足跟血行耳聋基因筛查未通过,3 月龄时行听力学诊断,显示双耳听阈值 70~80dB nHL。有一哥哥,3 岁,出生听力筛查通过,现语言发育好,对声音敏感,出生时采足跟血行耳聋基因筛查野生型。父母听力正常,均无耳聋家族史。图示基因筛查结果(图 2-6-1)。

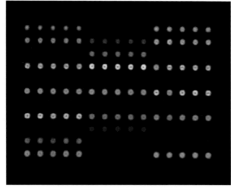
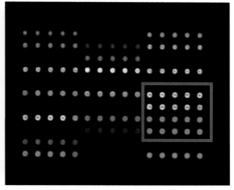

第一个孩子耳聋基因筛查结果　　　　第二个孩子耳聋基因筛查结果(SLC26A4基因
　　　　(野生型)　　　　　　　　　　c.919-2A>G/c.2168A>G复合杂合突变)

图 2-6-1　耳聋基因筛查结果

【问题 1】对此家庭如何进行遗传咨询

　　思路 1:先证者为重度感音神经性听力损失患者,耳聋基因筛查结果已明确其分子病因,为 *SLC26A4* 基因复合杂合突变导致,提示为大前庭水管综合征患者,建议 6 月龄后行颞骨 CT 检查明确前庭水管是否扩大。根据目前的听力诊断结果,建议配戴助听器,进一步可以考虑行人工耳蜗植入。此患者将来配偶建议行基因检测。

思路2:先证者哥哥听力筛查通过,现3岁语言发育好,耳聋基因筛查阴性,提示这个孩子为听力正常个体,不携带常见耳聋基因热点突变。

思路3:父母理论上为 SLC26A4 基因突变携带者,每次生育后代有25%概率为大前庭水管综合征患者(如第二个孩子),50%的概率为 SLC26A4 基因突变携带者,25%概率基因型完全正常(如先证者哥哥)。再次生育时可考虑胚胎植入前诊断或产前诊断。

【问题2】已生育过正常听力孩子的家庭是否不会再生育听力损失孩子

追问病史得知,先证者母亲第二胎怀孕期间考虑到第一个孩子听力和耳聋基因筛查均正常,故未选择行孕妇耳聋基因筛查。

思路1:对于那些没有家族史的家庭,已经生育一个听力正常孩子,同时孩子出生时新生儿耳聋基因筛查未检测出致病位点,但这些情况并不能代表该家庭夫妻不是耳聋基因突变携带者。因为导致听力损失的大部分基因为常染色体隐性遗传,假如夫妻双方为同一基因上的突变携带者,他/她们的后代携带突变听力正常的概率是50%,他/她们的后代携带父母2个突变而听力损失的概率是25%,他/她们的后代不携带任何突变且听力正常的概率是25%,因此在这样的家庭中可以出现夫妻携带而孩子未携带突变的现象。因此,孩子的耳聋基因筛查阴性不等于父母不是耳聋基因突变携带者。

思路2:孕妇耳聋基因筛查虽然不是孕期必须的检测项目,但由于耳聋基因突变在中国正常人群中的携带率高(SLC26A4 基因的人群携带率约为3%),听力正常的孕妇进行耳聋基因筛查对发现遗传性听力损失高危家庭意义重大。本案例中,如果母亲在第二次怀孕时行耳聋基因筛查,即可检测到母亲为 SLC26A4 基因突变携带者,父亲会被建议进行 SLC26A4 基因全序列测定并被确定为 SLC26A4 基因突变携带者,那么通过产前诊断就可以避免这个家庭出生大前庭水管综合征患儿。

(黄莎莎)

2. 孕期耳聋基因筛查

临床病例摘要1

双方均有听力损失的夫妇咨询,夫妻均为先天性听力损失,妻子怀孕4周,怀孕后妻子进行常见耳聋基因筛查,结果显示妻子携带 SLC26A4 基因 c.919-2A>G 杂合突变,丈夫筛查结果阴性。就诊目的想了解胎儿听力损失风险,是否需要行耳聋产前诊断。双方家族均无听力损失病史。耳毒性药物应用史不详。听力检测显示夫妻均患极重度听力损失。丈夫颞骨 CT 未见异常,妻子因怀孕而未行 CT 检查。

【问题 1】 **这对夫妻是否为遗传性听力损失**

先天性听力损失约 60% 由遗传因素致聋,想了解胎儿听力损失风险,首先需要明确这对夫妻各自的致聋原因,因此需要进行耳聋基因检测。以这对夫妻为先证者,对夫妻双方家庭进行 131 个已知耳聋基因测序,分别分析夫妻双方的听力损失病因。下表显示夫妻双方耳聋基因测序结果(表 2-6-1)。

表 2-6-1　夫妻双方耳聋基因测序结果

家系成员	基因	遗传方式	突变	氨基酸改变	杂合/纯合	正常人群频率	家系检测情况
丈夫	MYO15A	AR	c. 8459G>C	p. Ser2820Thr	杂合	–	母亲携带 妹妹携带
			c. 10245_10247delCTC	p. 3415_3416delGSinsG	杂合	–	父亲去世
妻子	SLC26A4	AR	c. 281C>T	p. Thr94Ile	杂合	–	父亲
			c. 919-2A>G	Splicing	杂合	0.01 已知热点致病突变	母亲

由以上结果看,丈夫携带 MYO15A 基因两个杂合突变,其中 c. 8459G>C (p. Ser2820Thr)来源于其母亲,其听力正常的妹妹也为该突变携带者。丈夫携带的另一个突变 c. 10245_10247delCTC(p. 3415_3416delGluSerinsGlu)在其母亲及妹妹均未检测到(其父亲因去世未能参加检测)。由此推断,c. 10245_10247delCTC 突变与 c. 8459G>C 突变不在同一等位基因上,因此确定丈夫携带 MYO15A 基因复合杂合突变。按 ACMG 指南变异分类,两个突变都属于 VUS。MYO15A 突变导致 DFNB3,遵循常染色体隐性遗传模式。根据检测结果及表型特点推断,MYO15A 复合杂合突变极有可能是丈夫的分子病因。

妻子携带 SLC26A4 基因复合杂合突变 c. 919-2A>G/281C>T(p. Thr94Ile),突变分别来自其父母亲。SLC26A4 基因突变可导致 DFNB4 和 Pendred 综合征(听力损失、前庭水管扩大伴甲状腺肿),两者都遵循常染色体隐性遗传模式。无论是 DFNB4 还是 Pendred 综合征,在影像学上都会表现为前庭水管扩大,鉴于怀孕不适合进行 CT 检查,建议妻子在生育孩子后进行颞骨 CT 验证。成年患者或可同时伴有甲状腺肿大,建议妻子择期检查甲状腺功能和超声。

【问题 2】 该家庭如何进行遗传咨询

该对夫妻分别是由 *MYO15A* 和 *SLC26A4* 基因复合杂合突变导致的常染色体隐性遗传性听力损失。但因夫妻双方基因型不冲突,因此胎儿不会出现携带 *MYO15A* 或 *SLC26A4* 基因复合杂合突变的情况,即胎儿发生由这两个基因突变导致的遗传性听力损失的风险极低。

此外,在已知耳聋基因测序后未发现夫妻双方同时携带其他隐性遗传致聋基因突变,即发生其他已知耳聋基因突变致聋的可能性也极低。

综上,此家庭女方怀孕后不需要产前诊断。其后代会是 *MYO15A* 和 *SLC26A4* 基因杂合突变携带者,因此,后代在婚配前需进行遗传咨询。

附:该对夫妻孩子出生后通过新生儿听力筛查,目前听力随访正常。

(袁永一)

临床病例摘要 2

听力正常夫妇,妻子妊娠 18 周,在外院行孕期常见耳聋基因筛查提示携带 *GJB2* c. 235delC 杂合突变,转诊至我院进行遗传咨询。双方均无听力损失家族史。

【问题 1】 夫妻一方明确为耳聋基因突变携带者,随后如何做

妻子需完成 *GJB2* 基因测序进行筛查结果验证。同时丈夫进行 *GJB2* 基因测序,测序范围应覆盖编码区及非编码区内的明确的致聋突变位点,具体到应包含 *GJB2* 基因 exon1 和 exon2(注意:*GJB2* 基因 exon1 周围存在一个致病的剪切突变位点 c. -23+1G>A,尽管致病比例不高,但应被覆盖到)。该对夫妻基因测序结果提示:妻子基因型 *GJB2* 基因 c. 235delC/-,丈夫基因型 *GJB2* 基因 c. 109G>A(p. Val37Ile)/-。

【问题 2】 该家庭如何进行遗传咨询

夫妻双方携带同一隐性遗传致聋基因的突变,下一代会有 25% 风险获得分别来自父母的突变而产生听力损失表型。一般情况下,可考虑产前诊断判断胎儿基因型。但是,*GJB2* c. 109G>A 纯合/复合杂合变异导致听力损失表型的变异度大,即 c. 109G>A 纯合/复合杂合变异携带者可表现为听力正常,

也可表现为轻度到极重度程度不等的听力损失。因此,从伦理学角度,针对此类突变目前不建议产前诊断。

此对夫妻如计划生育下一胎,为避免生育听力损失孩子,可考虑行胚胎植入前诊断。

(袁永一)

临床病例摘要 3

听力正常夫妇,妻子怀孕 17 周,在外院行孕期常见耳聋基因筛查提示携带 *GJB2* c.299delAT 杂合突变,转诊至我院进行遗传咨询。双方均无听力损失家族史。

【问题 1】夫妻一方明确为耳聋基因突变携带者,随后如何做

妻子需进一步 *GJB2* 基因测序进行筛查结果验证。同时丈夫进行包含 *GJB2* 基因在内的常见耳聋基因 Sanger 测序。该对夫妻基因测序结果提示:妻子基因型 *GJB2* c.299delAT/-,丈夫基因型 *GJB2* -/-,*SLC26A4* c.919A>G/-。结合上述结果进一步对妻子进行 *SLC26A4* 基因编码区测序,妻子基因型 *SLC26A4* c.2027T>A(p.Leu676Gln)/-。

这是较为少见的病例,通过孕期耳聋基因筛查发现妻子是 *GJB2* 基因杂合突变携带者,进一步检查丈夫发现其 *GJB2* 基因未携带致病突变,但携带了另一常见致聋基因 *SLC26A4* c.919A>G 杂合突变,进而又对妻子进行 *SLC26A4* 基因全序列测序,发现妻子同时携带了 *SLC26A4* 基因致病突变。

【问题 2】该家庭如何进行遗传咨询

夫妻双方分别携带隐性遗传致聋基因的杂合突变 *SLC26A4* c.919-2A>G 和 c.2027T>A,下一代会有 25% 风险获得分别来自父母的突变而产生听力损失表型。这对夫妻可进行耳聋产前诊断明确胎儿基因型。

对夫妻双方分别是不同致聋基因的突变携带者,进行遗传咨询前,需要对双方分别安排对方所携带突变的基因进行检测以明确评估下一代听力损失风险。另外,本案例也说明如果夫妻双方同时进行耳聋基因筛查效率更高。

(袁永一)

临床病例摘要 4

听力正常夫妇,妻子怀孕 16 周,在外院行孕期常见耳聋基因筛查提示携带 *SLC26A4* c.919-2A>G 杂合突变,转诊至我院进行遗传咨询。双方均无听力损失家族史。

【问题 1】夫妻一方明确为耳聋基因突变携带者,随后如何做

妻子需进一步行 *SLC26A4* 基因测序进行筛查结果验证。同时其丈夫进行包含 *SLC26A4* 基因在内的常见耳聋基因 Sanger 测序。*SLC26A4* 基因主要由序列变异致聋,还有较小比例结构变异(如 copy number variation,CNV)参与致病。鉴于此,如能行 *SLC26A4* 基因二代测序同时分析 CNVs 对于预测胎儿基因型更为准确。该对夫妻基因测序结果提示:妻子基因型 *SLC26A4* c. 919-2A>G/-,丈夫基因型 *SLC26A4*-/-。

【问题 2】该家庭如何进行遗传咨询

夫妻双方仅妻子携带隐性遗传致聋基因 *SLC26A4* c. 919-2A>G 杂合突变,下一代会有 50% 风险获得此突变等位基因,成为该突变携带者。这对夫妻生育的孩子理论上不会发生 *SLC26A4* 基因突变导致的遗传性听力损失,不需要产前诊断。

胎儿出生后因有可能是 *SLC26A4* 基因突变携带者,需要进行相关基因检测,如果确认是携带者未来婚配前需进行遗传咨询。

(袁永一)

3. 耳聋基因筛查与产前诊断

临床病例摘要

先证者,男,5 岁,已在外院诊断为双耳感音神经性听力损失,配戴助听器,可进行简单交流,未行颞骨 CT 检查,无听力损失家族史。先证者和父母在外院行耳聋基因芯片检测,包含 4 个基因(*GJB2*、*SLC26A4*、线粒体基因和 *GJB3*) 9 个位点(c. 35delG、c. 176del16、c. 235delC、c. 299delAT、A1555G、C1494T、c. 538C>T、c. 2168A>G、c. 919-2A>G),结果显示先证者和母亲均携带 c. 919-2A>G 杂合突变,父亲 9 个位点均为野生型。母亲怀孕后在外院行羊水穿刺,并行同款芯片进行检测,发现胎儿为 c. 919-2A>G 杂合突变。现父母来就诊,咨询胎儿是否听力正常。

【问题 1】目前此家庭诊断存在的问题

思路 1:根据先证者现有资料,仅能判断为感音神经性听力损失患者,未行颞骨 CT 检测,无法确定是否为大前庭水管综合征患者。

思路 2:芯片检测仅发现先证者携带 c. 919-2A>G 杂合突变,因而尚无法明确分子病因。分子病因没有明确的情况下不能行产前诊断。如果先证者为大前庭水管综合征患者,原则上 *SLC26A4* 基因上还存在第二个致病突变,需要先证者进一步行基因诊断,并行突变来源验证,否则无法准确预测胎儿听力情况;如果先证者不是大前庭水管综合征患者,则其仅为耳聋基因突变携带者,则不需要行产前诊断。因此,首先要明确先证者的致聋原因。

【问题2】 如何明确先证者临床诊断

对于耳聋基因筛查芯片提示 *SLC26A4* 突变携带的重度感音神经性听力损失患者,需要首先明确是否为大前庭水管综合征,可通过颞骨 CT 检查完善临床诊断。此例先证者行颞骨 CT 显示双侧前庭水管扩大,体格检查未见其他系统异常,无听力损失家族史。可明确诊断为大前庭水管综合征。临床上,与本案例相似情况,如果先证者是女性且已怀孕不适合行 CT 检查时,可选择 *SLC26A4* 基因全序列测序帮助判定是否为前庭水管扩大患者。

【问题3】 如何明确先证者病因诊断和遗传咨询

思路 1:大前庭水管综合征为确定的常染色体隐性遗传性疾病,其与 *SLC26A4* 基因密切相关,因此行此基因的检测可以明确其分子病因。

思路 2:对一家三口通过 Sanger 测序检测 *SLC26A4* 基因全序列,显示先证者此基因存在 c.919-2A>G/c.2027T>A 复合杂合突变,父亲和母亲分别携带 c.2027T>A 杂合突变和 c.919-2A>G 杂合突变。

思路 3:此家庭明确分子病因,父母均为 *SLC26A4* 基因突变携带者,现母亲怀孕 20 周,二胎为大前庭水管综合征患者的概率为 25%,可行产前诊断。

思路 4:行羊水穿刺,检测胎儿基因型,发现胎儿仅为 c.919-2A>G 杂合突变,提示胎儿仅携带来自母亲的突变,原则上不会为大前庭水管综合征患者。但不能排除罕见基因或外界环境因素导致的听力损失,其听力损失的概率接近于正常人。

（黄莎莎）

第七节 特殊案例分析

1. *SLC26A4* 基因纯合突变新生儿听力筛查通过

临床病例摘要

患儿,男性,9 月龄,出生听力筛查通过,但耳聋基因筛查未通过,结果显示 *SLC26A4* 基因 c. 919-2A>G 纯合突变。为了解孩子听力是否会下降就诊。孩子目前无其他系统异常,无耳聋家族史。图示耳聋基因芯片检测结果(图 2-7-1)。

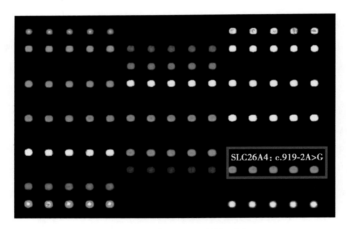

SLC26A4: c.919-2A>G

图 2-7-1 耳聋基因芯片检测结果

【问题 1】 这个孩子虽然听力筛查通过,但耳聋基因筛查显示 *SLC26A4* 基因 c. 919-2A>G 纯合突变,可以明确大前庭水管综合征诊断吗

思路 1:基因诊断和临床诊断的关系

目前研究提示,大前庭水管综合征明确的责任基因为 *SLC26A4*,即大前庭水管综合征是由 *SLC26A4* 基因突变导致,但不是所有大前庭水管综合征患者可以明确检测到 *SLC26A4* 纯合或复合杂合突变(目前,大前庭水管综合征患者的 *SLC26A4* 基因全序列诊断率可接近 90%)。相反,*SLC26A4* 基因纯合或

复合杂合突变一定可以导致大前庭水管综合征。所以,此病例中的孩子虽然听力筛查通过,但基因显示 *SLC26A4* 纯合突变,根据基因诊断结果,原则上可以诊断这个孩子是大前庭水管综合征患者。

思路 2:临床诊断和基因诊断再分析

孩子 9 个月,之前仅行听力筛查,建议进一步行听力学诊断和颞骨 CT 检查。结果显示孩子听力正常,颞骨 CT 检查显示前庭水管扩大。同时孩子和父母抽取静脉血行一代测序检测此突

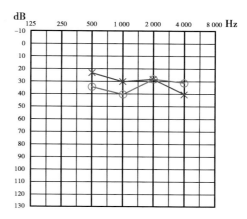

图 2-7-2　患儿 ASSR 检测结果

变,孩子携带 c.919-2A>G 纯合突变,父母分别携带 c.919-2A>G 杂合突变。因此,孩子虽然目前听力正常,仍能确诊为大前庭水管综合征,其临床诊断和分子诊断是明确的。图示孩子 ASSR 检测结果(图 2-7-2)及颞骨 CT 检查与一代测序结果(图 2-7-3)。

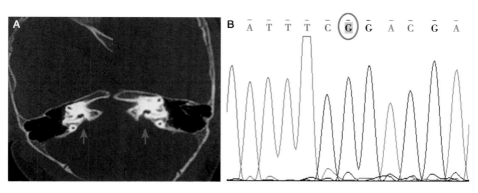

图 2-7-3　患儿颞骨 CT 表现和一代测序结果
A. 颞骨 CT 示双侧前庭水管扩大　B. 一代测序结果显示 c.919-2A>G 纯合突变

【问题 2】这个家庭如何进行遗传咨询

思路 1:孩子为大前庭水管综合征患者,其临床诊断和分子诊断是明确的。虽然目前听力正常,但由于内耳结构的特点,存在迟发性听力损失的风险。应注意保护听力,避免剧烈运动,避免头部外伤,避免耳毒性药物和感冒

发热,一旦发生听力下降,及时就诊,按照突发性听力损失治疗。听力继续下降可能需要助听器甚至人工耳蜗植入进行康复。

思路2:父母确定为*SLC26A4*基因突变携带者,再次生育仍有25%的概率生育大前庭水管综合征的后代,但后代的听力不一定和第一个孩子一样,即出生时听力正常,而很大可能是出生后即表现为听力异常。

(黄莎莎)

2. 同一听力损失家系内遗传模式不同

临床病例摘要

患儿,男性,10岁,因双耳极重度感音神经性听力损失就读于特殊教育学校。双耳无流脓、流血史。生长和智力发育均正常。查体:皮肤、毛发、眼虹膜及巩膜色泽正常,双侧鼓膜完整、标志清楚。颞骨CT未见内耳畸形。患儿以往无耳毒性药物用药史及头部外伤史,其父亲听力正常,其母亲成年后听力逐渐下降,30岁听力下降明显,配戴助听器,其母亲有听力损失家族史。父母非近亲婚配。先证者的妹妹听力正常。

【问题1】病例特点及遗传方式

思路1:患儿听力损失为双侧、先天性感音神经性听力损失,程度重,不伴流脓,无耳毒性药物用药史及外伤史,查体未见明显异常,可初步排除中耳炎、外伤、药物性听力损失等因素致聋。患者未伴有其他器官(如皮肤、毛发、骨骼等)及系统疾病,排除综合征型听力损失。

思路2:详细询问家族史,除了先证者,其余听力损失患者均为迟发性听力下降,从系谱图看该家系似符合常染色体显性遗传谱系特点。但先证者表型与母亲家族听力损失表型不同,亦不能除外其听力损失由常染色体隐性遗传基因突变导致的可能性。图示患者家系图(图2-7-4)。

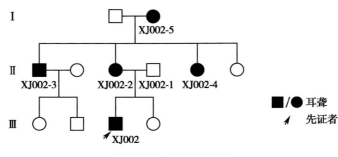

图 2-7-4　患者家系图

【问题2】如何明确分子诊断

思路1:对患者家系进行常见耳聋基因致病性排除

对先证者进行常见耳聋基因芯片筛查,未检测到致病性突变位点。

思路2:常见耳聋基因检测阴性家系需进一步行已知耳聋基因二代测序或全外显子组测序

选择先证者及先证者的外婆送已知耳聋基因二代测序。先证者(XJ002)变异携带情况如下:*GJB2* c.109G>A(p.Val37Ile)/c.34G>T(p.Gly12Cys)和*MYH14* c.5452C>T(p.Arg1818Cys)。先证者外婆变异携带情况如下:*DIAPH1* c.200C>T(p.Ala67Va),*MYO6* c.1627T>C(p.Phe543Leu)和*GJB2* c.109G>A(p.Val37Ile)。没有发现先证者和先证者的外婆携带相同的显性遗传基因突变位点。通过一代验证,先证者父亲携带*GJB2* c.34G>T(p.Gly12Cys)杂合变异,文献检索表明该变异在 ClinVar 数据库被定义是可疑致病突变。先证者母亲携带*GJB2* c.109G>A(p.Val37Ile)杂合突变,这是已明确的听力损失致病突变。因此先证者及其父母的小家系符合常染色体隐性遗传模式,先证者听力损失原因与先证者母亲(XJ002-2)、先证者外婆(XJ002-5)不同。

思路3:寻找先证者母亲(XJ002-2)和先证者外婆(XJ002-5)的致聋原因

先证者外婆符合显性遗传模式的变异位点是:*DIAPH1* c.200C>T(p.Ala67Val)、*MYO6* c.1627T>C(p.Phe543Leu),针对这些位点进行家系验证,均不符合共分离。

对 XJ002-2、XJ002-3、XJ002-5 进行全外显子组检测,XJ002-4 一代验证,检出显性遗传基因 *P2RX2* c.905+56G>A 变异,变异位于 *P2RX2* 基因内含子区,未见文献和大规模人群数据库报道,根据家系 I 代 II 代家系成员表型基因型分离证据,该变异被定义为临床意义不明变异。先证者经验证未携带此变异。

综上,检测结果提示先证者听力损失由 *GJB2* 基因 c.109G>A(p.Val37Ile)/c.34G>T(p.Gly12Cys)复合杂合突变导致,为常染色体隐性遗传。先证者母亲家族听力损失病因虽不能确定,但呈现显性遗传特点。该病例提示耳聋基因诊断中要考虑到一个家庭多种遗传方式的可能。

(蒋刘　戴朴)

3. *GJB2* 基因隐性遗传突变导致的同一家系多种听力损失表型

临床病例摘要

男,29 岁,因"双耳渐进性听力下降 6 年"来耳鼻咽喉头颈外科就诊。初步病史采集如下:

患者 23 岁起出现双耳渐进性听力下降,伴耳鸣,无眩晕等不适,无耳流脓、流血等症状。生长和智力发育、语言发育均正常。查体:皮肤、毛发、眼睛色泽正常,双侧鼓膜完整、标志清楚。纯音测听显示双侧中-重度感音神经性听力损失。颞骨 CT 未见异常。否认耳毒性药物应用史,有听力损失家族史。

【问题 1】 病例特点及遗传方式

思路 1:患者主要症状为双侧中-重度感音神经性听力损失,早期以高频下降为主,后逐渐累及中低频,且受损程度逐渐加重,伴耳鸣,无其他症状体征,排除中耳炎、外伤及综合征型听力损失。

思路 2:详细询问家族史,家族中男女均有发病,发病年龄不一,Ⅱ-5 为语前重度聋,其他患者均为 20 岁左右发病的学语后聋,从系谱图看该家系似符合显性遗传谱系特点。图示患者家系图(图 2-7-5)。

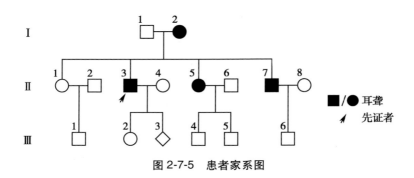

图 2-7-5　患者家系图

【问题 2】 如何明确分子诊断

思路 1:引起非综合型听力损失的基因众多,遗传异质性强,例如遗传性听力损失常见基因 *GJB2*,其突变可导致常染色体隐性遗传性听力损失 DFNB1 及常染色体显性遗传性听力损失 DFNA3,以及听力损失-掌跖皮肤角化综合征。在发病年龄、听力损失程度及对称性、进展性等方面存在差别。DFNB1 多为非进展的语前聋,呈轻中度-极重度听力下降,DFNA3 则多表现为幼年时期及青少年时期开始的进展性听力下降。

思路2：对该家系先采用已知耳聋基因测序方法进行检测。结果提示：先证者（Ⅱ-3）及其听力损失的妹妹（Ⅱ-5）和弟弟（Ⅱ-7）均携带 *GJB2* 基因 c. 35insG（p. Val13Cysfs * 35）/c. 232G>A（p. Ala78Thr）复合杂合突变，其中 c. 35insG 突变来自其父亲，c. 35insG 主要导致常染色体隐性遗传性听力损失，本案例中Ⅰ-1 和Ⅱ-1均为该突变点的携带者，听力及言语功能正常，这与以往的报道一致。c. 232G>A 突变来自其母亲（Ⅰ-2），母亲也存在轻度听力损失。Ⅰ-2 的父母已故，无法追踪其临床表型和基因型，先证者母亲反映其父母听力正常。下表显示该家系基因型表型信息（表2-7-1）。

表 2-7-1　家系基因型表型信息

成员	性别	年龄	基因型				表型			
			Allele 1		Allele 2		听力损失发生年龄	PTA（L）/dB	PTA（R）/dB	颞骨CT
			核苷酸改变1	变异类型	核苷酸改变2	变异类型				
Ⅰ:1	男	59	c. 35insG	移码				15	10	
Ⅰ:2	女	57			c. 232G>A	错义	不清楚	28.75	38.75	正常
Ⅱ:1	女	31	c. 35insG	移码				10	10	
Ⅱ:3	男	29	c. 35insG	移码	c. 232G>A	错义	23 岁	53.75	71.25	正常
Ⅱ:5	女	26	c. 35insG	移码	c. 232G>A	错义	出生	极重度	极重度	正常
Ⅱ:7	男	24	c. 35insG	移码	c. 232G>A	错义	21 岁	62.5	70	正常

本案例中先证者母亲为 *GJB2* 基因 c. 232G>A（p. Ala78Thr）杂合变异携带者，据解放军总医院第一医学中心聋病分子诊断中心数据显示，该变异在4位听力损失患者中检出，为隐性遗传突变，先证者母亲听力损失可能与此变异关系不大。补充说明，此家系后续进行了已知耳聋基因二代测序，未找到除上述 *GJB2* 基因突变以外的其他可疑突变。综上，先证者母亲听力损失不除外由环境或其他因素导致。

这是较为少见的由 *GJB2* 基因隐性遗传突变导致的迟发性听力损失家系，此家系听力损失个体出现症状时间和严重程度有所不同，出生即聋的Ⅱ-5为双耳极重度听力损失，而语后迟发性听力下降的Ⅱ-3 和Ⅱ-7，听力减退呈进行性，就诊时为双耳非对称性中-中重度感音神经性听力损失，本家系是否存在表观修饰因素还待进一步研究。

（黄爱萍　朱庆文　袁永一）

4. 家系内基因型表型不共分离——非生物学父亲

临床病例摘要 1

先证者,女,2 岁,出生时听力筛查未通过,3 个月时行诊断性听力学检查,结果显示双耳重度-极重度感音神经性听力损失,1 岁行颞骨 CT 检查显示双侧前庭水管扩大。体格检查未见其他系统异常。无听力损失家族史。

【问题 1】 患者的临床诊断及病因分析

思路 1:患者双耳重度-极重度感音神经性听力损失,颞骨 CT 示双侧前庭水管扩大,体格检查未见其他系统异常,可明确诊断为大前庭水管综合征。

思路 2:大前庭水管综合征为确定的常染色体隐性遗传性疾病,其与 SLC26A4 基因密切相关,因此行此基因的全序列检测可以明确其分子病因。先证者和其父母通过 Sanger 测序检测 SLC26A4 基因全序列,结果显示先证者携带此基因 c.919-2A>G/c.2168A>G 复合杂合突变,母亲为 c.919-2A>G 杂合突变携带者,但父亲未携带 c.2168A>G 杂合突变。

【问题 2】 先证者和父母基因型无法匹配如何解释

思路 1:排除样本错误导致的结果不相符。

（1） 首先需要排除是否基因检测过程中出现问题。将已经提取的 DNA 重新测序,发现检测结果同第一次结果一致;将保存的原始血样重新提取 DNA 进行测序,发现检测结果一致。

（2） 是否原始血样错误。通知先证者和父母重新抽血检测,发现检测结果仍与前述一致。说明基因检测结果没有问题。

思路 2:先证者 c.2168A>G 突变有无可能为新生突变。目前研究显示,SLC26A4 基因尚无新生突变报道,c.2168A>G 被认为是始祖突变。

思路 3:先证者与父亲无血缘关系验证。对先证者和父母进行亲子鉴定,发现先证者与父亲无血缘关系。

综上得出结论,先证者为大前庭水管综合征患者,SLC26A4 基因 c.919-2A>G/c.2168A>G 复合杂合突变为其致聋原因,母亲为此基因 c.919-2A>G 突变携带者。父亲与先证者无血缘关系,未发现携带此基因的致病突变。

【问题3】 如何对此家庭进行遗传咨询

思路1:先证者为大前庭水管综合征患者,是由 *SLC26A4* 基因突变导致。先证者婚配前需要携配偶进行遗传咨询,其配偶需行 *SLC26A4* 基因检测。

思路2:先证者母亲为 *SLC26A4* 基因突变携带者,而其父亲未发现携带此基因的致病突变。此对父母生育听力损失后代的概率等同于正常人,约1‰~3‰,母亲再怀孕后无需产前诊断。

思路3:对此家庭进行咨询时,只需告知基因检测结果,分析父母再生育风险,而先证者与父亲的非生物学关系并不能告知。

(黄莎莎)

临床病例摘要2

患儿,男,7岁,双耳感音神经性听力损失。父母听力正常,无家族史,母亲已怀孕,为了能生育一个听力健康的孩子,来解放军总医院第一医学中心耳鼻咽喉头颈外科就诊。

【问题1】 病例特点及遗传方式

思路1:该患儿只表现出双耳感音神经性听力损失,无其他系统的疾病症状,父母听力正常,因此可初步确定为非综合征型听力损失。

思路2:该患儿无听力损失家族史,常染色体隐性遗传可能性大。

【问题2】 如何明确分子诊断

思路1:排除常见耳聋基因致病可能。对患者采用 Sanger 测序的方法检测常见耳聋基因的变异情况。结果显示,患儿携带 *GJB2* 基因 c.235delC 纯合突变。测序验证突变的父母来源,结果显示,母亲为 *GJB2* 基因 c.235delC 杂合突变携带者、父亲不携带 c.235delC 杂合突变,也不是 *GJB2* 其他突变携带者。

思路2:明确样本的生物学亲缘关系。对该患儿一家三口的样本,进行 STR 检测,显示患儿与母亲 STR 结果相匹配,与父亲结果不匹配,怀疑其父子无生物学亲缘关系。经与患儿母亲单独进行充分沟通,明确了患儿与其父亲无生物学父子关系。

【问题3】 如何进行类似家庭的遗传咨询

思路1:先证者为 *GJB2* 基因突变致聋患者。先证者婚配前需要携配偶进行遗传咨询,其配偶需行 *GJB2* 基因检测。

思路 2:先证者母亲为 *GJB2* 基因突变携带者,而其父亲未发现携带此基因的致病突变,此对父母生育听力损失后代的概率等同于正常人,母亲再怀孕后无需产前诊断。

思路 3:对此家庭进行咨询时,只需告知基因检测结果,分析父母再生育风险,而先证者与父亲的非生物学关系并不能告知。

(吴　婕)

5. 携带多个致聋基因突变的听力损失家庭的遗传咨询

临床病例摘要 1

先证者,女,4 岁,出生时听力筛查未通过,1 岁明确诊断为双耳重度-极重度感音神经性听力损失,颞骨 CT 未见明显异常,已行人工耳蜗植入手术,语言发育好;体格检查未见其他系统异常。父母听力正常。母亲再次怀孕希望生育听力正常后代而就诊。

【问题 1】 患者的临床诊断及病因分析

思路 1:患者双耳重度-极重度感音神经性听力损失,颞骨 CT 未见明显异常,体格检查未见其他系统异常,父母听力正常,可明确诊断为非综合征型听力损失。常染色体隐性遗传可能性大。

常见耳聋基因诊断结果分析显示先证者携带 *GJB2* 基因 c.109G > A (p. Val37Ile)/c.299delAT 复合杂合突变,父亲为 c.109G > A 杂合突变携带者,母亲为 c.299delAT 杂合突变携带者。图示家系成员表型及基因型(图 2-7-6)。

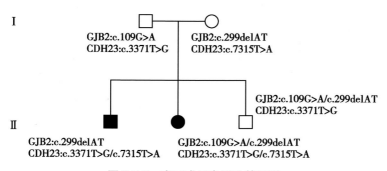

图 2-7-6　家系成员表型及基因型

思路2:针对此结果进行遗传咨询

（1）c.109G>A 突变为致聋突变,但其引起听力表型差异较大。

（2）先证者父母分别为 c.109G>A 突变和 c.299delAT 突变的携带者,他们的后代有 25% 的概率携带 c.109G>A/c.299delAT 复合杂合突变。

（3）如果胎儿携带 c.109G>A/c.299delAT 复合杂合突变,无法准确预测出生后听力情况,可能听力正常,可能为轻中度感音神经性听力损失,亦可能为重度或极重度感音神经性听力损失。

综上,母亲虽已怀孕,但不适合行产前诊断。类似的家庭更适合实施胚胎植入前诊断。

思路3:家族史补充

第一次遗传咨询后先证者父母透露先证者还有一哥哥,出生时听力即异常。进一步对先证者哥哥行听力及颞骨 CT 检查,发现其患重度感音神经性听力损失,中耳内耳发育未见异常。

思路4:先证者哥哥基因检测

针对 *GJB2* 基因重点检测,发现哥哥虽与先证者听力表型相同,但仅携带 c.299delAT 杂合突变,该结果不能解释先证者哥哥的听力表型。

思路5:遗传再咨询

（1）父母生育两个听力损失孩子的表型相同,但基因型不同,虽然 c.109G>A/c.299delAT 复合杂合突变可以导致先证者重度感音神经性听力损失,但先证者哥哥仅携带 c.299delAT 杂合突变。提示此家庭听力损失病因尚不完全明确,有可能存在其他基因突变共同参与致聋的情况。

（2）现母亲已孕 20 周,病因不完全明确的情况下不能实施产前诊断,胎儿有听力损失的风险。

（3）此家庭可作为科研样本进一步探索分子病因。

【问题2】如何对此家庭进一步病因诊断

思路1:对先证者和其哥哥行已知耳聋基因二代测序 Panel 检测,父母进行验证。结果显示:两个患者中均存在 *CDH23* 基因 c.3371T>G（p.Leu1124Arg）/c.7315T>A（p.Tyr2439Asn）复合杂合突变,并且父母分别为 c.3371T>G 和 c.7315T>A 杂合突变携带者。这两个突变均为罕见错义突变,至今文献尚无报道,软件预测为有害变异。综合此结果分析,*CDH23* 基因 c.3371T>G/c.7315T>A 复合杂合突变极有可能为这个家庭听力损失的分子病因之一。

思路 2:此家庭第三个孩子情况随访

对此家庭进行随访,第三个孩子已经出生,其为男孩,出生时听力筛查通过,日常观察认为孩子对声音反应敏感。8 个月大时测听听力正常。经沟通,父母同意对第三个孩子进行基因检测。结果显示:第三个孩子携带 GJB2 基因 c.109G>A/c.299delAT 复合杂合突变及 CDH23 基因 c.3371T>G 杂合突变。

【问题 3】 如何对此家庭进行全面的遗传咨询

思路 1:全面解析此家庭成员的听力表型和基因型

先证者重度感音神经性听力损失,携带 GJB2 基因 c.109G>A/c.299delAT 复合杂合突变、CDH23 基因 c.3371T>G/c.7315T>A 复合杂合突变。其哥哥重度感音神经性听力损失,携带 GJB2 基因 c.299delAT 杂合突变、CDH23 基因 c.3371T>G/c.7315T>A 复合杂合突变。其弟弟听力正常,携带 GJB2 基因 c.109G>A/c.299delAT 复合杂合突变、CDH23 基因 c.3371T>G 杂合突变。父亲听力正常,携带 GJB2 基因 c.109G>A 杂合突变、CDH23 基因 c.3371T>G 杂合突变。母亲听力正常,携带 GJB2 基因 c.299delAT 杂合突变、CDH23 基因 c.7315T>A 杂合突变。

思路 2:遗传咨询

(1) 通过表型-基因型分析,此家庭先证者和哥哥听力损失与 CDH23 基因复合杂合突变密切相关,为其听力损失的主要分子病因。其父母和弟弟均为此基因突变携带者。

(2) 先证者同时存在 GJB2 基因 c.109G>A/c.299delAT 复合杂合突变,不能完全排除先证者听力损失与此基因突变的关系。先证者将来的配偶需要行 GJB2 和 CDH23 基因检测。

(3) 先证者哥哥听力损失由 CDH23 基因突变导致,但同时为 GJB2 基因突变携带者,其将来的配偶需要行 GJB2 和 CDH23 基因检测。

(4) 先证者弟弟目前听力正常,因其携带 GJB2 基因 c.109G>A/c.299delAT 复合杂合突变,不排除迟发性听力损失的可能,建议密切观察听力情况。其为 CDH23 基因突变携带者,将来的配偶需要行 GJB2 和 CDH23 基因检测。

(5) 先证者父母同时为 GJB2 和 CDH23 基因突变携带者,再生育风险 25%~43.75%。因携带 GJB2 基因 c.109G>A 突变,该突变引起的听力损失表型变异度大,此家庭更适合行胚胎植入前诊断。

（6）与此家族有血缘关系的成员为 *GJB2* 和 *CDH23* 基因突变携带者的可能性较大，建议婚育前行两基因的检测。

【问题4】 如何对此类家庭进行遗传咨询

思路1：同一个家庭成员中，如果基因型和表型不符合时，提示可能存在其他基因突变。

思路2：任何类型的常染色体隐性遗传性听力损失患者，必定在某一基因存在纯合或复合杂合突变，此类患者同胞听力损失的再发风险均为25%。少数患者可能存在两种甚至以上基因突变组合，而且每个基因均为纯合或复合杂合突变，可单独致聋。此类病例中患者同胞听力损失的再发风险将不再是25%，而是上升为43.75%（计算过程见图2-7-7）。因此在遗传咨询时一定告知患者此种情况的发生可能性，即虽然患者明确为某一基因突变致聋，不能

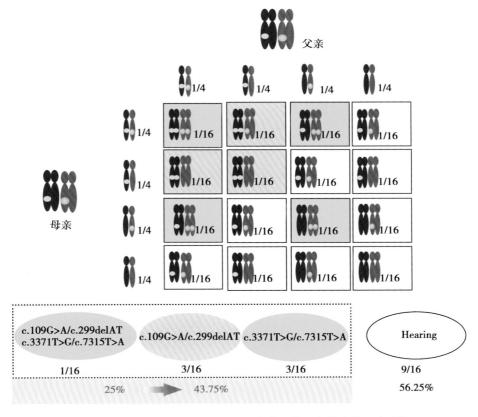

图 2-7-7　夫妻同时携带两个隐性遗传基因的突变的遗传风险计算

排除其他致聋基因突变共同作用而致聋。

（黄莎莎）

临床病例摘要2

先证者，男，24岁，先天性听力损失，配戴助听器能正常沟通。先证者父母均为听力损失患者。先证者体格检查及颞骨CT均未见异常。纯音测听显示双耳对称性中重度听力损失，听阈68dB nHL。其配偶听力正常。此次就诊拟明确先证者听力损失病因，同时咨询后代听力损失风险。

【问题1】 明确先证者何种原因致聋

对先证者及其妻子、先证者父母分别进行常见耳聋基因（*GJB2*、*SLC26A4*、*mit12SrRNA*）测序。下表显示先证者及其父母常见耳聋基因测序结果（表2-7-2）。

表2-7-2　先证者及其父母常见耳聋基因测序结果

成员	基因	遗传方式	突变
先证者	*GJB2*	AR	c. 235delC/c. 109G>A
	SLC26A4	AR	c. 919-2A>G, c. 1363A>T
先证者母亲	*GJB2*	AR	c. 109G>A/-
	SLC26A4	AR	c. 919-2A>G/c. 1343C>T
先证者父亲	*GJB2*	AR	c. 235delC/c. 235delC
	SLC26A4	AR	c. 1363A>T

经家系分析，先证者父亲为*GJB2*突变致聋，母亲为*SLC26A4*基因突变致聋，颞骨CT证实母亲为前庭水管扩大患者。

先证者携带*GJB2*复合杂合突变c. 235delC/c. 109G>A及*SLC26A4*基因c. 919-2A>G杂合突变和c. 1363A>T（p. Ile455Phe）变异。*SLC26A4*基因的两个变异同样分别来自其父亲与母亲，c. 919-2A>G为已报道的致聋突变，c. 1363A>T（p. Ile455Phe）在ClinVar数据库显示为良性变异。且患者颞骨CT未见前庭水管扩大，颅脑MRI未见内淋巴囊扩大。结合表型考虑先证者听力损失由*GJB2*基因突变导致，除外了*SLC26A4*基因c. 1363A>T变异的致病性。

进一步对先证者妻子进行上述常见耳聋基因测序，结果显示妻子携带*SLC26A4*基因c. 2009T>C（p. Val670Ala）杂合变异，ClinVar数据库及本单位中国人群耳聋基因变异数据库均显示该变异致病性未明。

【问题2】如何对此类家庭进行遗传咨询

先证者为 *GJB2* 基因突变致聋患者,但同时携带 *SLC26A4* 基因已知致聋突变,其妻子携带 *SLC26A4* 基因致病性不明变异 c.2009T>C,针对致病性不明变异不建议产前诊断。但胎儿有50%可能性获得 *SLC26A4* 基因 c.919-2A>G突变而成为耳聋基因突变携带者,未来婚配前需要遗传咨询。

(袁永一)

6. 胚胎植入前诊断特殊案例

临床病例摘要

夫妻听力损失患者来解放军总医院第一医学中心耳鼻咽喉头颈外科就诊,希望生育正常听力下一代。

初步病史采集如下:丈夫,24岁,为先天性听力损失。无听力损失家族史,其父母听力正常。纯音测听结果显示:双耳对称性感音神经性听力损失,气导阈值60~70dB。颞骨CT未见异常。妻子,23岁,先天性听力损失,纯音测听气导阈值90~110dB。

【问题1】如何明确该对夫妻的分子诊断

对这对夫妻首先进行 *GJB2*、*SLC26A4* 基因外显子测序,结果显示丈夫携带 *GJB2* 基因 c.109G>A(p.Val37Ile)杂合变异和 c.224G>A(p.Arg75Gln)杂合突变。对患者父母进行基因检查发现其父携带 c.109G>A 突变,父母双方均不携带 c.224G>A。确认亲缘关系后判断 c.224G>A 为新生突变。

妻子携带 *GJB2* 基因 c.235delC 纯合突变。

分析结果:c.224G>A 突变为已知显性遗传致病变异,该家庭丈夫将此变异遗传给后代的风险是50%。c.109G>A 变异与听力损失的关系明确,但导致听力损失表型变异度大。c.109G>A/c.235delC 复合杂合突变有可能导致程度不等的感音神经性听力损失。

根据孟德尔遗传定律,如果丈夫携带的两个杂合变异 c.109G>A(p.Val37Ile)和 c.224G>A(p.Arg75Gln)位于不同等位基因上,这对夫妻孕育下一代的有50%可能携带 c.109G>A/c.235delC 复合杂合突变,50%携带

c. 224G>A/c. 235delC 复合杂合突变,推测该夫妻不能生育正常听力患儿。但本病例的特殊之处在于 c. 224G>A 为新生突变,如果该新生突变与 c. 109G>A 突变连锁,位于同一条染色体上,那么意味着丈夫有一条正常的 *GJB2* 等位基因,那么,该家庭就有 50%的可能性生育正常听力下一代。

【问题2】 如何确定 c. 109G>A 及 c. 224G>A 突变是否连锁

确定 c. 109G>A 及 c. 224G>A 是否连锁有两种方式,一种是获取男性精液,取单个精子细胞全基因组扩增后测序,因精子为单倍体型,可以获知这两个突变是否位于一条染色体上。然而,单个精子扩增后测序准确性有限,需重复挑取 10 个以上精子才能获得满意结果,耗费大量人力物力。另外一种方法是对该患者血样进行二代测序,由于 c. 109G>A 及 c. 224G>A 仅相隔 115 个碱基,如果二代测序的读长大于 115 个碱基,并且同一个 reads 上可重复读到两个突变,则可确定两个突变位于同一等位基因上。本例选择了后一种方法。根据二代测序的结果,笔者团队在 80%的 reads 上同时检测到两个突变,确定该男性患者的 c. 109G>A 及 c. 224G>A 突变位于同一条染色体上。该家庭有 50%可能生育正常听力下一代。

【问题3】 如何解读该家庭 PGD 结果

该家庭进行了一个周期的胚胎植入前诊断,共获得 6 枚成活囊胚。经过

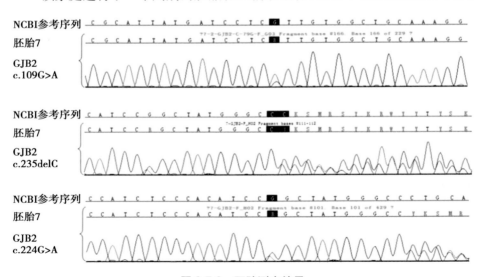

图 2-7-8 胚胎测序结果

活检、基因检测,其中 5 枚胚胎可以测到 *GJB2* 基因 c. 109G>A、c. 224G>A 及 c. 253delC 突变,另外 1 枚胚胎仅检测到 c. 235delC 突变。该结果证明了通过二代测序获得的连锁结果是正确的,c. 109G>A 及 c. 224G>A 突变位于同一条等位基因上。但由于仅有的一枚非致聋基因型胚胎同时有染色体片段缺失,不能够进行植入。该家系可进行下一个周期的 PGD。图示胚胎测序结果(图 2-7-8)。

(毕青玲　戴朴)

第八节　误诊案例分析

1. 已知耳聋基因致病突变区域捕获测序不全造成的误诊

临床病例摘要

患儿,男,1岁,于出生后双耳听力筛查未通过,6个月时经系统听力学检查诊断为双耳极重度感音神经性听力损失。生长和智力发育均正常。查体:皮肤、毛发、眼虹膜及巩膜色泽正常,双侧鼓膜完整、标志清楚。颞骨水平位CT未见内耳畸形。患儿既往无耳毒性药物应用史及头部外伤史,父母听力正常,且直系三代亲属中无听力损失患者。已行单耳人工耳蜗植入术。于A检测机构行耳聋基因Panel二代测序,检测结果提示先证者携带*TMPRSS3*基因上两个新生突变:c.916G>A(p.Ala306Thr)和c.325C>T(p.Arg109Trp)。先证者父母就诊于本中心咨询生育听力正常二胎的可能。

【问题1】病例特点及遗传方式

患者先天性听力损失,根据症状、体征及病史考虑为非综合征型听力损失,常染色体隐性遗传最有可能。

【问题2】如何明确分子诊断

思路1:明确先证者的自发突变结果是否准确

先证者父母提供的A检测机构的报告显示:先证者携带*TMPRSS3*基因两个新生突变。同一个基因同时发生两个新生突变的现象罕见。首先需要明确两个新生突变是否都是真正的新发,还是因为父母的低比例嵌合导致的假性新发;其次需要明确两个突变位点是否位于同一条染色体上。取父亲精子进行二代测序,结果未发现*TMPRSS3*基因的两个新生突变,排除父源生殖细胞嵌合可能。

思路2:将先证者样本送第二家检测机构进行检测

在B检测机构对先证者进行已知耳聋基因二代测序。检测结果提示:先证者携带*GJB2* c.35delG/c.-23+1G>A复合杂合突变。并未发现前述*TM-*

PRSS3 基因的两个新生突变。一代测序验证结果显示：母亲携带 *GJB2* c. 35delG，父亲携带 *GJB2* c. -23+1G>A，父亲精子携带 *GJB2* c. -23+1G>A。

随后，本中心对该家系一家三口及父亲精子样本进行 *GJB2* 基因一代测序，检测结果与 B 机构耳聋基因二代测序结果一致，提示先证者为 *GJB2* 基因 c. 35del/c. -23+1G>A 复合杂合突变致聋，两个突变分别来自母亲和父亲，至此明确分子病因。

【问题3】 两个检测机构的检测结果不同，如何进行质控

思路 1：对检测机构耳聋 Panel 除了了解纳入基因，还要了解纳入基因捕获区域是否全面

A 检测机构在已知耳聋基因二代测序 Panel 中仅对 *GJB2* 基因编码区，即第二外显子进行了捕获，没有纳入 c. -23+1G>A 突变所在的区域，即 *GJB2* 基因第一外显子及其侧翼区域，因此针对父亲精子，A 检测结构检测时也没有提示 *GJB2* c. -23+1G>A 基因突变。

思路 2：如何对不同检测机构进行质控

开展耳聋基因检测临床多中心研究，定期将同一样本送多中心内不同检测机构进行抽查检测，双盲比对结果进行质控。

思路 3：分析 A 检测机构关于先证者 *TMPRSS3* 基因新生突变报告的准确性

对于检测到的新生突变，应该对家系进行 STR 分析，判定检测样本与其父母的亲缘性。另外，A 检测机构的关于 *TMPRSS3* 基因两个新生突变的报告是否存在测序样本错误的可能也需要进一步明确。

（蒋　刘）

2. 变异致病性解读错误造成的误诊

临床病例摘要

患儿，男，5 岁半，双耳中重度感音神经性听力损失，自幼配戴助听器，言语发育尚可，曾有抽搐，过敏性哮喘。父母听力正常，双方均无听力损失家族史及其他遗传性疾病史。患儿为足月剖腹产，生长和智力发育无明显异常。其母亲怀孕期间无感染及耳毒性药物应用史。查体：皮肤、毛发、眼睛色泽正常，双侧鼓膜完整、标志清楚。颞骨 CT 未见内耳畸形。颅脑磁共振未见明显异常。先证者于 1 岁半时曾在某检测机构行遗传病二代测序，结果提示：先证者携带 *PROKR2* 基因 c. 991C>T（p. Val331Met）新生突变，诊断为 Kallman 综

合征。此次就诊于本中心希望根据原分子诊断结果进行二胎产前诊断。下表显示某检测机构遗传病检测报告致病变异或可疑致病变异(表 2-8-1)。

表 2-8-1　某检测机构遗传病检测报告致病变异或可疑致病变异列表

基因	核苷酸变化	氨基酸变化	合子类型	遗传方式	临床意义	家系验证
PROKR2	c. 991C>T	p. Val331Met	杂合	AD	致病变异	De nove
PTPRQ	c. 6695T>C	p. Val2232Ala	杂合	AD/AR	疑似致病变异	母亲

【问题 1】Kallman 综合征特点,临床诊断是否准确

　　Kallmann 综合征主要表现包括:性机能障碍(促性腺激素分泌不足、青春期促黄体生成素或睾酮不足)、嗅觉缺失、听力损失、唇腭裂、肾缺如以及其他神经骨骼系统异常。遗传模式为常染色体显性,与 *PROKR2*、*FGFR1*、*CHD7*、*SOX10* 等基因突变有关。文献报道伴听力损失者与 *SOX10* 基因突变有关。

　　此患儿先天性听力损失,但嗅觉正常,无唇腭裂等其他发育异常,性功能尚不能评估。通过临床症状诊断 Kallmann 综合征证据不足。

【问题 2】*PROKR2* 基因 c. 991C>T 突变是否是患者听力损失病因

　　查阅文献未见 *PROKR2* 基因异常与非综合征型听力损失的报道。结合患儿 Kallmann 综合征临床诊断证据不足,建议患儿父母进一步明确听力损失分子病因,否则不能进行产前诊断。患儿父母选择一家三口全外显子组测序。

　　全外显子组检测后未找到明确致病突变。下表示临床意义未明变异列表(表 2-8-2)。

表 2-8-2　临床意义未明变异列表

基因	核苷酸变化	氨基酸变化	合子类型	遗传方式	临床意义	家系验证
LAMC3	c. 1103A>G	p. Gln368Arg	杂合	AR	临床意义不明	母亲
LAMC3	c. 4396G>A	p. Glu1466Lys	杂合	AR	临床意义不明	父亲
ADCY1	c. 1234C>T	p. Arg412Cys	杂合	AR	临床意义不明	母亲
TCIRG1	c. 964G>A	p. Ala322Thr	杂合	AR	临床意义不明	父亲
TCIRG1	c. 1801G>A	p. Ala601Thr	杂合	AR	临床意义不明	母亲
PTPRQ	c. 6695T>C	p. Val2232Ala	杂合	AD/AR	临床意义不明	母亲
COQ8A (*ADCK3*)	c. 1027C>T	p. Gln343 *	杂合	AR	临床意义不明	母亲

患者所携带的 *PTPRQ* c.6695T>C(p. Val2232Ala)变异为错义突变,遗传自母亲。该变异在 gnomAD 数据库有 12 个杂合子,无纯合子。该变异尚未有文献报道。根据目前证据,该变异被定义为临床意义不明变异。而并非原报告中的疑似致病变异。

而原报告中的致病变异 *PROKR2* c.991G>A(p. Val331Met),在 gnomAD 数据库中存在 1 530 个杂合子,31 个纯合子,多个软件预测结果为良性变异。文献报道正常人群中发现此变异,虽然有文献报道散发病例携带此变异,但没有详细的临床信息或与此患者表型不符。根据上述证据,该变异定义为疑似良性变异。因此未出现在临床意义未明变异列表中。需要指出的是,各类基因变异数据库处于不断更新、维护中,随着检测的正常对照及患者样本数目的增多,很多变异的致病性需要被再次评估。本案例变异解读错误可能与检测当时数据库包含样本有限、反映的变异等位基因频率不全面有关。

综上,患者虽然听力损失分子病因不明,但推翻了 *PROKR2* 基因 c.991G>A(p. Val331Met)突变导致 Kallman 综合征的诊断。因此,不能针对 *PROKR2* 基因 c.991G>A 突变进行产前诊断。

【问题3】 此类家庭该如何进行遗传咨询

先证者经全外显子组测序未能在已知耳聋基因上找到致病突变,也未能找到与患者及其父母表型共分离的新基因突变。即未能确定听力损失是遗传因素导致,因此,不能对其父母生育的下一胎的听力损失风险作出具体估计,患者未来婚后生育听力损失下一代的风险也不明了。可以进一步分析结构变异,如能除外结构变异致聋(如 CNVs),则该患者遗传性听力损失的可能将更小。

参考文献

Wang F,Zhao S,Xie Y,Yang W,Mo Z. De novo *SOX10* Nonsense Mutation in a Patient with Kallmann Syndrome,Deafness,Iris Hypopigmentation,and Hyperthyroidism. Ann Clin Lab Sci. 2018 Mar;48(2):248-252.

（袁永一）

3. 序列比对造成的误诊

临床病例摘要

受检者,男,出生时听力筛查通过,但耳聋基因筛查(4 个基因 9 个位点)

显示携带 *SLC26A4* 基因 c.919-2A>G 杂合突变。受检者及其父母均在外院行 *SLC26A4* 基因全序列分析,外院报告显示受检者及其父亲母亲均携带 *SLC26A4* 基因 c.919-2A>G 杂合突变。外院咨询父母再生育时有 25% 的概率生育听力损失者,可行产前诊断。现母亲怀孕 8 周,欲行产前诊断来我院就诊。

【问题 1】 此家庭是否可以明确诊断

此家庭前期在外院行 *SLC26A4* 基因全序列分析,结果显示受检者及其父母均为 *SLC26A4* 基因 c.919-2A>G 杂合突变携带者,据此结果,原则上受检者父母每胎有 25% 的概率生育听力损失后代,可行产前诊断。

【问题 2】 此家庭是否可直接行产前诊断

不能。此家庭来我院行产前诊断,因产前诊断结果需与基因诊断结果出自同一家实验室,所以此家庭必须先行基因诊断结果的验证后才能行产前诊断。

此家庭父亲和母亲在本院再次抽血行 *SLC26A4* 基因分析,本院结果反复验证显示仅母亲携带 *SLC26A4* 基因 c.919-2A>G 杂合突变,父亲全序列分析并未发现携带此基因致病突变。因此,根据本院检测结果,此家庭无须行产前诊断。

【问题 3】 两家单位检测结果不一致如何处理

思路 1:与第一家检测单位负责人联系,请其再次核实其检测结果的准确性。本案例经再核实,第一家检测结果与本院检测结果一致,父亲确实不携带致病突变,即第一次检测结果为假阳性。纠其原因为第一家检测单位进行测序序列比对时,误把孩子序列当作父亲序列而导致父亲结果出现假阳性。

思路 2:如实跟受检者及家属解释两次结果不一致的原因,出现失误方承认错误,请求受检者的理解。此案例体现了产前诊断前复核基因诊断结果的重要性。

(黄莎莎)

第九节　耳聋基因检测方案选择与听力损失生育风险评估

临床病例摘要1

女,3岁,出生时双耳听力筛查未通过,1岁时听力学诊断为重度感音神经性听力损失,无眩晕耳鸣等不适,无耳流脓、流血等症状,生长和智力发育均正常。查体:皮肤、毛发、眼睛色泽正常,双侧鼓膜完整、标志清楚。颞骨CT未见异常。父母均为听力语言障碍者,现在母亲再次怀孕,特来就诊以期查明孩子听力损失的原因,并咨询再生育听力损失后代的风险。下图示患者家系图(图2-9-1)。

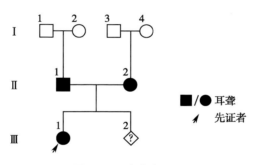

图 2-9-1　患者家系图

【问题1】病例特点及遗传方式

思路:患儿的听力损失为双侧、先天性,程度重。父母均为双侧重度感音神经性听力损失患者。此家庭听力损失的遗传方式很可能为常染色体隐性遗传非综合征型听力损失。

【问题2】如何明确分子病因

思路:对先证者行已知耳聋基因二代测序 Panel 检测,针对结果父母行Sanger 验证。经检测发现,先证者携带 *GJB2* 基因 c.235delC 纯合突变,可明确先证者听力损失分子病因。

【问题3】 先证者父母听力损失病因分析

先证者 *GJB2* 基因存在 c.235delC 纯合突变,父母经验证显示父亲为 c.235delC 纯合突变,母亲为 c.235delC 杂合突变。依据此结果分析父母再生育听力损失后代的风险为 50%。父亲可明确诊断为 *GJB2* 基因遗传性听力损失患者。但母亲本身为听力损失患者,*GJB2* 杂合突变不足以作为最后的分子诊断结果。

进一步对先证者母亲行 *GJB2* 全序列检测,发现其携带 c.235delC/c.299delAT 复合杂合突变,同样为 *GJB2* 遗传性听力损失患者。因此,此对夫妇再生育听力损失后代的风险几乎为 100%,虽然母亲已孕,无需产前诊断。

【问题4】 关于先证者母亲耳聋基因检测问题的思考

母亲第一次检测是在第三方检验机构进行,只针对先证者 c.235delC 突变进行的位点验证,没有关注 235 位点以外是否有突变,所以 299 位点没有被诊断。母亲的第二次检测,是进行的 *GJB2* 的编码区全序列检测,因此可以发现 c.235delC/c.299delAT 复合杂合突变。

【问题5】 如何进行类似家庭的检测方案选择

因为先证者的基因突变原则均来自父母,所以父母和孩子均听力损失的家庭,可考虑一家三口同时进行耳聋基因诊断。

临床病例摘要 2

受检者,女,出生时行耳聋基因筛查(4 个基因 9 个位点),结果显示携带 *SLC26A4* 基因 c.919-2A>G 杂合突变。现 1 岁,听力正常,未行颞骨 CT 检查。父母听力正常,无听力损失家族史。为排除先证者 *SLC26A4* 基因存在其他突变,曾在第三方检验机构行 4 个基因(*GJB2*、*SLC26A4*、线粒体和 *GJB3*)的二代测序检测,检测报告显示先证者携带 *SLC26A4* 基因 c.919-2A>G 杂合突变,此突变来源于父亲,母亲未携带突变。

【问题1】 受检者是否可排除大前庭水管综合征

受检者 1 岁,目前听力正常,虽然没有行颞骨 CT 检查,但经 *SLC26A4* 全序列分析排除了双等位基因突变的可能,推测受检者为大前庭水管综合征患者的可能性较小。但仍需定期监测,预防其他因素导致的迟发性听力下降。

【问题2】 通过此检测结果是否可以评估父母再生育风险

此检测方案虽明确了孩子 *SLC26A4* 基因型（c.919-2A>G 杂合子），但仍具有一定的局限性。受检者进行了 4 个基因的全序列分析显示为 c.919-2A>G 突变携带者，其父母仅针对 c.919-2A>G 位点进行验证，并不能排除父母为该基因其他位点突变携带者。为准确评估父母再生育听力损失患者的风险，至少母亲需要检测 *SLC26A4* 基因编码区全序列。

临床病例摘要 3

先证者，男，出生时听力筛查未通过，听力学诊断为中度感音神经性听力损失，无其他特殊症状。母亲听力正常。其父亲双耳轻中度感音神经性听力损失，配戴助听器，其二叔听力异常。父母欲生育二胎，为咨询再生育风险及干预措施就诊。下图示患者家系图（图 2-9-2）。

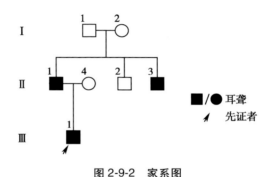

图 2-9-2　家系图

【问题1】 此家庭前期耳聋基因诊断结果分析

思路 1：此家庭耳聋基因检测方案。对先证者（Ⅲ∶1）行已知耳聋基因二代测序 Panel 检测，针对可疑致病位点对其父母（Ⅱ∶1 和 Ⅱ∶4）和二叔（Ⅱ∶3）进行验证。

思路 2：结果分析。先证者携带 *USH2A* 基因 c.99insT（p.Arg34Serfs＊41，来源于父亲）和 c.4576G>A（p.Gly1526Arg，来源于母亲）复合杂合变异，这两个变异在正常人群携带率均很低，属于罕见突变。曾有文献报道在听力损失患者中检测到该突变，因此这两个突变很有可能为先证者的致聋病因。因此父母再生育听力损失患者仍有风险，至少为 25%。经验证，患者二叔携带 *USH2A* 基因 c.99insT 突变。

【问题2】根据此诊断结果是否可准确评估父母再生育听力损失患儿的风险

此检测结果基本可明确先证者听力损失的病因。但先证者父亲和二叔均为听力损失患者，推测父亲和二叔因遗传因素致聋的概率较大，而此诊断结果显示父亲和二叔在 *USH2A* 基因仅存在 c.99insT 杂合突变，因此父亲和二叔的病因并未明确。父亲很有可能在 *USH2A* 基因上存在另一个致病突变，根据此推测父母再生育的风险将为 50%，远高于目前报告显示的 25%；或者父亲听力损失由其他基因突变导致。所以，根据目前的诊断结果行产前诊断存在很大风险，建议父亲明确病因后再准确评估父母生育的风险。此案例提示，夫妻一方或双方患听力损失时，其生育听力损失后代风险评估的基础是明确听力损失一方的分子病因，进而在配偶检测是否存在相同致病基因的突变的携带情况。

临床病例摘要 4

女，30 岁，听力正常，孕后在产科常规产检，并行耳聋基因筛查（4 个基因9 个位点），结果阴性。产科主诊医生咨询：告之其后代 99.99% 听力正常。但孩子出生后听力筛查未通过。家属认为产科医生需要负主要责任。为此，此案例转诊至我院聋病分子诊断中心。经本中心检查发现孩子除听力筛查未通过外，蓝色虹膜。进一步追溯家族史：夫妻双方听力正常，此孩子为二胎，已生育一胎同样表现为听力损失伴蓝色虹膜，第一胎曾行耳聋基因诊断。

【问题1】此家庭听力损失患者诊断

此家庭两个孩子均为感音神经性听力损失，蓝色虹膜，通过此两项主要表型特征可明确为 Waardenburg 综合征。Waardenburg 综合征又称听力-色素综合征，是一种较常见的综合征型遗传性听力损失。主要包括 6 个致病基因：*PAX3*、*MITF*、*SOX10*、*SNAI2*、*EDN3* 和 *EDNRB*。但并不是所有 Waardenburg 综合征患者均可以明确分子病因。

【问题2】此家庭第一个孩子耳聋基因诊断结果分析

此家庭第一个孩子曾行 Waardenburg 综合征相关基因 *PAX3*、*MITF*、*SOX10*、*SNAI2*、*EDN3* 和 *EDNRB* 的全序列分析，未发现明确致病突变。

【问题3】母亲再次怀孕后行耳聋基因筛查存在的问题

耳聋基因筛查是包括常见 4 个基因（*GJB2*、*GJB3*、*SLC26A4* 和线粒体基因)9个位点的筛查,对 Waardenburg 综合征的诊断无意义。此案例提示:①这对夫妻在第一次就诊时,医生没有向他们解释清楚 Waardenburg 综合征的特点,导致他们不认为第一胎为遗传性听力损失患者;②在第一个孩子行耳聋基因诊断后,这对夫妻没有向专科医生详细咨询生育风险;③产科医生没有全面了解此家庭的生育情况,导致漏掉第一胎听力损失的重要线索,也因而没有向患者提供正确的检测方案和咨询途径。

【问题4】此家庭生育风险评估

Waardenburg 综合征是明确的与遗传因素有关的综合征型听力损失,对通过遗传检测仍无法确定分子病因的家庭,再生育仍存在很高的遗传风险,需要具有专业知识的医生对其进行详细的遗传咨询。此家庭还需要进一步进行基因诊断明确分子病因。

(黄莎莎)

耳聋基因筛查与诊断临床解析

Clinical Interpretation on the Genetic Screening and Testing of Hearing Loss

第三章

遗传资源数据库

Hereditary Resource Databases

耳聋基因筛查与诊断临床解析

Clinical Interpretation on the Genetic Screening and Testing of Hearing Loss

本章我们对遗传资源数据库进行整理与简介,希望对读者开展耳聋分子诊断有所帮助(表 3-1)。

表 3-1　遗传资源数据库一览表

数据库	网址	简要介绍
正常人群变异频率数据库		
dbSNP	http://www.ncbi.nlm.nih.gov/snp	dbSNP 是 NCBI 中专门用于存储物种短片段遗传变异数据(≤50bp)的数据库,数据来源多样,但收录的一些变异位点是致病性的。
1 000 Genomes Project	http://www.international-genome.org/	千人基因组计划(1 000 Genomes Project)由美国国立人类基因组研究所、中国深圳华大基因研究院、英国桑格研究所等机构于 2008 年启动,是第一个对大量人群进行基因组测序的项目,目标是建立最详尽的人类遗传变异目录,为人类遗传变异研究提供全面的资源。
Exome Sequencing Project Exome Variant Server	http://evs.gs.washington.edu/EVS/	Exome Sequencing Project 率先应用第二代测序技术来研究人类基因组中蛋白编码区域,进而发现新的心脏、肺部及血液疾病的致病基因。该项目共对 6 503 个欧洲和非洲裔人进行了全外显子组测序,所有个体的基因变异信息收录入 EVS 数据库。
Kaviar database	http://db.systemsbiology.net/kaviar/	Kaviar 数据库收录了来自 77 781 个个体的约 1.6 亿个 SNP 及 5 千万个 indel 变异。
Exome Aggregation Consortium(ExAC)	http://exac.broadinstitute.org/	外显子组整合联盟(ExAC)是一个致力于收集和协调各种大规模测序项目全外显子组测序数据,并为更广泛的科学团体提供汇总数据的研究联盟。目前,该数据库网站提供的数据集涵盖涉及多项疾病及群体遗传学研究的 60 706 个独立个体,所有变异数据基于 GRCh37/hg19。

续表

数据库	网址	简要介绍
Genome Aggregation Database（gnomAD）	http：//gnomad. broadinstitute. org/	基因组整合数据库（gnomAD）致力于收集和协调各种大规模测序项目的外显子组和全基因组测序数据，并为更广泛的科学团体提供汇总数据的研究联盟。目前，该数据库网站提供的数据集（v2.1 版本）涵盖涉及多项疾病及群体遗传学研究的 125 748 个全外显子组和 15 708 个全基因组，总计 141 456 个个体。

表型相关变异数据库

数据库	网址	简要介绍
ClinVar	https：//www. ncbi. nlm. nih. gov/clinvar/	ClinVar 是 NCBI 维护的收集疾病相关基因组变异的数据库。它的强大在于整合了 dbSNP、dbVar、Pubmed、OMIM 等多个数据库的遗传变异和临床表型信息，形成一个标准的、可信的遗传变异与临床表型之间关系的数据库。
dbVar	https：//www. ncbi. nlm. nih. gov/dbvar/	dbVar 是 NCBI 中专门用于存储人类结构变异的数据库，包括大片段插入、缺失、易位和倒位。dbVar 还存储有与突变关联的表型信息。
Database of Genomic Variants	http：//dgv. tcag. ca/dgv/app/home	基因组变异数据库（Database of Genomic Variants）的目的是提供人类基因组结构变异（大于 50bp 的变异）的全面信息，但该数据库仅包含在健康个体中鉴定的结构变异。该数据库还收集了一系列与基因变异相关的表型信息。
Human Gene Mutation Database	http：//www. hgmd. cf. ac. uk/	人类基因突变数据库（The Human Gene Mutation Database，HGMD）的目的是收集引起人类遗传病或与人类遗传疾病相关的基因突变信息。HGMD 收录的变异包括单碱基置换、微缺失和微插入、缺失/插入（indels）、重复序列扩增以及大的基因变异（缺失、插入和扩增）等。HGMD 对收集的基因变异及相关文献，召集遗传学专家进行人工阅读，搜集整理与人类遗传疾病有关的基因突变信息，后经多轮质控，最后将信息收录归类到 HGMD 对应的 5 种突变类型之一中。

续表

数据库	网址	简要介绍
变异评级或整合数据库		
InterVar	http://wintervar. wglab. org/	InterVar 是南加州大学王凯教授团队开发的变异评级及临床解释生物信息学软件。InterVar 及其在线版 wInterVar 可以帮助数据解读人员更高效地根据 ACMG(美国医学遗传学与基因组学学会) 2015 年发布的变异位点临床意义判读指南的 28 条评估标准,对海量变异位点信息进行半自动化分析,加快遗传病基因分析和诊断速度。
VarCards	http://varcards. biols. ac. cn/	VarCards 数据库是由温州医科大学等单位开发的一款整合数据库。该数据库整合了基因变异对转录本及蛋白质的影响、基于多种生物信息学软件对基因变异有害性的预测、基因变异在不同人群频率数据库中的频率及与基因变异相关的疾病与表型等信息。学术用户可以免费查询浏览感兴趣的基因变异及其相关信息,以便对基因变异致病性做系统评估。
VarSome	https://varsome. com/	VarSome 数据库由瑞士 Saphetor 公司开发,是与 VarCards 类似的整合数据库。VarSome 整合了 dbSNP、ClinVar、gnomAD、 RefSeq、Ensembl、dbNSFP、Gerp、Kaviar 及 CIViC 等多个数据库。VarSome 根据 ACMG 指南对基因变异进行了半自动化评级,还整合有报道相关变异的文献。
基因变异数据库		
Leiden Open Variation Database	https://www. lovd. nl/3. 0/home	LOVD 是一款灵活、免费的以基因为中心的收集和显示基因变异的工具。用户可以方便地查阅自己所感兴趣的基因上的变异信息。

续表

数据库	网址	简要介绍
Deafness Variation Database	http://deafnessvariationda-tabase.org/	美国爱荷华大学分子耳鼻咽喉与肾脏研究实验室搭建了耳聋变异数据库,该数据库的目标是整理、注释及归类综合征型及非综合征型听力损失相关的所有遗传变异。

（许红恩　汤文学）

一、单选题

1. *GJB2* 基因哪个位点突变在中国听力损失患者中发生频率最高？（　　）　　A

    A. c.235delC　　B. c.35delG　　C. c.35insG　　D. c.299_300delAT

2. 临床上常见的非综合征型听力损失疾病——大前庭水管综合征,其发生与哪个基因突变密切相关?（　　）　　B

    A. *GJB2* 基因　　　　B. *SLC26A4* 基因　　　C. 线粒体基因

    D. *GJB3* 基因　　　　E. 以上基因均不是

3. 以下属于耳毒性药物的是（　　）　　B

    A. 青霉素　　　　　B. 新霉素　　　　　C. 头孢曲松

    D. 万古霉素　　　　E. 红霉素

    解析：新霉素与链霉素、丁胺卡那霉素、庆大霉素同属于氨基糖苷类抗生素,具有耳毒性,其他四种抗生素不属于耳毒性药物。

4. 以下明确为遗传性听力损失综合征的是（　　）　　D

    A. Hunt 综合征　　　B. Ménière 综合征　　　C. Horner 综合征

    D. Usher 综合征　　　E. Cushing 综合征

5. 以下不属于 Van der Hoeve 综合征特点的选项是（　　）　　A

    A. 蓝虹膜　　　　　　　　　B. 易骨折

    C. 听力损失　　　　　　　　D. 常染色体显性遗传

    E. *COL1A1* 突变为其致病基因

    解析：蓝虹膜是 Waardenburg 综合征的特点之一,Van der Hoeve 眼部特点是蓝色巩膜。

6. 下列为非综合征型听神经病相关的致病基因的是（　　）　　A

    A. *OTOF* 基因　　　　　　B. *SLC26A4* 基因

    C. *MYO7A* 基因　　　　　D. *GJB3* 基因

解析：*OTOF* 基因又称 *DFNB9* 基因,位于染色体 2p23 的 DFNB9 基因座内,是第一个明确于非综合征型听神经病相关的致病基因。

D　　7. 1 名听力损失患者经全面基因检测后发现 *GJB2* 基因存在 c. 235delC 杂合突变,*SLC26A4* 基因存在 c. 919-2A>G 杂合突变,那么此患者的致病原因以下说法正确的是(　　)

A. *GJB2* 基因突变致病

B. *SLC26A4* 基因突变致病

C. *GJB2* 和 *SLC26A4* 基因突变同时致病

D. 患者只是 *GJB2* 和 *SLC26A4* 基因突变携带者,需进一步检查其他耳聋基因

E. 肯定为环境因素致聋

B　　8. 12 岁男孩为中度听力损失患者,为迟发进展性听力下降。4 岁时出现"慢性肾炎综合征"收入院。先证者母亲表现为轻度血尿,听力及视力正常;父亲身体健康,均正常;先证者兄妹 3 人,姐姐轻度血尿,无听力及视力异常;妹妹均正常;其舅舅死于肾功能不全(尿毒症期)。

患者最可能的诊断是(　　)

A. Usher 综合征　　　　　　B. Alport 综合征

C. Pendred 综合征　　　　　D. Waardenburg 综合征

E. CHARGE 综合征

B　　9. 女性,41 岁,出生时双侧巩膜呈蓝色,对声音反应良好,听力正常。6 年前出现双耳进行性听力下降,反复多次四肢骨折。既往无耳毒性药物应用史及噪声接触史。先证者有一子,双侧巩膜呈蓝色,听力正常,多次骨折病史。先证者父母正常。患者最可能的诊断是(　　)

A. Usher 综合征　　　　　　B. Van der Hoeve 综合征

C. Pendred 综合征　　　　　D. Waardenburg 综合征

E. CHARGE 综合征

C　　10. 男性,13 岁,因"自幼听力差,配戴助听器多年,面部畸形"于门诊就诊,要求明确病因。查体可见双侧眼睑下斜,腭骨偏斜,

左右不对称,咬合不正,牙列不齐;双耳郭形态正常,外耳道通畅,纯音测听显示双耳重度传导性听力损失。

患者最可能的诊断是(　　　)

A. Usher 综合征　　　　　　　B. Van der Hoeve 综合征

C. Treacher Collins 综合征　　D. Waardenburg 综合征

E. Pendred 综合征

11. Usher 综合征患者的临床表现不包括(　　　)　　　　　　　　A

　　A. 色盲　　　　　　　　　　　B. 管状视野

　　C. 感音神经性听力损失　　　　D. 前庭功能障碍

　　E. 常染色体隐性遗传

12. 一听力损失儿童,基因检测发现在某一基因上存在杂合突变,　　　E

　　而父母经验证均未携带此突变,原因可能为(　　　)

　　A. 患者为新生突变　　　　　　B. 患者与父母无血缘关系

　　C. 检测错误　　　　　　　　　D. 样本之间混淆

　　E. 以上均有可能

13. 以下不属于 Waardenburg 综合征主要临床特征的是(　　　)　　B

　　A. 虹膜色素分布异常　　　　　B. 蓝巩膜

　　C. 内眦异位　　　　　　　　　D. 额白发

　　E. 感音神经性听力损失

14. 以下听力损失综合征中,患者伴有皮肤色素沉着的是(　　　)　　D

　　A. Usher 综合征　　　　　　　B. Van der Hoeve 综合征

　　C. Pendred 综合征　　　　　　D. Waardenburg 综合征

　　E. CHARGE 综合征

15. PDS 基因突变可导致(　　　)　　　　　　　　　　　　　　　C

　　A. Usher 综合征　　　　　　　B. Van der Hoeve 综合征

　　C. Pendred 综合征　　　　　　D. Waardenburg 综合征

　　E. CHARGE 综合征

16. 关于 Pendred 综合征错误是(　　　)　　　　　　　　　　　B

　　A. 患者有感音神经性听力损失

　　B. 常染色体显性遗传

C. 甲状腺肿常在青春期发病

D. 患者有前庭水管扩大

E. 患者甲状腺肿大但可不伴有甲状腺功能异常

B　17. 女童,双侧极重度感音神经性听力损失,面部、躯干和四肢大量褐色雀斑,毛发色泽未见异常,双侧鼓膜完整标志清楚。双侧虹膜异色。其母亲仅有面部、躯干和四肢大量褐色雀斑,听力正常,这种现象可以解释为(　　　)

A. 常染色体隐性遗传　　　　B. 不完全外显

C. 多基因遗传　　　　　　　D. 基因突变

E. 染色体畸变

D　18. 女,14 岁,重度感音神经性听力损失,皮肤低色素沉着,额白发,一字眉、内眦异位、高宽鼻根,其父临床表现同患者,最可能的诊断是(　　　)

A. Usher 综合征　　　　　　B. Van der Hoeve 综合征

C. Treacher Collins 综合征　　D. Waardenburg 综合征

E. Pendred 综合征

C　19. 患儿,男,5 岁,使用氨基糖苷类抗生素后导致听力下降,其中听力下降的类型是(　　　)

A. 传导性听力损失　　　　　B. 综合征性听力损失

C. 感音神经性听力损失　　　D. 混合性听力损失

E. 以上均不是

C　20. 家族成员中多人出现听力下降,除了听力检查外还应检查(　　　)

A. 颞骨 CT　　　　　　　　B. 颅脑 MRI

C. 耳聋基因检测　　　　　　D. 前庭功能检查

E. 以上均有

E　21. 一名听力损失相关的线粒体基因检测阳性的女性,生育下一代时,致病突变遗传给下一代的风险是(　　　)

A. 0　　B. 25%　　C. 50%　　D. 75%　　E. 100%

E　22. 一名听力损失相关的线粒体基因检测阳性的女性,生育下一代

时,临床医师给予该女性遗传指导,其中错误的是(　　)

A. 下一代 100% 携带同样的线粒体基因突变

B. 如下一代为男性则不会再向下一代遗传同样的线粒体基因突变

C. 用药方面避免使用氨基糖苷类抗生素

D. 如下一代为女性则仍会向下一代遗传同样的线粒体基因突变

E. 可行胚胎植入前诊断

23. 患儿男,5 岁,使用氨基糖苷类抗生素后导致听力下降,治疗方案不包括(　　)　　　D

A. 扩血管营养神经药物治疗

B. 听力稳定后可验配助听器

C. 耳聋基因检测

D. 不必干预

E. 极重度感音神经性听力损失可行人工耳蜗植入

24. 在一个家族中,孩子耳聋相关的线粒体基因检测为阳性,其家族成员可能为携带者的是(　　)　　　E

A. 孩子的妈妈　　　　　　　B. 孩子的姥姥

C. 孩子的舅舅　　　　　　　D. 孩子的姨妈

E. 以上均是

25. 具有耳毒性的抗生素是哪类(　　)　　　B

A. 头孢类抗生素　　　　　　B. 氨基糖苷类抗生素

C. 大环内酯类抗生素　　　　D. 青霉素类抗生素

E. 万古霉素

26. 氨基糖苷类抗生素诱导药物性听力损失发生的遗传基础是(　　)　　　A

A. 线粒体突变　　　　　　　B. *GJB2* 基因突变

C. *SLC26A4* 基因突变　　　D. 三者均有

E. 三者均没有

27. 线粒体遗传的特点是(　　)　　　C

A. 常染色体显性遗传　　　　B. 常染色体隐性遗传

C. 母系遗传   D. X 染色体显性遗传

E. X 染色体隐性遗传

D   28. 下列哪个不是氨基糖苷类抗生素(   )

A. 链霉素   B. 新霉素

C. 丁胺卡那霉素   D. 万古霉素

E. 小诺霉素

D   29. 患者经颞骨 CT 检查确诊为大前庭水管综合征,经责任基因检测后可能存在的情况是(   )

A. 存在明确的两个致病突变   B. 仅发现一个致病突变

C. 一个致病突变都没有发现   D. 以上均有可能

E. 与基因突变无关

E   30. 患儿男,5 岁,确诊为 *GJB2* 基因 c. 235delC 纯合突变,听力下降的类型不可能是(   )

A. 轻度听力损失   B. 感音神经性听力损失

C. 中度听力损失   D. 重度-极重度听力损失

E. 传导性听力损失

二、多选题

ABCDE   1. *GJB2* 基因突变与哪些遗传性听力损失密切相关?(   )

A. 非综合征型常染色体显性遗传性听力损失

B. 非综合征型常染色体隐性遗传性听力损失

C. Keratitis-Ichthyosis-Deafness 综合征

D. Vohwinkel 综合征

E. Bart-Pumphrey 综合征

ABCD   2. *GJB2* 基因突变可能引起的致聋机制有哪些?(   )

A. 钾离子循环障碍

B. 内耳早期发育与成熟障碍

C. 毛细胞及螺旋神经节神经元细胞凋亡

D. 内淋巴电位降低

E. 内耳氯离子转运障碍

解析:*SLC26A4* 基因缺陷导致内耳氯离子转运障碍。

3. 大前庭水管综合征的遗传系谱特点包括(   )　　　　　　ABD

   A. 患者的双亲无病,但均为携带者

   B. 患者同胞中有 1/4 发病,男女机会均等

   C. 患者子女一定发病

   D. 近亲婚配子女发病风险增高

   E. 以上均正确

解析: 大前庭水管综合征为常染色体隐性遗传疾病,其系谱特点遵循常染色体隐性遗传疾病特点,如下:①患者的双亲都无病,但均为携带者;②患者同胞中有 1/4 发病,男女机会均等;③患者子女一般不发病,但是携带者;④近亲婚配子女发病风险增高。

4. 大前庭水管综合征的遗传咨询针对人群可包括(   )　　　ABCD

   A. 影像学诊断已明确为大前庭水管综合征的患者

   B. 大前庭水管综合征相关致病基因检测阳性者

   C. 父母有一方为大前庭水管综合征患者

   D. 家族中有多位大前庭水管综合征患者

   E. 以上均不是

解析: 大前庭水管综合征为常染色体隐性遗传疾病,如本人或父母、亲属明确诊断为此疾病,则表明家族成员极有可能携带该病的致病基因突变,通过遗传咨询,不仅可以明确遗传来源,也可为患者及其家人的婚育提供指导。

5. 由 mtDNA 突变引起的耳聋表型差异多较大,以下哪些可能是其影响因素(   )　　　　　　　　　　　　　　　　　　　ABCDE

   A. 氨基糖苷类抗生素的使用　　B. 核基因背景

   C. mtDNA 单体型　　　　　　　D. 突变负荷以及阈值效应

   E. mtDNA 拷贝数

解析: 由 mtDNA 突变引起的耳聋表型多种多样,受环境因素即氨基糖苷类抗生素的使用、核基因背景、mtDNA 单体型、mtDNA 拷贝数、突变负荷以及阈值效应等多因素影响。

6. 以下关于 Waardenburg 综合征患者的说法正确的是(   )　ABCDE

   A. 患者可有上肢肌肉痉挛

   B. 致病基因包括*PAX*3、*MITF*、*SOX*10 等

C. 患者听力可正常或单侧听力损失

D. 患者可有眼距增宽

E. 患者后代 50% 患病

ABCD　7. 以下听力损失主要以常染色体显性遗传为主的是(　　　)

A. Treacher Collins 综合征

B. Waardenburg 综合征

C. 鳃-耳-肾综合征

D. Van der Hoeve 综合征

E. Pendred 综合征

解析: Pendred 综合征为常染色体隐性遗传。

ABD　8. 关于 *POU3F4* 基因描述正确的是(　　　)

A. 为 X 连锁隐性遗传

B. 可引起非综合征型听力损失

C. 可引起综合征型听力损失

D. 与内耳发育关系密切

解析: *POU3F4* 基因位于 Xq21.1,仅有一个外显子。POU 家族基因对于器官形成、细胞分化发挥着极其重要的作用,*POU3F4* 基因与内耳发育关系密切。可引起 X 连锁非综合征型听力损失的基因有 *POU3F4* 基因、*COL4A6* 基因、*PRPS1* 基因、*SMPX* 基因和 *AIFM1* 基因,其中 40% 是由 *POU3F4* 基因突变引起的。

ABCDE　9. 非综合征型听力损失的遗传方式包括(　　　)

A. 常染色体显性遗传　　　　B. 常染色体隐性遗传

C. X 连锁隐性遗传　　　　　D. 母系遗传

E. Y 连锁遗传

ABCD　10. 关于 *SLC26A4* 基因以下说法正确的是(　　　)

A. 遵循常染色体隐性遗传

B. 与大前庭水管密切相关

C. 外界因素可诱发听力下降

D. 包括 21 个外显子

E. 也可以为常染色体显性遗传

三、判断

1. 遗传性听力损失就是先天性听力损失。（　　） ——错

2. GJB2 基因定位于染色体 13q11-12，包含 2 个外显子，1 个内含子，外显子 1 和 2 均为编码区。（　　） ——错，只有外显子 2 为编码区

3. GJB2 基因突变导致的听力损失可以表现为先天性听力损失、非先天性的语前聋、语后聋和迟发性听力下降。（　　） ——对

4. 大前庭水管综合征是常染色体显性遗传性疾病。（　　） ——错

5. 有一听力损失儿童经颞骨 CT 明确诊断为前庭水管扩大患者，其父母可以表现为听力正常。（　　） ——对

6. 线粒体突变所导致听力损失的遗传特点是"传女不传男"。（　　） ——错

7. 携带有耳聋相关线粒体基因突变的个体，其听力可能为正常。（　　） ——对

8. COCH 基因突变可引起常染色体显性遗传非综合征型听力损失。（　　） ——对

9. MYO7A 基因突变既能引起单一的听力下降症状，也能引起内耳及视网膜的综合征型病变。（　　） ——对

10. 无义突变是指碱基替换后不影响转录，仍然对应原来的氨基酸。（　　） ——错

11. 与线粒体母系遗传药物性听力损失有关的抗生素是氨基糖苷类抗生素。（　　） ——对

12. 一名耳聋相关的线粒体基因检测阳性的女性，生育下一代时，致病突变遗传给下一代的风险是 50%。（　　） ——错

13. Pendred 综合征的主要临床表现包括前庭水管扩大伴甲状腺肿，由 SLC26A4 基因突变导致，遵循常染色体显性遗传模式。（　　） ——错

14. GJB2 基因突变导致的疾病以常染色体隐性遗传非综合征型听力损失为主，个别突变能导致常染色体显性遗传性听力损失掌跖皮肤角化综合征。（　　） ——对

四、填空

1. GJB2 基因突变可以导致_____和_____。
（常染色体隐性遗传性听力损失 DFNB1）（常染色体显性遗传性听力损失 DFNA3）

2. 中国听力损失人群中常见的非综合征型听力损失致病基因包括_____、*SLC26A4* 基因和线粒体基因。
（*GJB2* 基因）

3. *SLC26A4* 基因突变可导致_____（请填写疾病名称）。
（常染色体隐性遗传性听力损失 DFNB4/大前庭水管和 Pendred 综合征）

4. 常染色体隐性遗传性听力损失患者的父母（注：父母听力正常）再生育耳聋后代的概率是_____。
（25%）

5. 氨基糖苷类抗生素致聋主要与个体携带线粒体 *12S rRNA* 基因的_____和_____敏感突变密切相关。
（m. A1555G）（m. C1494T）

6. Pendred 综合征以_____、_____、_____为主要特征。
（甲状腺肿）（感音神经性听力损失）（碘的有机化障碍）

7. Waardenburg 综合征Ⅱ型与Ⅰ型的区别是，前者_____。
（无内眦异位无眼距增宽）

五、看图

1. 下图箭头所指为_____。（前庭水管扩大）

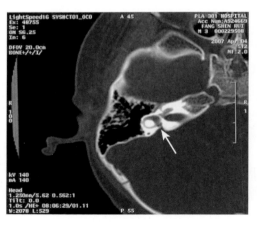

2. 根据此家系图，胎儿患病的概率最可能为是_____。（25%）

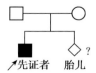

3. 通过下图,可判断此疾病为_____。（Waardenburg 综合征）

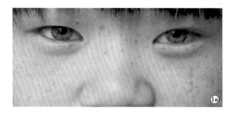
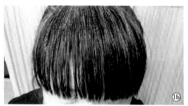

4. 下图为 Waardenburg 综合征_____型？（Ⅰ型）

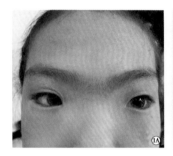
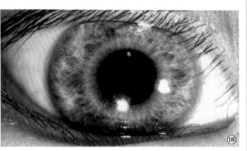

5. 以下是一耳聋家庭的家系图,根据上述资料,该家系最可能的遗传模式是_____。（母系遗传）

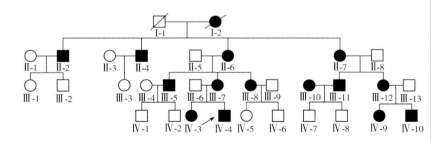

6. 该种疾病的遗传方式为_____。（X 连锁隐性遗传）

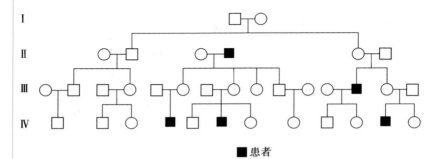

I

II

III

IV

■患者

7. 此颞骨 CT 显示的内耳畸形最可能是哪种基因突变导致的
_____。（*POU3F4* 基因）

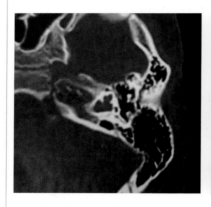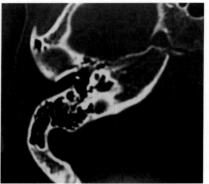

六、B 型题

以下提供若干组考题,每组考题共用在考题前列出的 A、B、C、
D、E 五个备选答案。请从中选择一个与问题关系最密切的答案。
某个备选答案可能被选择一次、多次或不被选择。

A. *GJB2* 基因突变

B. *POU3F4* 基因突变

C. *SLC26A4* 基因突变

D. 外界环境因素导致的内耳结构发育异常

E. 线粒体基因突变

A 1. 一患者经颞骨 CT 检查示内耳结构未见明显畸形,父母听力正常
且没有家族史,无用药史,听力检查显示感音神经性听力损失,
此患者可能的致病因素为(　　　)

2. 中国听力损失人群中最常见的非综合征型听力损失致病基因是   A
(   )

3. Pendred 综合征是由哪个基因突变造成的(   )   C

    A. 0%   B. 25%   C. 50%   D. 75%   E. 100%

1. 夫妻一方为大前庭水管综合征患者,且证实致病基因为   C
SLC26A4,另一方携带一个 *SLC26A4* 基因致病突变,其生育听力
损失后代的概率为(   )

2. 大前庭水管综合征患者的父母(注:父母听力正常)再生育听力   B
损失后代的概率是(   )

3. 夫妻双方都为大前庭水管综合征患者,且证实致病原因均为   E
SLC26A4 基因突变,其生育听力损失后代的概率为(   )

    A. 内淋巴囊扩大

    B. 半规管总脚至前庭水管外口 1/2 处直径大于 1.5mm

    C. 感音神经性听力损失

    D. 传导性听力损失

    E. 混合性听力损失

1. 大前庭水管综合征的颞骨 CT 特征表现(   )   B

2. 大前庭水管综合征的 MRI 特征表现(   )   A

3. 大前庭水管综合征的听力损失类型为(   )   C

    A. 传导性听力损失

    B. 突发性听力损失

    C. 单侧感音神经性听力损失

1. Waardenburg 综合征可表现为(   )   C

2. Van der Hoeve 综合征听力损失以为主(   )   A

3. Pendred 综合征患者可表现为在头部撞击或感冒后发生(   )   B

    A. 听力损失+色素分布异常+眼距增宽

    B. 听力损失+色素分布异常

    C. 听力损失+色素分布异常+上肢肌肉挛缩

    D. 听力损失+色素分布异常+巨结肠

1. Waardenburg 综合征 Ⅰ 型主要特点(   )   A

2. Waardenburg 综合征 Ⅱ 型主要特点(   )   B

3. Waardenburg 综合征 Ⅲ 型主要特点(   )   C

D | 4. Waardenburg 综合征Ⅳ型主要特点(　　　)

A. 改变了 mtDNA *12S rRNA* 的二级结构,使其与大肠杆菌 *16S rRNA* 二级结构相似,从而促使氨基糖苷类抗生素与 mtDNA *12S rRNA* 结合而导致听力损失。

B. 突变导致 mtDNA 重链上 *tRNA-Ser*(*UCN*)基因发生改变从而合成减少,影响线粒体翻译系统的准确性。

C. 突变导致 mtDNA 片段缺失。

D. 突变以感音神经性听力损失和糖尿病为主要临床表现。

E. 突变以感音神经性听力损失为主要表现,可合并有掌跖角化。

A | 1. mtDNA A1555G 的发病机制是(　　　)

B | 2. mtDNA A7445G 的发病机制是(　　　)

D | 3. mtDNA A3243G 的临床表现是(　　　)

七、案例题

1. 男性患儿,因先天性双耳重度-极重度感音神经性听力损失拟行人工耳蜗植入。初步病史采集如下:该患者出生后对声音反应差。家族史调查发现该患者家族中仅有该患者出现听力损失,其父母听力均正常,有一姐姐听力正常。颞骨 CT 显示双侧耳蜗分隔不全、前庭发育不良、内耳道底膨大、耳蜗和内耳道底无骨性分隔,双侧前庭水管未见扩大。

B | (1) 根据表型推测该患者可能与下列那个基因有关(　　　)

  A. *SLC26A4* 基因   B. *POU3F4* 基因

  C. *GJB2* 基因   D. mtDNA *12S rRNA*

A | (2) 进一步对 *POU3F4* 基因 PCR 产物直接测序发现,患者 *POU3F4* 基因第 530 位氨基酸由 C 突变成了 A,患者母亲如再生育,下一代患病概率为(　　　)

  A. 儿子将 50% 患病,女儿 50% 为携带者

  B. 儿子将 100% 患病,女儿 50% 为携带者

  C. 儿子将 50% 患病,女儿 100% 为携带者

  D. 儿子将 100% 患病,女儿 100% 为携带者

2. 先证者,女性,22 岁,因"自幼听力差"就诊。查体:双侧眼睑下斜,小下颌,下颌后缩,双耳郭形态正常,双外耳道狭窄。音叉检查:Rinne 试验双耳阴性,Weber 试验居中,纯音测听显示双耳

传导性听力损失。颞骨 CT 示双侧颧骨弓发育不全,双侧中耳鼓室、乳突、听骨发育畸形。患者母亲、舅舅、姨妈、表弟、姥姥均有听力差,但能正常交流。否认近亲结婚,患者母亲孕期及分娩期无致聋致畸药物应用史。基因检测为 *TCOF*1 基因 c. 4131_4135delAAAAG 杂合突变,图示家系图。

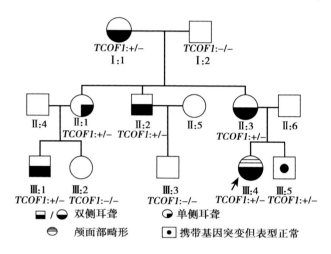

<ul>
<li>/ ◐ 双侧耳聋　　 ◑ 单侧耳聋</li>
<li>⊖ 颅面部畸形　　 ⊡ 携带基因突变但表型正常</li>
</ul>

(1) 此家系遗传模式(　　)

    A. 常染色体显性遗传

    B. 常染色体隐性遗传

    C. X 连锁遗传

    D. 线粒体遗传

    E. Y 连锁遗传

(2) 诊断符合(　　)

    A. Treacher Collins 综合征　　　　B. Waardenburg 综合征

    C. 鳃耳肾综合征　　　　　　　　D. Van der Hoeve 综合征

    E. Pendred 综合征

3. 患儿,女,1 岁,于出生后双耳听力筛查未通过,6 个月时经系统听力学诊断为双耳极重度感音神经性听力损失。双耳无流脓。生长和智力发育均正常。全身查体:皮肤、毛发、眼虹膜及巩膜色泽均正常,双侧鼓膜完整、标志清楚。颞骨水平位 CT 未见内耳畸形。患儿以往无耳毒性药物用药史及头部外伤史,父母听力正常,且直系三代亲属中均无听力损失患者。

A

A

B （1） 该患儿最有可能的遗传模式是（　　　）

    A. 常染色体显性遗传性听力损失

    B. 常染色体隐性遗传性听力损失

    C. 线粒体遗传

    D. 性连锁隐性遗传

    E. 以上均不是

A （2） 为查明患儿听力损失的原因,患儿进行耳聋基因检测,最可能的结果是发现（　　　）

    A. *GJB2* 基因突变   B. *SLC26A4* 基因突变

    C. mtDNA 基因突变   D. *POU3F4* 基因突变

    E. 以上均不是

C （3） 若基因检测结果是患儿为纯合突变,其父母均为该基因突变的携带者,那么其父母再生育风险为（　　　）

    A. 100%   B. 50%   C. 25%   D. 0   E. 不确定

4. 患儿,女,2 岁,出生时听力筛查通过,1 岁半时经系统听力学检查提示:双耳中重度感音神经性听力损失。声导抗:双耳均为 A 型。查体:皮肤、毛发、眼睛色泽正常。双耳外耳道通畅,鼓膜完整。患儿 2 个月前有头部外伤史。父母听力正常,家族中也无听力损失患者。

C （1） 患者为了确诊还需要做什么检查?（　　　）

    A. 更详细的体格检查   B. 手术探查

    C. 颞骨 CT   D. 以上方式均不恰当

B （2） 如考虑遗传性听力损失,应属于哪种遗传方式可能性大?（　　　）

    A. 常染色体显性遗传   B. 常染色体隐性遗传

    C. X 染色体显性遗传   D. X 染色体隐性遗传

B （3） 如果 CT 确诊为大前庭水管综合征,其致病基因为?（　　　）

    A. *GJB2* 基因   B. *SLC26A4* 基因

    C. 线粒体基因   D. *GJB3* 基因

5. 一名 25 岁男性因"双耳听力下降 1 年"就诊。初步病史采集如下:患者 1 年前因"肺结核"应用链霉素等抗结核药物后双耳开始出现听力下降,无眩晕耳鸣等不适。查体:双侧鼓膜完整、标志清楚。纯音测听显示双侧中度感音神经性听力损失。颞骨 CT

未见明显异常。患者家族中有多名成员为听力损失患者。

(1) 根据上述门诊资料,患者最可能的诊断是什么(　　)　　　　　　C

    A. 常染色体显性遗传性听力损失

    B. 常染色体隐性遗传性听力损失

    C. 母系遗传性听力损失

    D. 与遗传因素无关

    E. 以上均有可能

(2) 该患者进行耳聋基因检测后,最可能的是哪项结果为阳　　　　　C
性(　　)

    A. *GJB2*　　　　　　　　　　B. *SLC26A4*

    C. mtDNA *12S rRNA*　　　　D. *MYO7A*

    E. *TMC1*

(3) 如患者生育下一代,致病突变遗传给下一代的风险是(　　)　　　A

    A. 0　　B. 25%　　C. 50%　　D. 75%　　E. 100%

6. 一名 33 岁男性因"出生后聋哑、视力逐渐下降 25 年"于门诊就
诊。初步病史采集如下:先证者为聋哑患者,出生时即发现听力
差,学会走路较同龄人晚,患者的运动技能如跑步、骑车、走平衡
木基本不能完成。8 岁开始出现视力下降,暗光夜路行走困难,
视力逐渐下降,30 岁后基本为全盲。未行任何治疗。先证者父
亲、母亲听力及视力正常。先证者兄弟姐妹共 5 人,其中 4 名患
有先天性听力损失及视力差,1 名正常。

(1) 为进一步诊断,以下辅助检查中最不必要的是(　　)　　　　　　E

    A. 纯音测听　　　　　　　　B. 眼底检查

    C. 前庭功能检查　　　　　　D. 视网膜电图

    E. 肌电图

(2) 以下最可能的诊断是(　　)　　　　　　　　　　　　　　　　A

    A. Usher 综合征　　　　　　B. Van der Hoeve 综合征

    C. Pendred 综合征　　　　　D. Waardenburg 综合征

    E. CHARGE 综合征

(3) 此病的遗传模式为(　　)　　　　　　　　　　　　　　　　　B

    A. 常染色体显性遗传　　　　B. 常染色体隐性遗传

    C. X 连锁遗传　　　　　　　D. 线粒体遗传

    E. Y 连锁遗传

A　（4）导致此病的基因最可能是（　　）

　　　A. *MYO7A*　　　　　　　　　B. *SOX10*

　　　C. *SLC26A4*　　　　　　　　D. *PRPS1*

　　　E. *MITF*

7. 一名 7 岁男童因"听力差"就诊。初步病史采集如下：患儿足月顺
　　产，出生时听力筛查未通过，生长和智力发育均正常。查体：面部、
　　躯干和四肢大量褐色雀斑，毛发色泽未见异常，双侧鼓膜完整标志
　　清楚。左眼虹膜呈亮蓝色。内眦异位（内眦 4.1cm，瞳距 8.5cm，外
　　眦 5.5cm）。四肢肌肉、骨骼发育正常。多频稳态听性脑干反应显
　　示双侧极重度感音神经性听力损失。颞骨 CT 未见明显异常。

D　（1）以下最可能的诊断是（　　）

　　　A. Usher 综合征　　　　　　　B. Van der Hoeve 综合征

　　　C. Pendred 综合征　　　　　　D. Waardenburg 综合征

　　　E. CHARGE 综合征

A　（2）此病主要的遗传模式为（　　）

　　　A. 常染色体显性遗传　　　　　B. 常染色体隐性遗传

　　　C. X 连锁遗传　　　　　　　　D. 线粒体遗传

　　　E. Y 连锁遗传

8. 女，12 岁，主因"听力减退 8 年、加重 1 年，颈前肿大 3 月"就
　　诊。听力学检查提示重度感音神经性听力损失；颞骨 CT 显
　　示双侧前庭水管扩大；甲状腺超声显示甲状腺弥漫性肿大伴
　　多发结节性病变；甲状腺功能（包括血清甲状腺素、血清三碘
　　甲腺原氨酸、血清游离 T_3、血清游离 T_4、血清促甲状腺素
　　TSH）化验显示正常。

C　（1）以下最可能的诊断是（　　）

　　　A. Usher 综合征　　　　　　　B. Van der Hoeve 综合征

　　　C. Pendred 综合征　　　　　　D. Waardenburg 综合征

　　　E. CHARGE 综合征

C　（2）患者最可能的致病基因是（　　）

　　　A. *MYO7A*　　　　　　　　　B. *SOX10*

　　　C. *SLC26A4*　　　　　　　　D. *PRPS1*

　　　E. *MITF*

（3）此病的遗传模式为（　　）   B

  A. 常染色体显性遗传　　　　　B. 常染色体隐性遗传

  C. X 连锁遗传　　　　　　　　D. 线粒体遗传

  E. Y 连锁遗传

9. 一名 25 岁男性因"双耳渐进性听力下降 13 年"就诊。初步病史
 采集如下：患者 12 岁双耳开始出现渐进性听力下降，无眩晕耳鸣
 等不适，无流脓、流水等症状。生长和智力发育均正常，语言模
 糊。查体：皮肤、毛发、眼睛色泽正常，双侧鼓膜完整、标志清楚。
 纯音测听显示双侧中-重度感音神经性听力损失。颞骨 CT 未见
 明显异常。无耳毒性药物用药史，有听力损失家族史（均为渐进
 性听力下降）。

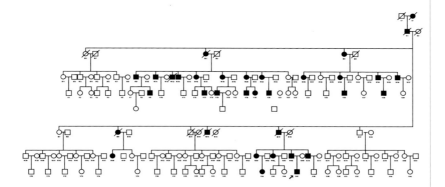

（1）根据上述门诊资料，患儿最可能的诊断是什么（　　）   A

  A. 常染色体显性遗传性听力损失

  B. 常染色体隐性遗传性听力损失

  C. 母系遗传性听力损失

  D. 与遗传因素无关

  E. 以上均有可能

（2）患儿病史中最主要的诊断依据是（　　）   D

  A. 渐进性听力下降

  B. 感音神经性听力损失

  C. 听力损失家族史

D. 以上均是

E. 以上均不是

C | （3）如何对该患者进行确诊？（　　　）

A. 更详细的体格检查

B. 手术探查

C. 耳聋基因检测

D. 以上检查都需要

E. 以上检查都不需要

D | （4）对于这个家庭如何进行遗传咨询？（　　　）

A. 按常染色体显性遗传方式进行遗传咨询

B. 先证者父亲为患者,其遗传给后代的风险为50%

C. 先证者的后代亦有50%的风险发生听力损失

D. 以上均需要

E. 以上均不需要

E | （5）患儿母亲拟再生育,可否进行干预？（　　　）

A. 取绒毛行产前诊断

B. 取羊水行产前诊断

C. 取胎脐带血行产前诊断

D. 胚胎植入前诊断

E. 以上均可

10. 患儿,女,1岁,于出生后双耳听力筛查未通过,6个月时经系统听力学检查诊断为双侧极重度感音神经性听力损失。双耳无流脓。生长和智力发育均正常。全身查体:皮肤、毛发、眼虹膜及巩膜色泽均正常,双侧鼓膜完整、标志清楚。颞骨水平位CT未见内耳畸形。患儿以往无耳毒性药物用药史及头部外伤史,父母听力正常,且直系三代亲属中无听力损失患者。已行单耳人工耳蜗植入术,母亲已怀孕4周,为能生育一个听力健康的孩子,特来就诊以期查明孩子听力损失的原因。

A | （1）如果考虑为遗传性听力损失,其遗传模式可能为（　　　）

A. 常染色体隐性遗传

B. 常染色体显性遗传

C. 母系遗传

    D. X 连锁显性遗传

    E. X 连锁隐性遗传

（2）首先最需要考虑的致病基因为（   ）   A

    A. *GJB2*

    B. *SLC26A4*

    C. 线粒体基因

    D. *TMC1*

    E. *POU3F4*

（3）患儿病史中最主要的诊断依据是（   ）   E

    A. 重度感音神经性听力损失

    B. 颞骨 CT 未见明显异常

    C. 无听力损失家族史

    D. 听力筛查未通过

    E. 以上均是

（4）如果经基因检测确定为常染色体隐性遗传,咨询要点包   E
    括（   ）

    A. 患儿父母再生育听力损失后代的风险为 25%

    B. 患儿未来配偶要进行基因检测

    C. 与患儿父母有血缘关系的亲属均有可能为基因突变携带者

    D. 患儿父母再生育可行产前诊断或胚胎植入前诊断

    E. 以上均是

（5）如果经基因检测确定患者为常染色体显性遗传,咨询错误的   E
    是（   ）

    A. 患儿突变为新生突变

    B. 患儿父母仍有再生育听力损失儿童的风险

    C. 患儿后代 50% 概率会发生听力损失

    D. 患儿将来生育前可行产前诊断

    E. 患儿父母再生育无风险

八、名词解释

1. 拟表型

环境因素所引起的疾病或表型变化,与某基因突变所产生的表型变
化相同或相似的现象。

2. *de novo* 突变

父母生殖细胞形成时或受精卵发育过程中发生的突变,这些基因突变存在于胚胎体细胞但不存在于父母体细胞中。

3. Keratitis-Ichthyosis-Deafness 综合征

Keratitis-Ichthyosis-Deafness 综合征(KID 综合征)临床表现为血管化的角膜炎(79%)、鱼鳞病(100%)及感音神经性听力损失(90%)。本病由 *GJB2* 基因突变导致。(于 1915 年首次报道,1981 年由 Skinner 等正式命名。)

4. DFNB1

DFNB1 指的是非综合征型常染色体隐性遗传性听力损失,其基因座位定位于染色体 13q11-12,跨度 43.5kb,包含 *GJB2* 和 *GJB6* 两个致聋基因,编码的蛋白均属于 Connexin 蛋白家族。

5. DFNB4

DFNB4 是一种常染色体隐性遗传性疾病,属于非综合征型听力损失。表型特点为感音神经性听力下降伴有表现为前庭水管扩大的内耳畸形(临床也称大前庭水管综合征),但不伴有其他组织器官的异常。致病基因为 *SLC26A4*,编码蛋白为 Pendrin,属于离子转运体。

6. 遗传性听力损失

指由基因及染色体异常导致的听力损失。根据遗传方式不同,可分为常染色体显性遗传、常染色体隐性遗传、线粒体遗传、X 连锁遗传、Y 连锁遗传;根据是否伴有多个系统病变分为综合征型听力损失和非综合征型听力损失。

7. 母系遗传

人类受精卵中的线粒体绝大部分来自母亲的卵母细胞,即母亲将 mtDNA 传递给她的儿子和女儿,且只有女儿能将其 mtDNA 传递给下一代,这种传递方式称为母系遗传。

九、简答题

1. *GJB2* 基因突变会导致哪些听力损失相关的综合征?

答:*GJB2* 基因突变可以引起一系列与听力损失有关的综合征,包括 Vohwinkel 综合征、巴-普二氏综合征(Bart-Pumphrey 综合征)、Ⅳ型 Bartter 综合征、进行性对称性红斑角化症、KID 综合征等。

2. 大前庭水管综合征的疾病特点

答:大前庭水管综合征为常染色体隐性遗传疾病。临床听力学特征为双侧波动性、进行性感音神经性听力下降,听力下降程度在不同个体有较大差别,可从听力正常至中重度听力损失,可伴有前庭症状,表现为眩晕、不稳感。大前庭水管综合征可于出生后至青春期之间任一时期发病,但多数在出生后几年内发病。发病突然或隐匿,但发病前常有感冒、头部磕碰或诱发颅压增高的病因。颞骨 CT 检查可见颞骨岩部后面有一深大的、形似三角形的骨质缺损影,内端连接半规管总脚或前庭,半规管总脚至前庭水管外口 1/2 处直径大于 1.5mm。MRI 检查可见双侧小脑半球表面有内淋巴管及内淋巴囊的异常扩大。

3. 什么是 mtDNA 的同质性、异质性以及阈值效应?

答:若细胞或组织中的 mtDNA 全部为突变型或野生型,称之为同质性;若同时存在野生型和突变型则称之为异质性。对于异质性突变致病的表型,表达存在阈值,即只有突变型 mtDNA 达到一定负荷率或 mtDNA 功能缺陷到一定程度才会产生相应表型,称之为阈值效应。

4. 对于依据临床表型诊断为疑似 Treacher Collins 综合征的患者,可应用直接一代测序对已知的四个致病基因检测或应用二代耳聋基因 panel 检测+一代测序验证的方法明确其致病基因,针对此病,简述二代测序的优势。

答:一代测序虽为金标准,但比二代测序效率低:①合并类似 Treacher Collins 综合征面部畸形的听力损失综合征有很多种,仅依靠表型可能将其他综合征误诊为 Treacher Collins 综合征,仅检测 *TCOF1*、*POLR1B*、*POLR1D* 和 *POLR1C* 四个基因可能检测不到致病突变;②这四个基因编码区序列较长,应用一代测序需要设计至少几十对引物分段进行检测,检测过程繁琐、样本利用率低、实验成本也不低。而二代测序能对目标基因进行捕获测序,效率高通量大,更具优势。

（黄莎莎　傅莹　袁永一　戴朴）

耳聋基因筛查与诊断临床解析

Clinical Interpretation on the Genetic Screening and Testing of Hearing Loss

英汉缩略词对照表

Comparison of Abbreviations in English and Chinese

英文缩写	英文全称	汉语名称
ABI	auditory brainstem implantation	听性脑干植入
ABR	auditory brainstem response	听觉脑干诱发电位
ACMG	American College of Medical Genetics and Genomics	美国医学遗传学与基因组学学会
AERP	auditory event-related potential	听觉事件相关电位
AmAn	aminoglycoside antibiotics	氨基糖苷类抗生素
AMP	Association of Molecular Pathology	美国分子病理学会
ANSD	auditory neuropathy spectrum disorder	听神经病谱系障碍
ASSR	auditory steady state response	听觉稳态反应
BAHA	bone anchored hearing aid	骨锚式助听器
BB	bone bridge	骨桥
BOR	branchio-oto-renal syndrome	鳃-耳-肾综合征
CAEP	cortical auditory evoked potentials	皮层听觉诱发电位
CAP	categories of auditory performance	听觉行为等级
CFDA	China Food and Drug Administration	国家食品药品监督管理总局
cffDNA	cell-free fetal DNA	胎儿游离 DNA
CI	cochlear implants	人工耳蜗
CNV	copy number variation	拷贝数变异
CROS	contralateral routing of signal	信号对传系统
DDOD	dominant deafness-onychodystrophy	显性遗传听力损失-甲发育不全
DPOAE	distortion product otoacoustic emission	畸变产物耳声发射
DWI	diffusion-weighted imaging	扩散加权成像
EABR	electrical auditory brainstem response	电诱发听性脑干反应

续表

英文缩写	英文全称	汉语名称
ECAP	electrically evoked compound action potential	电刺激复合动作电位
FMT	floating mass transducer	漂浮质量传感器
HCG	human chorionic gonadotropin	人绒毛膜促性腺激素
ICSI	intracytoplasmic sperm injection	卵胞浆内单精子显微注射技术
Indel	insertion-deletion	（碱基）插入或缺失
IP-Ⅰ	incomplete partition type Ⅰ	不完全分隔Ⅰ型
IP-Ⅲ	incomplete partition type Ⅲ	不完全分隔Ⅲ型
LVAS	large vestibular aqueduct syndrome	大前庭水管综合征
MAIS	meaningful auditory integration scale	有意义听觉整合量表
MIDD	maternally inherited diabetes and deafness	线粒体遗传糖尿病伴听力损失
NSHL	nonsyndromic hearing loss	非综合征型听力损失
OAE	otoacoustic emission	耳声发射
PCR	polymerase chain reaction	聚合酶链式反应
PGD	preimplantation genetic diagnosis	胚胎植入前遗传学诊断
SHL	syndromic hearing loss	综合征型听力损失
SNP	single nucleotide polymorphism	单核苷酸多态
SYNS	multiple synostoses syndrome	多发性骨性联合综合征
VSB	vibrant sound bridge	振动声桥
TCS	Treacher Collins syndrome	Treacher Collins 综合征
WES	whole exome sequencing	全外显子组测序
WGS	whole genome sequencing	全基因组测序
WS	Waardenburg syndrome	Waardenburg 综合征